HTA

中医药卫生技术评估理论与方法

主　审　王永炎
主　编　廖　星　刘建平

人民卫生出版社
·北　京·

图书在版编目（CIP）数据

中医药卫生技术评估理论与方法 / 廖星，刘建平主编. -- 北京 ：人民卫生出版社，2025. 10. -- ISBN 978-7-117-38751-4

Ⅰ. R2

中国国家版本馆 CIP 数据核字第 2025Z506S0 号

中医药卫生技术评估理论与方法

Zhongyiyao Weisheng Jishu Pinggu Lilun yu Fangfa

主　　编：廖　星　刘建平
出版发行：人民卫生出版社（中继线 010-59780011）
地　　址：北京市朝阳区潘家园南里 19 号
邮　　编：100021
E - mail：pmph @ pmph.com
购书热线：010-59787592　010-59787584　010-65264830
印　　刷：廊坊一二〇六印刷厂
经　　销：新华书店
开　　本：710 × 1000　1/16　　印张：23
字　　数：354 千字
版　　次：2025 年 10 月第 1 版
印　　次：2025 年 11 月第 1 次印刷
标准书号：ISBN 978-7-117-38751-4
定　　价：79.00 元

主　　审　王永炎

主　　编　廖　星　刘建平

副 主 编　席晓宇　肖　月　隋宾艳　耿劲松　胡　晶

编　　者　（以姓氏笔画为序）

于　洋　四川大学华西医院
卫茂玲　四川大学华西医院
王文雅　中国中医科学院中医临床基础医学研究所
艾丹丹　清华大学
田金徽　兰州大学
吕兰婷　中国人民大学
刘建平　北京中医药大学
李　博　首都医科大学附属北京中医医院
李苗苗　中国中医科学院中医临床基础医学研究所
肖　月　国家卫生健康委员会卫生发展研究中心
吴　雪　中国中医科学院中医临床基础医学研究所
张　乐　中国中医科学院中医临床基础医学研究所
赵　晖　中国中医科学院中医临床基础医学研究所
赵　琨　清华大学
胡　晶　首都医科大学附属北京中医医院
耿劲松　南通大学
郭武栋　国家卫生健康委员会卫生发展研究中心
席晓宇　中国药科大学
曹　庄　首都医科大学
隋宾艳　清华大学
景城阳　中国中医科学院中医临床基础医学研究所
廖　星　中国中医科学院中医临床基础医学研究所
戴泽琦　中国中医科学院中医临床基础医学研究所
魏　艳　复旦大学

学术秘书　王文雅　景城阳

序 言

中医药学是中华民族的伟大创造，为中华民族的繁衍生息和世界文明进步作出了不可磨灭的贡献。在新时代推动中医药传承创新发展、助力健康中国建设的宏伟征程中，如何科学、规范、有效地评估中医药卫生技术的价值——包括其安全性、有效性、经济性以及社会适应性——已成为一项关乎中医药事业高质量发展、赢得广泛认可、更好服务人民健康的基础性、关键性工作。

听闻《中医药卫生技术评估理论与方法》一书付梓在即，通读其稿，深感欣慰。本书作者团队以高度的责任感和深厚的学术积淀，聚焦中医药卫生技术评估这一新兴交叉领域，进行了系统、深入且富有开拓性的探索。其价值不仅在于填补了该领域系统性专著的空白，更在于构建了一套立足中医药特色、融合现代评估理念与方法的理论框架和方法学体系。

本书的核心贡献在于：系统梳理并创新性地应用了符合中医药复杂干预特点的安全性、临床有效性、经济学、伦理与社会影响等多维评估方法，尤其注重解决中医药证据产生、评价与整合中的特殊挑战。不仅关注理论方法，更致力于将评估结果转化为支持临床决策、卫生政策制定和资源配置优化的实用工具，体现了研以致用的鲜明导向。

当前，中医药正迎来天时、地利、人和的大好发展时机。国家高度重视中医药事业，大力发展中医药产业、学科建设，学科和产业并重。对中医药的科学评价提出了更高要求。本书的出版，可谓恰逢其时。它不仅是该领域研究的里程碑式探索，更是推动中医药循证决策、提升中医药服务能力和管理水平、促进中医药现代化和国际化不可或缺的智力支撑。

我相信，《中医药卫生技术评估理论与方法》的出版，将对广大中医药科研工作者、政策制定者、医疗机构管理者以及相关产业从业者产生重要的启发和指导作用。它标志着我们在构建具有中国特色的卫生技术评估体系，特别是在中医药领域，迈出了坚实而关键的一步。

期待本书能激发更多学者投身这一充满活力与挑战的领域，共同推动中医药卫生技术评估理论与实践的不断深化与完善，为构建人类卫生健康共同体贡献中国智慧和中国方案。

虽在病中，亦当为中医药学科建设献策尽心竭力，仅致数语，乐观厥成，是为序。

中国科学技术协会荣誉委员

中国工程院院士

中央文史研究馆馆员

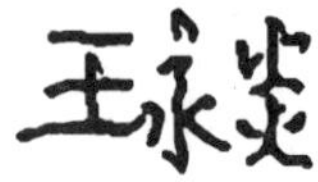

时维　八十六岁　乙巳年　芒种

前 言

中医药的传承创新正面临历史性机遇，其独特临床价值亟须科学评价体系支撑。在健康中国战略深化与全球传统医学发展的双重背景下，卫生技术评估（health technology assessment，HTA）作为国际通行的医疗决策工具，为中医药的现代化发展提供了关键方法。中医药卫生技术评估作为连接医学证据与卫生决策的桥梁，对推动中医药的科学化、规范化发展具有战略意义。当前，中医药特色技术（如辨证论治方案、中药复方制剂、针灸推拿等非药物疗法）的临床价值亟须系统化评估工具支撑。本书作为中医药领域首部 HTA 理论与方法学专著，旨在填补该领域的学术空白，为中医药技术的全生命周期管理提供标准化评估框架。主编团队依托系列研究课题，历时 6 年整合国际 HTA 方法学进展与中医药学科规律，构建了“理论 – 方法 – 实践 – 工具”四位一体的知识框架。我们汇聚跨领域专家智慧，致力于建立既能对接国际标准、又能彰显中医优势的“价值标尺”，推动中医药从经验传承走向循证决策。全书分为理论方法篇与实践案例篇两大板块。上篇系统阐述中医药 HTA 的基础理论、创新方法和制度支撑，下篇精选医疗器械、药品评价、卫生经济学应用等领域的代表性案例，形成“理论 – 实践”深度互证的完整知识体系。本书凝聚多领域专家的集体智慧，其核心价值在于提供中医药循证决策的标准化工具链。期待这部凝聚心血的专著，能为中医药的科学化、国际化发展注入新动能，成为政策制定者、医院管理者与研究者的案头工具书。本书适用于三类场景：政策制定者，参考第十章中医药 HTA 制度化路径、第十二章评估规范，设计区域中医药技术评估推广政策；医院管理者，运用第十一章中医医院 HTA 流程、第十四、十五章药品评价案例、第十六章医疗器械评价案例，优化院内技术准入与资源配置；研究人员，借鉴第六、七章 EVIDEM、GRADE 改造方法、第十七章经济学评价模型，开展中医药技术价值研究。

作为开拓性专著，我们秉持“科学性与实用性并重”的原则，关键操作步骤附流程图及常见问题解析。期待本书能成为中医药循证决策的有益参考文献，推动中医药在全球卫生技术评估体系中发出“中国声音”。本书受到以下课题的资助：国家自然科学基金项目（编号：82174239）；中国中医药循证医学中心“业务研究室主任专项”（编号：2020YJSZX-2）；中国中医科学院科技创新工程项目（编号：CI2021A00701-3）；中国中医科学院基本科研业务费自主选题项目·定向委托（Z0724）。

本书特别邀请到中国中医科学院王永炎院士为本书写序，在此表示衷心感谢！更要感谢编写团队中所有编者的倾力所为，感谢学术秘书中国中医科学院景城阳博士、王文雅博士对本书排版、审校付出的辛勤劳动。特别感谢人民卫生出版社的各位工作人员为本书的顺利出版所付出的努力！

廖　星　刘建平

2025 年 9 月

目　录

上篇

上篇

第一章

卫生技术评估概述

第一节　卫生技术评估发展简介

一、卫生技术评估的历史和发展

卫生技术评估（health technology assessment，HTA）是评价卫生技术的科学、系统、全面的方法。随着医疗技术的快速发展和医疗费用的不断增长，人们开始意识到需要一种更加系统、全面的方法来评价卫生技术的效果和价值。1972 年美国国会颁布技术评估法案，并建立了技术评估办公室，标志着 HTA 的正式诞生。此后，HTA 逐渐发展成为一个独立的学科领域，并开始在全球范围内得到广泛关注和应用。国际上，一些发达国家如美国、加拿大、英国、澳大利亚等纷纷建立了自己的 HTA 机构，并制定了相应的评估指南和标准。这些机构通过收集和分析有关卫生技术的数据和信息，为政策制定者提供科学、客观、全面的评价报告，以支持卫生政策的制定和实施。经过 40 余年的发展，目前全球已有 30 多个国家和地区开展 HTA，并形成了 100 多个全球网络组织和不同层级的机构，显示出 HTA 在全球范围内的广泛应用和重要性。目前，HTA 已经成为全球范围内卫生政策制定和卫生服务管理的重要工具之一。随着医疗技术的不断进步和医疗需求的不断增长，HTA 面临着更加复杂和多样化的挑战。因此，需要不断加强 HTA 的理论研究和实践应用，提高评估的科学性和有效性，以更好地支持卫生政策的制定和实施，促进卫生事业的可持续发展。

二、卫生技术评估的综合策略

HTA 在评估过程中，涉及的方法策略主要有：①文献回顾和证据收集，如系统性文献回顾，即通过系统地搜索、筛选和评估相关文献，收集关于特定医疗技术的所有可用证据。②数据分析：包括但不限于描述性统计（对收集到的数据进行整理、分类和描述，以了解数据的基本特征）；推断性统计（使用统计方法对数据进行分析，以推断总体特征或比较不同组之间的差异）；以及经济学分析（如成本 – 效益分析、成本 – 效果分析、成本 – 效用分析等，以评估医疗技术的经济可行性）等。③质量评估，如风险评估，即评估医疗技术可能带来的风险，包括不良反应、并发症等，或者证据质量评估，即使用证据质量评价、分级与推荐（grading of recommendations assessment，development and evaluation，GRADE）工具，评估证据的质量和可信度。④利益相关者参与，如设置访谈和焦点小组讨论，与医疗技术的使用者、提供者、决策者等利益相关者进行访谈或组织焦点小组讨论，了解他们的观点和需求。或者设置公众参与，通过问卷调查、公开听证会等方式，收集公众对医疗技术的看法和意见。⑤评估报告撰写和传播：将评估结果整理成报告，报告应包含评估方法、结果、结论和建议等。通过会议、研讨会、学术期刊等途径，将评估报告传播给决策者、研究人员、医疗专业人员等，以促进医疗技术的合理使用和改进。卫生技术评估中涉及的主要方法策略见图 1–1。

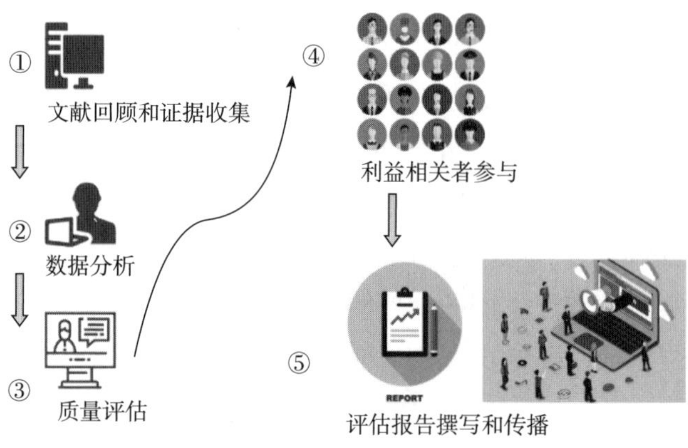

图 1–1　卫生技术评估中涉及的主要方法策略

三、卫生技术评估的实践应用

HTA 是一个多方面、综合性的评估过程，它应用知识和技能来解决健康问题，致力于提升生活质量，建立一个公平、高效且高质量的卫生系统。HTA 为政策制定者提供了一个科学和系统的评估工具，用以辅助决策者全面了解新技术、新方法或新药物在临床实践中的效果、成本、安全性以及伦理道德等关键信息，从而做出更加明智的决策。首先，HTA 在医疗资源分配、医疗保险覆盖范围、药物上市审批等关键领域发挥着至关重要的作用。通过系统评估，HTA 帮助决策者识别哪些技术或药物具有成本效益，并能够为患者带来显著的健康改善。其次，HTA 为医生和医疗机构提供了关于新技术或新药物在临床实践中实际应用情况的深入见解，这些信息包括疗效、安全性和患者接受度等。HTA 通过制定诊疗指南，为临床医师和患者对卫生技术的应用提供了指导，帮助医生选择更合适的治疗方案，提高治疗效果，同时降低医疗风险。同时，它帮助医院管理者和医疗机构在医疗技术投资方面做出明智的决策，并支持医疗器械行业在发展新技术时的决策过程。此外，HTA 为立法机构提供了是否批准某项卫生技术上市或对某个适应证给予批准的科学依据。同时，它还为医保部门和卫生部门在新技术的补偿支付方面提供建议，有助于医疗资源的合理分配。最后，HTA 还为投资者在医疗保健部门的投融资活动提供支持，帮助他们识别具有潜力的新技术和市场机会。通过这些方式，HTA 不仅促进了医疗保健领域的创新和发展，还令医疗资源得以进一步有效利用和分配。

第二节　卫生技术评估与循证医学

一、卫生技术评估与循证医学的碰撞

卫生技术评估和循证医学（evidence based medicine，EBM）作为现代医学领域的两大重要理念，均在提升医疗服务质量和效率方面发挥着不可或缺的作用。然而，这两者之间在理念和实践上也存在着一些差异和冲突。从理念上来看，HTA 与 EBM 有着共同的目标，即促进医疗资源的合理配置和改善患者健康。但 HTA 侧重于对医疗技术的全面评估，包括技术的安全性、有效性、经济性及社会影响等方面，旨在为决策者提供科学依据。而 EBM 则强调在医疗实践中应基于当前最佳证据来进行决策，以确保治疗手段的有效性和安全性。尽管两者都致力于提高医疗服务的科学性和精准性，然而，HTA 更注重从宏观层面对医疗技术进行

全面的审视和评价，旨在指导政策制定和资源分配。EBM 则更多关注个体患者的具体治疗方案，力求为每位患者提供最合适的治疗。在实践过程中，HTA 的评估过程可能较为烦琐和耗时，而 EBM 则要求医生能够迅速根据最新证据调整治疗方案。这种时间上的差异可能导致在实践中两者难以完美融合。其次，HTA 在评估医疗技术时，需要综合考虑多方面的因素，包括技术的成本效益、社会接受度等，而 EBM 则更侧重于治疗手段的临床效果和安全性。这种评估重点的不同可能导致在具体实践中两者产生分歧。两者之间的区别见表 1–1。

表 1–1　卫生技术评估与循证医学的区别

维度	卫生技术评估（HTA）	循证医学（EBM）
定义	基于多学科的评价过程，使用明确的方法来评估卫生技术在其不同生命周期的价值	应用当前最佳可得的证据，并结合患者意愿和专家经验，来指导临床实践
目的	为卫生决策者提供全面、客观的证据，帮助其进行资源配置、技术选择、政策制定等	确保医疗实践基于当前最佳的证据，提高医疗服务的质量和效率
决策服务的主体对象	卫生决策者、临床决策者、医疗保险支付、医疗机构	临床决策者、患者、卫生政策制定、公共卫生工作者
决策服务的范围	广泛，面向宏观中观决策，包括临床诊治指南、医疗保险报销范围、卫生技术服务价格制定等	偏聚焦，面向微观决策，主要集中在临床医疗实践，指导医生和患者做出治疗决策
实体机构	卫生决策中心、国际卫生技术评估协会、国际药物经济学和结果研究学会、非洲南部卫生技术评估学会、中国国家药物和卫生技术综合评估中心、中国循证医学中心等	Cochrane 协作网、英国国家卫生与临床优化研究所（National Institute for Health and Care Excellence，NICE）、国际临床试验注册平台、中国循证医学中心、Cochrane 中国协作网、国际传统临床医学试验注册平台等
步骤 / 流程	主体遴选与优先级设置、确定评估方案、实施评估、形成 HTA 报告草案、审查草案、发布 HTA 报告、公众参与及最终报告发布、传播与应用、监测与更新	提出临床问题、寻找证据、评价证据、应用证据、后效评价
行业发展态势	国际合作日益增多，HTA 结果共享，强调本土化和适应性	强调个性化医疗和患者参与，以及在不同临床情境下应用证据

二、卫生技术评估与循证医学的协同互补理念

HTA 与 EBM 理念共通，实践互补。在现代医学发展的历程中，这两者不仅在理念上有着共通之处，更在实践上和政策制定方面展现出协同互补的优势。

在理念共通点方面，HTA 与 EBM 的交叉主要体现在方法论层面。HTA 采用明确的方法评估卫生技术在其生命周期不同阶段的价值，包括成本效益分析、技术效果评估等；而 EBM 则侧重于随机对照试验（randomized controlled trial，RCT）和系统评价（systematic review，SR）等评价方法，以确定最佳治疗方案。EBM 强调证据的重要性，而 HTA 则提供了评估这些证据的方法论框架。在 HTA 过程中，也需要运用 EBM 的原理和方法，如 SR、RCT 等，来评估医疗技术的效果。无论是 HTA 还是 EBM，都强调以科学的证据为基础进行决策，致力于提高医疗服务的质量和效率，从而更好地服务于患者；并且 HTA 和 EBM 均不局限于单一方面的评估，而是综合考虑多种因素。其中 HTA 不仅关注技术的临床效果，还涉及社会、伦理和经济等多个层面；EBM 则在考虑治疗效果的同时，也重视患者的价值观和偏好。

在实践互补性方面，EBM 关注医疗实践中的具体问题，如疾病诊断、治疗方案选择等，而 HTA 则关注医疗技术的宏观应用和影响。在实践中，EBM 为 HTA 提供了具体的评估对象和内容，而 HTA 则为 EBM 提供了更广泛的应用场景和决策支持。例如，在评估某种新药的效果时，EBM 可以提供该药物在临床试验中的效果数据，而 HTA 则需要考虑该药物在实际应用中的经济性、安全性以及社会影响等因素。HTA 通过评估新兴卫生技术，促进其合理应用和成果转化，从而推动医学技术的进步；而 EBM 则通过不断更新和完善治疗指南，提升临床医生的技能水平。两者在推动医疗实践发展方面起到了相辅相成的作用。

在政策制定领域，EBM 和 HTA 可以相互补充、相互支持。例如，在制定医疗保险政策时，需要参考 HTA 对医疗技术的评估结果，以确定哪些技术应该纳入保险范围；同时，也需要运用 EBM 的原理和方法来评估这些技术的实际效果和成本效益。HTA 为国家医保报销目录的调整、高值耗材与高价药品的谈判等宏观政策制定和资源配置提供决策支持；

而EBM则更多地在微观层面，即临床医生的治疗决策中发挥作用。两者共同构成了从宏观到微观的全方位决策支持体系。

随着医学和卫生政策的不断发展，HTA与EBM的交叉将越来越频繁。而随着医疗技术的不断进步和社会需求的不断变化，未来两者之间的融合也将更加紧密。交叉融合不仅有助于提升医疗决策的科学性和精准性，还能推动医学研究的深入和医疗服务质量的提升，为医学领域的发展注入新的活力。同时，随着大数据、人工智能等技术的不断发展，EBM和HTA在数据收集、分析以及结果呈现等方面也将面临新的挑战和机遇。HTA与EBM的互补关系见图1-2。

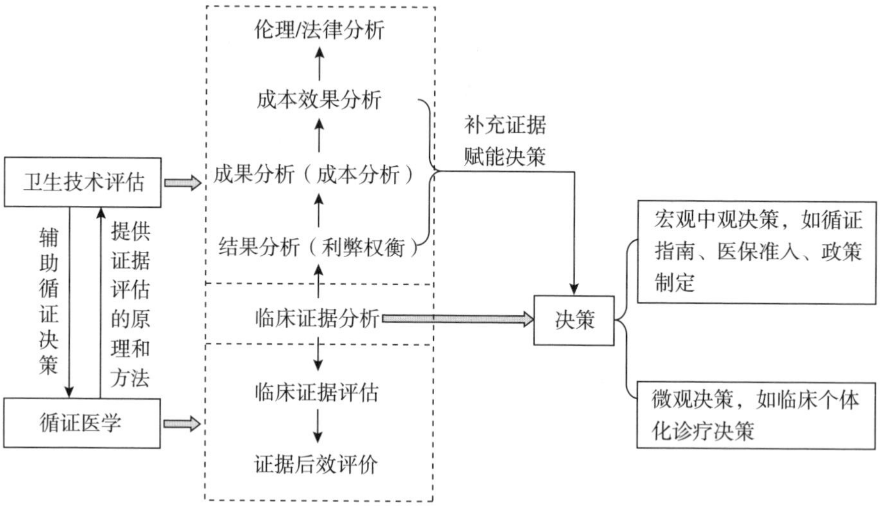

图1-2 卫生技术评估与循证医学的关系

三、卫生技术评估与循证医学的应用结合

随着医学科技的飞速发展，HTA和EBM在医疗决策中的重要性日益凸显。例如，针对药物临床价值不清、医保准入证据缺乏的现况，国内开展系列药品临床综合评价研究。在药物临床综合评价体系的方法学框架方面，有团队引入了HTA的方法和流程，提出“HTA联合多准则决策分析”模式，或者将证据与价值对决策的影响（evidence and value impact on decision making，EVIDEM）框架引入到HTA中，不仅可为药物多维度价值评估提供证据基础，也有助于增加决策的透明性、提高决

策质量。这些模式始终围绕和离不开证据的评价，这就有赖于 EBM。总之，将这两者进行结合，不仅能提升医疗决策的科学性和准确性，还能优化医疗资源的配置，从而提高医疗服务的质量和效率。从医疗实践的应用层面来看，整合 HTA 和 EBM 的评估结果，能够确保政策既符合技术发展趋势，又满足临床实际需求，可为医保报销目录的调整、医疗设备的采购等提供科学依据。其次，随着医疗技术的不断进步，新的治疗方法和设备层出不穷。HTA 与 EBM 的整合能够帮助决策者快速准确地评估这些新技术的安全性和有效性，以及它们是否符合当前的临床实践标准，从而应对技术的快速发展。再者，整合 HTA 和 EBM 能够提供一个更全面的视角来审视医疗技术，既考虑技术的整体性能，又关注其在具体临床实践中的应用效果。通过整合评估，可以更精确地判断哪些技术或服务是高效且成本效益高的，从而优化医疗资源的配置，减少研究浪费。为了确保二者更好地结合，未来可以制定统一的评估标准和流程，明确评估的目标和问题，以及评估的范围和关键指标，从而确保 HTA 和 EBM 在评估过程中能够相互补充，增强评估的针对性和有效性。另外，建立信息共享平台也将有助于促进 HTA 和 EBM 之间的数据交流和共享，提高评估的准确性和效率。

（廖　星　李苗苗　赵　晖）

第二章

卫生技术评估步骤和方法

第一节　卫生技术评估的步骤

由于卫生技术评估所涉及的技术种类众多，不同的评估报告在评估范围、评估方法的选择和评估的细致程度等方面存在差异，但大多数卫生技术评估遵循如下 10 个基本步骤。

一、基本步骤

（一）确定评估主题

随着医疗卫生事业的发展，新技术不断涌现，待评估的卫生技术层出不穷。但资源和资金有限，必须在众多技术中进行优选。确定评估主题的优先顺序可以使卫生技术评估的效益最大化。系统化的卫生技术评估优先级设置过程可包括以下步骤：

1. 选择在评估主题优先级设置中使用的准则。

2. 赋予准则权重。

3. 确定评估的备选主题。

4. 若备选主题的列表很多，则通过删除优先级排名较低的主题来精简列表。

5. 根据准则获取对主题进行评级所需的数据。

6. 对于每个主题，针对每个准则进行评分。

7. 计算反映每个主题优先级的分数。

8. 根据优先级得分对主题进行排序。

9. 审查优先主题，以确保评估工作与决策机构的目标相符。

评估主题优先次序排序的过程可以是高度主观的，例如来自一组专家的非正式意见；也可以是量化分析的结果，例如基于数学公式的运算结果。Cochrane 协作网的专家评审小组基于成员建议的主题，通过考虑疾病负担和其他标准，以及关键利益相关者的意见和公众的建议确定优先顺序。

（二）定义评估问题

明确界定评估问题是卫生技术评估的重要环节，它将影响后续步骤。评估小组应该充分了解评估目的及用户类型，因为用户或目标使用群体会影响评估内容以及结果的呈现与传播方式。不同类型的用户具有不同的利益诉求和不同的专业技能。他们对于卫生技术评估有不同的关注点，例如健康结果、成本、社会和政治影响。同时，上述人群对评估报告的科学性或技术性、证据和结果的呈现方式以及报告的格式（简练程度、内容结构）有不同的需求。

当研究人员界定了评估的问题和评估报告的用户，应提交提出开展卫生技术评估的机构或资助方进行审查。通常情况下，评估的问题涉及的要素包括：关注的健康问题；研究对象（包括合适的亚组）；待评估的卫生技术；技术的提供者；技术的性能、产生的影响或结果；技术应用的场景；技术应用的时间范围、持续时间或后续随访；纳入分析的研究设计或证据 / 数据类型；技术评估的目标受众。

（三）明确评估的机构及职责

待评估问题的性质将影响评估机构的选择。评估一项卫生技术的多维价值耗费资源，需要跨专业的知识、数据源和其他资源。卫生技术评估可以由发起评估的机构来实施，例如国家卫生健康委员会下设“国家药物和卫生技术综合评估中心”，负责组织、协调、推动药物和卫生技术评估项目实施，研究制订评估标准、评估质量控制指标体系，推动我国卫生技术评估工作规范发展。国家卫生健康委员会卫生技术评估重点实验室（复旦大学）承载着卫生技术评估的教育培训、科学研究、信息交流和成果转化的多重功能，致力于卫生技术评估在我国的落地生根和快速成长，提升我国卫生技术评估研究在国内、国际的影响力，促进卫生技术评估研究向政策的转化。

近年来，医院在卫生技术准入和管理中的重要性日益凸显，专门针对医院实际情况进行技术评估可以辅助医院的卫生技术管理与决策。例如在某家三级综合性医院设有由一位核心人员和数位多学科团队成员组成的卫生技术评估委员会，主要代表临床、护理、药房和医技等部门开展医院卫生技术评估。卫生技术评估也可以委托专业的评估机构来开展。例如某家制药公司在研发出一种新药后，委托评估机构开展与同类别药品之间进行相对有效性和经济性比较的评估工作。

评估机构的职责取决于评估问题的性质、财务资源、人员的专业知识、时间限制和其他因素。评估工作的主体必须确定将在多大程度上自行开展卫生技术评估，还是委托其他机构进行评估。有时，评估的主体将部分工作例如证据检索和证据综合委托其他专业机构开展。

（四）获取研究证据

评估工作面临的挑战之一是系统、高效收集与评估问题相关的证据——数据、文献和其他信息。对于新技术尤其是新兴技术，有时难以获取充足的信息。在获取证据时，即便有大量已发表的研究证据，但需注意证据的质量参差不齐。文献检索是获取研究证据的重要渠道，在计划开展卫生技术评估时应考虑证据获取所需的时间和资源。尽可能检索多个证据资源，以增加获取相关证据的可能性。

卫生技术评估所需的证据和信息来源包括：文献数据库、临床和管理数据库、临床实践指南数据库、政府报告和专著、政策和研究机构的报告、专业协会报告和指南、市场研究报告、公司报告和新闻稿、论著和综述中的参考文献列表、特殊清单 / 报告登记册、健康通讯和报纸等。网络检索是最常获取卫生技术评估所需信息的方式。应尽量避免资料收集过程中的偏倚，偏倚影响卫生技术评估的真实性。

（五）产生或收集新的研究证据（需要时）

开展卫生技术评估时，当现有的证据不足以满足决策需要时，研究人员需要开展新的研究，包括原始研究和二次研究，然后将新的研究整合至现有证据中。例如围绕特定的评估问题，获取了相关的系统评价。但是随着新的研究证据的出现，卫生技术评估研究者需要对已发表的系统评价进行更新。通过收集新的原始研究证据，遵循系统评价的研究步骤进行分析、评价、整合和补充新的信息，使得系统评价的结论与时俱进、科学合理。此外，部分卫生技术评估项目需要收集原始数据。卫生技术评估应指出为了弥补现有证据的不足或是满足评估需要，开展了何种类型的研究以产生新的研究证据。开展新的研究尤其临床试验会受到项目资金、时间等诸多因素的限制。

（六）评价和解释证据的质量

开展卫生技术评估时需要从研究文献中筛选出高质量的证据。证据的质量评价又称偏倚风险评价。质量评价通常评价研究的设计、实施和数据分析等方法学质量，任何有缺陷的证据都可能造成偏倚。在纳入文献进行质量评价时，有可借鉴的评价工具及方法，卫生技术评估研究者在报告中应对使用的质量评价工具及方法加以说明。例如对随机对照试验质量评价的 Cochrane 偏倚风险评价工具，对非随机对照试验质量评价工具（risk of bias in non-randomised studies of interventions，ROBINS-I），对队列研究和病例对照研究进行质量评价的纽卡斯尔 – 渥太华量表（Newcastle-Ottawa scale，NOS），对诊断性研究（诊断试验）进行质量评价的工具（quality assessment of diagnostic accuracy studies-2，QUADAS-2）和预后准确性研究的质量评估工具（quality assessment of prognostic accuracy studies，QUAPAS）（QUAPAS 是 QUADAS-2 的改编版），对预后研究的质量评价工具（quality in prognosis studies，QUIPS），以及卫生经济学评价报告标准（consolidated health economic evaluation reporting standards，CHEERS 2022）。

评估个体研究时，通常情况下，前瞻性研究的质量高于回顾性研究，试验性研究设计的质量高于观察性研究设计，对照试验的研究质量高于非对照研究，同期对照试验的质量高于历史对照试验，随机试验质量高于非随机试验，大样本量研究（纳入足够数量的研究对象、具有高检验效能）优于小样本研究，盲法研究优于非盲法研究，清晰界定研究对象类型、干预措施和结果指标的研究优于未能清晰描述上述参数的研究。

此外，GRADE 整合了证据分类、分级和转化标准，是系统化的证据体质量评级方法。GRADE 分级方法源于研究设计，研究设计是决定证据质量的重要因素之一。一般情况下，随机对照试验的证据初始级别高于观察性研究。评价证据质量时，还需要考虑五个降级因素和三个升级因素。可见，GRADE 是“以结局为中心”，依据不同的结果指标对证据体的质量进行评级。本书第七章详细介绍了 GRADE 应用。

（七）整合研究证据

仅凭零散的原始研究难以回答某种技术是否优于另一种技术的问题，研究证据的有效整合在卫生技术评估过程中具有重要意义。证据整合的过程还有助于研究者了解是否有充分证据解决所评估的问题。常用的证据合并分析方法包括系统评价、直接比较的 Meta 分析、间接比较和网状 Meta 分析（network meta-analysis，NMA）、模型分析（决策树模型、Markov 模型、适合于特定疾病的经济学模型例如 CORE 糖尿病模型）、定性研究方法（非结构化的文献综述、小组讨论、专家共识）。

虽然系统评价、Meta 分析和建模的方法可以基于现有证据产生客观结论，但其研究结果取决于纳入的原始数据。因此，制定正确的证据纳入和排除标准有助于减少因原始研究缺乏代表性或存在方法学缺陷所致的偏倚。同样，二次研究的适用性受到纳入的原始研究影响，例如研究对象的年龄、合并症、失访、结果指标的测量方法等。其他因素也会影响到研究结果的真实性，例如研究对象只是真实世界中的一个亚组、不合适的对照技术、不充分的随访时间、新技术应用对医务人员专业技能以及医疗机构配套服务的高要求。

（八）形成评估结果并提出推荐意见

证据质量越高越有助于形成明确的结论与做出强推荐。但在证据有限的情况下，研究者也需要形成评估结果并提出推荐意见，此时必须基于理论分析或主观判断进行推断。研究者应明确提出基于目前研究证据的决策建议：结果是什么，建议使用、建议不使用抑或暂不使用卫生技术，建议如何使用卫生技术，还应明确告诉决策者形成评估结果和推荐意见的方法学及证据质量。

提出推荐意见面临的挑战是，卫生技术具有多维度的价值属性。卫生技术评估对技术的核心价值例如临床有效性、安全性和经济性等进行量化评估，还要考虑卫生技术伦理性和社会影响等方面，因此，在提出推荐意见时需要对各维度的评估结果进行权衡。同时，利益相关方对于卫生技术具有不同的价值视角，需要将证据与价值观相结合提出合理的推荐意见。卫生技术的价值评估框架例如证据与价值对决策的影响（EVIDEM）框架、美国临床和经济评论研究所（Institute for Clinical and Economic Review，ICER）的价值评估框架、伦敦政治经济学院的学者牵头制定的高级价值框架（advance value framework，AVF）等可供参考。

（九）传播评估结果和推荐意见

对于卫生技术评估的组织和实施者，评估结果和推荐意见的重要性不言而喻。无论评估报告是在组织机构内部使用，还是在国内外的卫生技术评估网络进行传播，都必须有周密的传播策略，以体现卫生技术评估的价值。传播技术评估的结果有很多途径，例如通过卫生技术评估机构网站发布评估报告、及时将评估报告递交卫生行政部门并转化为相应的政策条例、出版学术论文和专著、学术会议交流、在公众媒体宣传评估结果等。

卫生技术评估的结果和推荐意见要为改善人群范围的发病风险、改进医疗服务质量、改善健康结局和优化资源配置提供决策信息。卫生技术评估产生的重要信息会因不恰当的结果呈现形式、用户对评估结果的误解、误导性的媒体报道等因素失去其应有的价值。关于卫生技术评估报告的格式和实践指南，建议参考相关机构发布的清单或实施模型。如国际卫生技术评估机构协作网（International Network of Agencies for Health Technology Assessment，INAHTA）于 2001 年发布的 HTA 报告清单，该清单于 2007 年进行了更新（即 INAHTA 2007）。另外实施规范可参考欧洲卫生技术评估网络（European Network for Health Technology Assessment，EUnetHTA）发布的欧洲卫生技术评估网络的核心评估模型，即 EUnetHTA 核心模型（EUnetHTA 2008）。需要注意的是，卫生技术评估结果和推荐意见在实施过程中会遇到阻碍因素，例如无法获得卫生技术评估报告、报告格式和内容的复杂性、决策者对证据基础缺乏信心，以及明显缺乏在真实决策场景中的适用性。

（十）监测卫生技术评估的影响

正如卫生技术一样，卫生技术评估报告会产生直接的预期影响和间接无法预料的影响，因此需要监测卫生技术评估的影响。卫生技术评估报告会对如下一个或多个方面产生影响：监管政策（如技术的市场准入）；第三方支付政策（如技术的报销范围和定价）；技术的使用率；临床实践指南；临床医生的意识和行为；患者的意识和行为；技术的购置、采用及传播；医疗服务的组织和提供；技术研发的优先级和相关支出；数据收集（如填补评估报告中发现的证据空白）；技术的营销；地方、区域、国家或全球卫生资源的配置；技术投资决策；激励创新。

二、主题的确定

对于新的、正在兴起的和现有卫生技术及应用与发展趋势的早期信息需求促成了“水平扫描”（horizon scanning）工作。水平扫描可用于确定卫生技术评估的潜在主题和明确优先级；确定技术革新的领域；预测和识别技术的新适应证或用途；发现技术用途的改变；识别技术的不当使用，包括过度使用、使用不足和使用不当；预测技术对健康和经济的影响；确定与额外费用有关的有效性改进程度，以评估新技术的成本-效果；预测技术潜在的社会、伦理或法律影响；策划数据收集，以监测技术的采用、传播、使用和影响；使医疗服务提供者、支付方和患者能够规划、适应和管理技术变革，包括运用新兴技术和淘汰过时技术。多数水平扫描工作能够快速完成新技术或新兴技术及其潜在影响的评估。

一些评估工作有明确的程序来确定待评估技术的优先级，另一些则以非正式或特殊方式设定优先级。考虑到用于评估资源的有限性，以及评估工作产生的重要影响，因此需要阐明评估主题的确定依据。本章列举了可借鉴的评估主题优先级确定的参考标准，详见表 2-1。

表 2-1　卫生技术评估主题优先级确定的参考标准

- 发病率、死亡率或残疾负担高；
- 发病率、死亡率或残疾的高人口负担；
- 单位成本高的技术或卫生问题；
- 总成本高的技术或卫生问题；
- 实践应用时，在不同使用场景、地区或医疗机构有显著差异发生意外不良事件；
- HTA 结果对实践产生潜在影响；
- HTA 结果对患者预后或成本产生潜在影响；

续表

➢ 现有的研究结果却未能被很好地传播或被从业人员采纳； ➢ 做出监管决策； ➢ 做出支付决策（例如医疗保险报销范围的确定）； ➢ 健康项目收购和决策实施； ➢ 最近或预期的"突破性"科学发现； ➢ 有足够的研究证据支持待评估的技术； ➢ 在资源限制（如资金、时间等）时评估项目的可行性； ➢ 公众或政治需要； ➢ 存在学术争议或是卫生专业人员非常感兴趣

三、证据检索

通过确定的评估主题，借鉴循证医学的"PICOS"原则（即 population：研究对象，intervention：研究干预措施，comparison：对照组，outcome：结局指标，study：研究设计类型）对需要评估的问题进行分解，即研究对象、待评估的卫生技术，与其他干预措施的比较和有效性、安全性、经济性等结局指标，并明确检索的主题词（mesh terms）和关键词（keywords）。

在证据检索时，需要根据卫生技术评估的问题制定纳入与排除标准。在纳入标准中，明确指出纳入的研究类型、研究的特征以及为何纳入该种类型的研究设计；研究对象或研究人群的类型以及相关特征，例如研究开展的地点、场景、疾病的诊断标准、对健康状况的描述、人口学特征，还要说明是否纳入研究对象或研究人群的亚组。以治疗技术为例，需要明确指出纳入的干预措施和对照措施，以及干预的持续时间、随访时间。如果需要评估的卫生技术由若干相关技术组成，则需对其中每一种技术进行简明的描述；指出结果指标以及指标的确定依据、测量时间和测量方法，界定最重要的结果指标及其他相关结果。

卫生技术评估研究者检索的核心数据库包括 PubMed、Embase、Cochrane 图书馆以及卫生技术评估组织和机构开发的在线数据库，如国际卫生技术评估机构网络、英国卫生与临床技术优化研究所（National Institute for Health and Care Excellence，NICE）、加拿大药物和卫生技术局（Canadian Agency for Drugs and Technologies in Health，CADTH）

的卫生技术评估数据库等。其他常用的证据资源例如ACP Journal Club、Allied and Complementary Medicine Database (AMED)、Bandolier、BIOSIS Previews、Campbell Collaboration Library of Systematic Reviews、CINAHL、Educational Resources Information Center（ERIC）、EVIPNet、Virtual Health Library、PROSPERO、NHS Evidence等。

除了传统来源的出版文献，许多有价值的信息可以从灰色文献中获取。灰色文献指非公开出版的文献，通常认为是未正式发表在图书或期刊数据库的文献。HTA可借鉴的灰色文献包括：卫生、经济统计报告；规范性文件；卫生主管部门和保险机构的承保政策；医疗卫生专业协会的报告和指南；政府发布的专论；行业（如生命科学公司）报告；针对特定医疗卫生部门/行业的市场研究报告；政策研究机构的内部文件；特别专家组和委员会的报告；会议论文集；技术规范和标准；工作论文；备忘录。上述部分灰色文献可以有偿或免费在线获取。

在卫生技术评估过程中，使用灰色文献面临的主要问题是此类文献未经同行评议，因此易受偏倚的影响。通常情况下，如果经同行评审发布的资料足以支撑评估工作，则扩大证据检索范围、覆盖灰色文献资源并不会得到更加有意义的结果。在某些情况下，例如当前可用的同行评审来源证据不充分、过时或存在证据缺失、具有高度偏倚时，某些灰色文献可为评估工作提供信息。因此，研究者在制订文献检索计划时应权衡纳入灰色文献的利弊，并设计和实施相应的文献纳入与排除标准。

鉴于针对特定评估问题，有大量的书目型、事实型和其他类型的数据库供选择，各数据库收录的证据、访问方式、受控词汇和检索语句的多样性，必要时邀请文献检索专业人员参与制定检索策略和执行文献检索。研究者应系统、全面、客观地检索和获取证据，从而实现科学评估。在卫生开展技术评估时，针对特定类型的证据也有供参考的检索式，例如Cochrane协作网分别开发了针对随机对照试验的高敏感度和高特异度检索策略。

在制订文献检索方案时，卫生技术评估研究者应权衡时间和资源限制下预期的检索质量。在文献检索过程中需要注意发表偏倚。发表偏倚产生的原因主要包括初期研究或预试验的结果发表不顺利、作者未撰文投稿“阴性”结果、作者将“阴性”结果投稿至不易被检索到的期刊、编辑未将“阴性”结果的论文递交同行评审、期刊推迟“阴性”结果论文的发表、不利于某些资助方利益的研究提交发表的可能性较低、为获得上市许可而进行的临床随机对照试验等临床试验往往因专利原因并未发表等。此外，还易受到语言偏倚（如研究者倾向于获取中文、英文形式发表的研究证据）的影响。

四、报告的传播

着手开展卫生技术评估时应制订传播计划，预算传播卫生技术评估报告所需的经费、时间和其他资源。本章从目标群体（目标用户）、媒体、实施技术或策略 3 个层面提出传播卫生技术评估报告和推荐意见的方法。

1. 目标群体 主要包括：临床医生（个人、专业组织和专业协会）；患者、用户及公众（个人、机构层面）；学会或协会（自愿、非营利性）；提供卫生服务的组织机构（医院、诊所、实验室等）；第三方支付者、健康计划、处方药物目录；政府决策者（国际、国家、地方层面）；司法制度（如对支付方的报销政策提出法律方面的疑问）；期刊编辑；新闻记者；研究者（生物医学、卫生服务、公共卫生等）；生命科学公司（制药、生物制品、医疗器械等）；学术机构（学校、继续职业教育项目）；质量保证和技术使用审查组织。

2. 媒体 主要包括：①印刷资料，学术性或专业期刊、通讯、邮件、报纸、流行期刊、海报、口袋卡片；②电子资料，包括云网络的互联网、电视、广播、数字视频磁盘、闪存驱动器、网络研讨会、播客、其他计算机数据库；③社交媒体即基于互联网和移动的互动媒体，包括协作网站（如维基）、博客、视频日志和微博客（如 X）、社交网络（如 Facebook、LinkedIn）、内容社区（如 YouTube）、众包；④口口相传：面对面的互动，如非正式的咨询、正式的讲座和演讲、焦点小组。

3. 实施技术或策略 主要包括：①以患者或用户为导向：大众传媒活动；社区宣教活动；与临床医生的互动（共享决策、交互式电子资源）；修改保险覆盖范围（增加或减少福利；改变受益人和保险公司在共同支付模式下的支付比例）；②面向临床医生：会议和研讨会；继续教育；专业课程开发；意见领袖（opinion leader）；一对一的教育访问；保险覆盖范围或报销政策、实践指南；预认证；药物处方限制；审计、同行评审和反馈；临床决策支持系统；提醒系统（如作为电子病历系统的组成部分）；委员会认证或重新认证；国家颁发的执照；专业指定；职业/专业协会会员资格的标准；公开的机构运营数据（如特定操作相关的调整死亡率）；③以机构为导向：认证；标准（如医院感染控制、临床实验室）、基准制定、公开运营数据。

第二节　卫生技术评估的内容

卫生技术评估的内容主要包括如下方面：技术特性；效果和/或效力；安全性；经济性；社会、伦理、法律和/或政治影响。其中技术特性指与设计、组成、生产、使用、维护等相关的技术性能。本节重点介绍卫生技术评估的多维价值属性。

一、卫生技术的有效性

有效性（功效）指卫生技术产生的效益和效用，较常用的指标是效力（efficacy）和效果（effectiveness）。效力指技术在理想情况（ideal conditions）使用技术解决特定问题的益处，理想情况例如在一项临床随机对照试验中，对研究对象制定严格的纳入标准、按研究计划严格实施、在结果分析时排除不依从者。效果指技术在一般情况或常规情境（general or routine conditions）使用技术解决特定问题的益处，例如社区医院的医生治疗各种类型患者的效果。效力回答的问题是“卫生技术在最理想的情况下能起作用吗？”效果回答的问题是“卫生技术在真实的实践场景中有效吗？”

在进行卫生技术的有效性评估时，有效性评估指标可分为终点指标和替代指标。以药品有效性评估为例，临床终点是直接测量药物疗效的特征或变量，即对患者感觉（例如症状缓解）、功能（例如运动性改善）或生存的影响；替代终点可以是已知可预测临床获益的生物标志物，或者是很可能预测药品拟定临床获益的生物标志物。例如将心血管事件以心血管事件复合终点作为心血管病药品有效性评估的终点指标，将实验室测量指标、临床症状或体征变化作为替代指标。

二、卫生技术的安全性

安全指不引起不当的伤害。没有绝对有效的技术，也没有绝对安全的技术。安全性（safety）代表了对卫生技术风险可接受程度的价值判断。风险是指人体健康伤害的可能性及严重程度的测量指标。如果一项技术的使用，其风险可以被病人、医生、社会及相关决策者所接受，这项技术就可认为是“安全”的。

卫生技术的安全性评估是对风险（不良结局的发生概率和严重程度）可接受性的判断，风险与具有一定经验和技能的医生在临床应用卫生技术诊治特定疾病的患者有关。以心血管药品的安全性评估为例，指对心血管病药品质量及上市后出现的（或可能出现的）用药风险进行科学评估的过程。用药风险包括药品不良反应及其他与用药有关的不良事件的发生风险。

有效性与安全性的评价相互依赖，一项卫生技术效益的价值在一定程度上取决于技术运用所包含的风险。任何技术的使用都包含着对技术效益与风险的权衡。若某项卫生技术的严重副作用发生率高，会给患者造成不良后果，其临床价值就会大打折扣。一个经典的案例是导致胎儿海豹肢畸形的“反应停事件”。

三、卫生技术的经济性

卫生技术的经济性包括微观经济学特性和宏观经济学特性。微观的经济性主要涉及某项卫生技术的成本、价格、费用和支付水平等，也涉及对比分析不同卫生技术的资源需求和效果或效益，例如成本 - 效果、成本 - 效用和成本 - 效益。卫生技术可产生广泛的宏观经济影响。宏观的经济性包括卫生技术对国内生产总值、国家卫生费用、卫生及相关领域的资源配置以及国际贸易的影响。卫生技术也成为国家和全球范围内投资、创新、竞争力、技术转让和就业（如劳动力规模和流动性）的影响因素。与卫生技术有关的其他宏观经济问题包括对知识产权政策（如专利保护）、监管、第三方支付的影响，以及对技术创新、准入、传播和使用政策的影响。

四、卫生技术的伦理性

卫生技术的发展要求技术应用产生的影响与社会的政治、经济、文化、伦理、道德等方面相符合，即具有社会适应性。当前，我国科技创新快速发展，面临的科技伦理挑战日益增多。例如人工智能可以模拟人类的思想和行为，机器人的功能越来越复杂，甚至还拥有自己的情感。人工智能这一本体是否拥有人权？这些权利由谁来规范？又如人体生物样本库为转化医学提供了一个良好的平台，但生物样本库建设过程中面临着伦理与法律的双重风险。人体生物样本库是否应该商业化？人体生物样本库是否应该共享？再如，人类基因编辑技术会导致科技对生命的物化。该技术是否会引起人类基因的不可逆变化？是否会对人类社会和文化产生深远的影响？此外，一些卫生技术对患者的尊严或自主权产生影响，例如临终关怀、癌症化疗、用于移动偏瘫患者的辅助设备。可见，我们在发展和应用特定类型的新技术时，必须充分考虑其可能引发的各种伦理问题。

在科技的飞速发展面前，我们该选择伦理的妥协，还是守住伦理的限度。1979 年贝尔蒙（Belmont）报告指出了人体研究的基本伦理原则，即尊重个人、善行和公正。上述基本伦理原则运用于临床研究体现在：①知情同意，必须得到知情同意、必须尊重隐私；②风险与收益评估，必须用尽可能好的方案来尽量增加利益、减少伤害，禁止风险概率大于获益的方案；③研究对象的合理选择，必须公正、合理地选择研究对象。

五、卫生技术的社会影响

无论是在医疗卫生领域还是在其他领域，技术创新都可能挑战道德、文化和法律规范。例如使用干细胞进行组织修复和再生、移植器官的合理分配、异种移植、对危重病人的生命支持系统等。“广州八胞胎事件”、“香港福臣集团非法代孕中介机构案”、震惊科学界的“基因编辑婴儿”事件等，就是人类辅助生殖技术被违法违规滥用的典型，引发了人们对部分新技术使用过程中法律问题和社会影响的关注。又如当人工智能引起误诊或误操作且对病人造成伤害时，追责的对象是人工智能技术本身、技术的生产者，还是医务人员或医疗机构？可见，新技术会对法律制度、道德伦理、社会文化等带来冲击和挑战，须通过法治框架规范某些新技术的应用与发展。此外，一些价格昂贵的稀缺医疗资源的分配加剧了不公平性。因此，即使某项卫生技术被证明有较好的临床有效性和安全性，但缺乏良好的社会适应性，该技术的推广应用也会遇到较大的阻力。

第三节　卫生技术评估方法

一、原始研究

（一）试验性研究

1. 随机对照试验　当评估卫生技术的有效性时，随机对照试验（RCT）是科学性最佳的研究设计。在 RCT 的实施过程中，运用隐蔽分组（allocation concealment）保证随机分配的正确实施，避免研究对象的选择性偏倚。采用 RCT 评估某种新技术相对于临床常规技术的有效性时，因为研究对象随机分配入组，研究对象的组间基线资料及未知的混杂因素具有可比性，组间结果的差异可以归因于被评估技术间的有效性差别。理想情况下，让研究对象、研究人员和结果评价者都不知道各组接受的卫生技术即实施盲法。例如一项多中心的随机对照试验评估针灸、多西拉敏 – 吡哆醇以及两者联合治疗中重度妊娠呕吐的孕期患者的疗效和安全性。研究对象是 352 名妊娠早期患有中度至重度妊娠呕吐的孕妇，对其进行随机化分组。每日分别接受针灸或假针灸（sham acupuncture）30 分钟，以及多西拉敏 – 吡哆醇或安慰剂治疗，疗程共 14 天。主要结果是在第 15 天干预结束时，相对于基线的孕期呕吐量表（pregnancy-unique quantification of emesis and nausea，PUQE）评分改变，次要结果包括生活质量、不良事件以及孕产妇和围产期并发症。

当对比分析药物的有效性时更易实施双盲，例如分别为干预组和对照组的药物设置外观、气味、性状等方面类似的安慰剂。由于伦理学或可行性方面的原因，如果试验中无法采用双盲，如评价外科手术、针灸、推拿等非药物疗法，则可以考虑对结局评价者实施盲法。即虽然研究者和受试者知晓分组情况，但是可以采用独立的结局评价者去评价疗效和安全性指标，这种设计对于主观性的临床结局（如症状的改善情况评估）尤为重要。

2. 交叉试验 交叉试验（cross-over study）又称交叉设计，是临床研究的主要类型之一。在交叉试验中，每一受试对象都将按照一定的治疗顺序接受试验措施或对照措施。研究对象经常被随机分组，按特定的研究顺序接受各种技术。交叉试验的缺点在于残留效应（carry-over effect），即研究对象接受的某种干预措施产生的有效性影响到后续另一种干预措施的有效性。因此，交叉试验需要有足够长的洗脱期，以消除前一阶段的残留效应。

某些干预措施的有效性受到实施者经验和技能的影响。在设计中医药交叉试验时，除了考虑到患者的稳定性，干预实施者的稳定性也应考虑在内。在中医药临床试验中，药物半衰期或针刺效应的半衰期尚不明确，因此在交叉试验设计时可采取专家共识的方式以实现洗脱期长短的合理设置。

3. 单病例随机对照试验 单病例随机对照试验（N-of-1 trial）是对单个患者进行多次交叉干预的临床试验，试验中包括不同干预措施的交替使用以及重复的结果测量与评估。单病例随机对照试验以患者个体作为研究对象，对研究对象进行多轮的自身交叉对照试验。受试者既作为试验者，也作为对照者。单病例随机对照试验作为传统的平行 RCT 的补充，具备了传统 RCT 的优势例如随机、对照、盲法，又能体现出个体化治疗的特点，与中医的辨证论治有相通之处。单病例随机对照试验是一种可用于评估个体化治疗效果的创新方法，可用于寻找个体最佳的中药剂量、评价辨证论治的有效性及科学性、评价中药治疗的效果。

4. 自身前后对照试验 自身前后对照试验（before-after study in the same individuals）指同一组患者先后接受两种不同的治疗措施，以其中一种治疗措施作为对照，比较两种治疗结果的差别。在研究过程中，试验措施和对照措施可以是随机化分组，也可以是非随机分组，但最佳决策是采用随机方法选择试验措施或对照措施作为第一阶段的试验。同个体自身前后对照试验的研究设计科学性弱于 RCT，也更易导致偏倚。

（二）准实验研究

由于卫生服务的地域性和伦理原则，卫生技术评估完全按照实验设计实施有时面临很大难度，此时准实验设计（quasi-experimental design）是较为理想的选择。准实验设计是将实验的方法用于解决实际问题的一种研究方法，它并不能完全控制研究条件。虽然如此，它在接近现实的条件下，尽可能地运用实验设计（又称标准实验设计）的原则和要求最大限度地控制混杂因素，因此准实验研究的实验结果较容易与现实情况相联系。本节介绍常见的准实验研究。

1. 时间序列设计 时间序列设计（time series design）是分析在一段时间内收集的系列数据点的特定方法。随着医疗数字化的发展和大规模时间序列数据的出现，严谨的时间序列设计以及数据分析的重要性日益凸显。在时间序列分析中，分析人员在一段时间内以一致的间隔记录数据点，而不仅仅是间歇性或随机记录数据点。时间序列数据与其他数据的主要区别在于显示变量如何随时间变化。时间序列分析通常需要大量的数据点来确保一致性和可靠性。时间序列数据还可以基于历史数据预测未来。

2. 中断时间序列设计 中断时间序列设计（interrupted time series, ITS）是控制干预前回归趋势对序列的影响，通过比较和检验序列在干预点上干预前后结果变量的即刻水平改变和干预前后两段回归线斜率改变，进而评价卫生技术的有效性设计。中断时间序列设计由于在卫生技术干预前后都有多次效果测量，不仅能够评估干预前后的效应量差异，还可以体现干预前后效应量变化趋势的差异。

3. 非等效的对照组设计 非等效的对照组设计（nonequivalent control group design）是一种常用的准实验设计。非等效的对照组设计在研究人群中已经存在的群体时是有效的，随机化发生在干预水平。本节介绍三种常见的非等效对照组设计。仅后测的非等效组设计（posttest only nonequivalent groups design），一组参与者接受干预措施，另一组不接受，然后对两组进行组间比较。前测后测非等效组设计（pretest-posttest nonequivalent groups design），一组先进行前测，再接受干预措施，然后进行后测；与此同时有一个不相等的对照组接受了前测，没有接受干预措施，然后进行了后测。中断时间序列的非等效组设计（interrupted time-series design with nonequivalent groups），即通过增加一个对照组改进中断时间序列的设计，涉及两个或多个非等效组在干预前和干预后在一段时间间隔内的结局测量。

（三）观察性研究

1. 队列研究 队列研究（cohort study）是一种常用的观察性流行病学研究方法，根据研究对象进入队列的起点及终止观察的时间，分为前瞻性队列研究、回顾性队列研究和双向性队列研究。在队列研究中，基于研究的暴露因素选择两组或多组研究对象，随访足够长的时间以观察是否发生某种疾病或出现某种症状。队列研究并非随机分组，组间的重要特征不一定具有可比性。研究者在采用队列研究进行卫生技术评估时，一项重要的任务是评价该项研究是否充分识别了潜在的混杂因素以及是否在数据分析时控制了混杂因素。队列研究可用于探讨中医优势病种，评价中医药疗效，筛选较优的治疗方案，对临床治疗具有重要的指导意义。队列研究在中医药领域具有广阔的应用前景，已被用于肿瘤、心脑血管疾病、糖尿病及其并发症和肝胆类疾病等慢性病的研究。

2. 病例对照研究 另一种常见的观察性研究是病例对照研究（case-control study）。在病例对照研究中，将发生某种结果或结局的研究对象作为病例组，并没有发生相应结果或结局的研究对象作为对照组，对比分析各组研究对象的暴露因素。分析病例对照研究结果时，需要注意对照组的选择是否合适。中医诊疗过程具有其复杂性，患者获得的治疗效果可能不是单一治疗因素的作用，而是构成中医药复杂干预过程各要素的综合作用结果。病例对照研究可以探索中医药复杂性要素的构成、各要素之间的交互作用以及每个独立要素与结局的关系。虽然病例对照研究省时、省力、省钱，可行性较好，尤其适用于罕见病的病因研究，可获得一种结局指标与多个暴露因素的关联。但因为是回顾性研究，易于受到选择偏倚、信息偏倚和混杂偏倚的影响。

3. 横断面研究 横断面研究（cross-sectional study）又称现况调查，是在特定时点与范围内，收集并描述人群中有关变量（或因素）以及疾病（或健康状况）的分布，分析有关因素与疾病之间的关系。在中医领域中，通过横断面研究调查分析证候、体质、证型等方面的分布情况及与疾病的相关性，因此多用于证候、体质、证型等方面的研究。

二、二次研究

（一）系统评价与 Meta 分析

系统评价（systematic review）是针对某一具体的临床问题系统全面地收集所有已发表或未发表的研究，运用统一的科学评价标准，筛选出符合纳入标准的研究，必要时用 Meta 分析计算合并效应量，在此基础上提出临床实践和决策建议。系统评价是卫生技术评估的重要研究方法。在缺乏大样本原始研究证据的情况下，高质量的系统评价可以成为决策的依据，有助于及时转化和应用研究成果。

Meta 分析的前提是数据具有同质性，且有足够相关和有效的数据。研究人员必须详细报告纳入 Meta 分析的研究数据特征（干预措施、研究对象、研究开展的场景、样本量、证据的真实性）和局限性，并以森林图的形式直观呈现统计分析结果。在开展 Meta 分析时应评价纳入分析的资料是否同质并解释异质性产生的原因，必要时开展亚组分析和敏感度分析。

（二）间接比较与网状 Meta 分析

当无法从某一项 RCT 中获取干预措施与对照措施的有效性数据时，考虑采用网状 Meta 分析。网状 Meta 分析包括两种类型。第一种是调整间接比较的 Meta 分析，当不存在干预措施的直接比较证据时，基于共同对照对多种干预措施进行比较的 Meta 分析。第二种是混合治疗效应的 Meta 分析，当同时存在直接比较和间接比较的证据时，基于间接结果或间接结果与直接结果的合并结果，同时比较多种干预措施的 Meta 分析。为确保网状 Meta 分析的准确性与科学性，方法学家提出了理论假设，主要包括同质性、相似性和一致性。

（三）其他类型的二次研究

近年来，除了传统的系统评价和Meta分析方法，元民族志分析（meta-ethnography）、Meta研究（meta-study）、Meta研究概要（meta-summary）和主题综合法（thematic synthesis）也被运用于卫生技术评估。其中，元民族志分析的应用较为广泛。元民族志分析揭示不同研究发现的类比关系，通过选择关键隐喻和组织者（organizers），产生新的解释和意义。这种综合分析方法针对的是质性研究的实质内容，而不仅仅是对资料提供的客观结果加以分析。

三、经济学评价

（一）成本最小化分析

成本是在从事某项生产、服务等过程中所消耗的物化劳动和活劳动的货币价值。在进行成本分析时需要明确分析的角度，主要包括社会、卫生行政部门、政府机构、患者、医疗保险，其中最广泛的角度是“社会”。成本最小化分析（cost minimization analysis，CMA）是一种常用的成本比较方法，用于筛选成本最低的卫生技术。当有证据表明待评估的卫生技术与对照技术临床效果相同或相似时，可选择成本最小化分析比较不同技术的成本。

（二）成本 - 效果分析

成本–效果分析（cost-effectiveness analysis，CEA）通过量化增加的成本与改善的健康结果之间的比值，来衡量不同竞争性技术的相对价值，常用增量成本–效果比（incremental cost-effectiveness ratio，ICER）作为分析指标。对于具有更高成本的新技术，只有被证实能够提供足够好的健康结果，才具有推广应用价值。ICER 的计算公式如下式 2–1 所示：

$$ICER = \frac{C_{\text{new}} - C_{\text{reference}}}{E_{\text{new}} - E_{\text{reference}}} \qquad \text{式 2–1}$$

上式中，C 是成本，E 是效果；“new”是新技术，“reference”是常规技术或对照技术。$ICER$ 测量每增加一个有效单位的额外费用，可以用作资源配置的决策依据。支付意愿（willingness to pay，WTP）体现决策者愿意为每增加一个有效单位而支付的额外金额。如果*ICER*小于等于意愿支付的阈值，则干预措施相对于对照措施更加经济；如果*ICER*大于意愿支付的阈值，则对照措施相对于干预措施更加经济。

（三）成本-效用分析

在医疗卫生领域，评估健康获益的常用广义测量方法是效用（utility）。效用是个体或社会给予特定健康状态的偏好或价值。成本–效用分析（cost-utility analysis，CUA）的产出指标是效用指标，通常采用质量调整生命年（quality-adjusted life year，QALY）或伤残调整生命年（disability-adjusted life year，DALY）。成本–效用分析适用于临床产出指标不同的卫生技术间的经济性比较。

（四）成本-效益分析

备选方案的成本和结果都用货币单位来测量的分析称为成本–效益分析（cost-benefit analysis，CBA）。在开展成本–效益分析时，需要将卫生技术的效果（例如获得的寿命年数、获得的QALY、减少的失能天数、避免的并发症）转化为货币收益，常用的货币化方法是WTP。成本–效益分析的结果既可以用成本–效益比值，也可以用净效益/损失来表示。

四、预算影响分析

预算影响分析（budget impact analysis，BIA）用于估算卫生技术的采用对财务方面的影响，其分析结果经常被用于制定医疗保险报销目录或报销政策。预算影响分析的研究角度通常为预算持有者。可以根据决策需要将角度界定在从全国到地方的不同层次的医保支付方、商业保险机构、某地区某类型的某一家医疗机构等。预算影响分析可以独立开展，也可以与成本–效果分析同时进行，主要用于评估高价值的卫生技术的可负担性。预算影响分析采用卫生技术真实的“单位”成本，并将其乘以技术作用的人数，以获悉为技术提供资金所需的预算总额。

在开展预算影响分析时，需要考虑如下因素：卫生系统的特征；研究的角度；现有技术和新技术的使用情况及成本（适用的人群、现有的卫生技术、新技术的使用和市场效应、新技术的超说明书使用情况、新技术与现有技术的成本）；对其他成本的影响（患者症状改善所需的相关成本、间接成本）；时间范围（通常是 1~5 年）；时间因素和贴现；数据分析框架；不确定性分析方法；模型的验证方法。

（耿劲松）

第三章

医院卫生技术评估

第一节　医院卫生技术评估简介

医院卫生技术评估（hospital-based health technology assessment，HB-HTA）是基于医院视角所展开的卫生技术评估，近年来随着相关理论的广泛传播和对循证决策支持的需求逐渐增强，越来越多医院已展开医院卫生技术评估实践探索。下面将对医院卫生技术的基本概念、发展背景、相关特点和应用价值等方面进行简要介绍。

一、基本概念和发展背景

（一）基本概念

卫生技术评估是一个使用明确的方法来确定卫生技术在其生命周期不同阶段价值的多学科交互的过程，目的是为决策提供信息，以促进公平、高效和高质量的卫生系统。而医院卫生技术评估是为了管理决策在医院情境中开展的HTA，HB-HTA可以是医院自行开展，也可以是医院委托第三方机构开展，但二者均需要基于医院特定环境且服务于管理决策。

（二）发展背景

医院卫生技术评估在我国发展不到20年的时间，但在医保支付方式改革、公立医院高质量发展的新要求等驱动因素的推动下，相关理念已经逐步融入医院新技术的引进和医生新技术使用中，很多医院都展开了相关的探索实践，HB-HTA也开始得到政府以及研究者的关注。

1. 医疗技术准入管理机制改革　2015年7月2日国家卫生和计划生育委员会发布《关于取消第三类医疗技术临床应用准入审批有关工作的

通知》（国卫医发〔2015〕71号），正式取消了第三类医疗技术临床应用的准入审批工作，标志着我国医疗技术准入管理机制从事前审批转向事中、事后监管模式。2018年国家卫生健康委员会令第1号《医疗技术临床应用管理办法》明确提出医疗机构对本机构医疗技术临床应用和管理承担主体责任，促使医疗机构更加主动地去探索建立一套科学的技术评估流程与方法，来提升医疗机构医疗技术管理的规范性与自我监管能力，提高医疗质量、保证患者安全。

2. 公立医院绩效考核 2019年1月31日国务院办公厅发布的《关于加强三级公立医院绩效考核工作的意见》（国办发〔2019〕4号）中明确指出，通过绩效考核，推动三级公立医院在发展方式上由规模扩张型转向质量效益型，在管理模式上由粗放的行政化管理转向全方位的绩效管理，促进收入分配更科学、更公平，实现效率提高和质量提升，促进公立医院综合改革政策落地见效。2023年2月27日国家卫生健康委员会再次更新了三级公立医院绩效考核标准，其绩效考核指标体系由医疗质量、运营效率、持续发展、满意度评价4个方面的指标构成，这些指标的提升均需要医院精细化管理作为坚实基础，而医院卫生技术评估的应用能够有效促进医院提质增效，提升医院精细化管理水平。

3. 公立医院高质量发展新要求 2021年6月4日国务院办公厅发布《关于推动公立医院高质量发展的意见》，要求各地要把推动公立医院高质量发展作为深化医药卫生体制改革的重点任务，提出要健全以经济管理为重点的科学化、规范化、精细化运营管理体系，引导医院回归功能定位，提高效率、节约费用。这一发展新要求下公立医院对于新增医疗服务项目准入、高值药品及耗材的采购使用等方面将会更加注重成本－效果比，对医院卫生技术评估的现实需求增强。

4. DRG/DIP 医保支付方式改革 2021年11月19日国家医疗保障局印发《关于印发 DRG/DIP 支付方式改革三年行动计划的通知》（医保发〔2021〕48号），提出到2025年底，DRG/DIP 支付方式覆盖所有符合条件的开展住院服务的医疗机构，基本实现病种、医保基金全覆盖。DRG/DIP 支付方式即按疾病诊断相关分组（diagnosis related groups，DRG）/按病种分值付费（diagnosis-intervention packet，DIP），由医院在支付标准下自主选择药品、医用耗材及诊疗技术等各类卫生技术并进行组合，在这种机制下，HB-HTA 可以作为方法学工具支持医院在 DRG 改革背景下主动控制成本，提供高质量、有效率的医疗服务。

二、医院卫生技术评估的特点和应用价值

随着循证医学理念逐渐深入人心，卫生技术评估被广泛应用于药品准入、医疗器械管理、医疗服务技术评估等领域。而医院卫生技术评估从医院层面为医疗资源配置提供决策服务，与传统 HTA 相比具有一些独有特点，更有利于基于医院现实情况为医院管理决策提供方法学依据，助力医院高质量发展。

（一）医院卫生技术评估的特点

卫生技术评估具有规范化、标准化、科学化等特征。除了这些共性特点外，由于 HB-HTA 是基于特定医院环境，在评估主体、评估周期、对照标准、评估范围及指标等维度会与传统 HTA 有所差别。

1. 评估主体　医院在实际进行医院卫生技术评估工作时，往往会选取本院内具有 HTA 相关背景知识的医院行政管理者、临床医务人员和后勤管理人员等组建评估小组来进行评估，较少由独立的 HB-HTA 部门进行专门评估。

2. 评估周期　与传统 HTA 相比，HB-HTA 流程更加精简，时间更短。传统 HTA 的评估周期在 12~24 个月，而 HB-HTA 的评估周期一般在 1~6 个月。

3. 对照标准　传统 HTA 在评估时往往选取国家广泛运用的“金标准”作为对照标准，而 HB-HTA 基于医院决策视角，其对照标准通常是在医院广泛使用的常规医疗实践。

4. 评估范围及指标　HB-HTA 的评估范围包括药品、医用设备、医疗器械、诊断试验和组织技术，但在实践中医院开展的药品评估较少，多集中在设备、耗材引进评估和基于医院运营成本管理对医疗技术进行评估。HB-HTA 从医院角度出发，对被评估主体的未满足的健康需求、安全性、有效性、经济性、伦理及社会影响等多个维度进行评估。在进

行经济性评价时也是采用医院的实际成本展开成本分析、预算影响分析和成本效果分析等。

（二）医院卫生技术评估的应用价值

随着疾病谱的变化愈发复杂，群众对医疗服务水平的要求越来越高，循证医学在卫生管理与决策领域发挥着越来越重要的作用。HB-HTA 作为基于证据的方法学工具，将其运用到医院临床和管理领域能够有效改善医疗质量、合理控制费用，推动医院在卫生技术领域由行政决策向知证决策的转变。

1. HB-HTA 的管理功能 HB-HTA 是专门根据医院实际情况开展的 HTA 活动，在决策流程中引入 HB-HTA 可推进医院管理制度改革和管理方式转型，具体的应用价值体现在：第一，通过专业化的循证评估活动，推动以价值为基础的医疗服务提供体系的建立，满足人民群众多样化、差异性的健康需求，充分发挥医院在保证人民健康、增进人民健康福祉方面的重要作用。第二，医院作为医疗技术临床应用和管理的责任主体，通过基于循证的专业性技术评估，支持医院内部专业性、技术性强的决策制定，提高医院在多项卫生技术管理决策事项上的科学性与专业性水平。第三，HB-HTA 基于多学科、多主体参与的治理结构开展，且有着较为规范的评估流程和决策转化流程，有利于优化医院新技术申请、准入等运营管理流程。第四，通过对卫生技术安全性、有效性及伦理和法律层面等的全方位评估，推动医院在医疗质量安全管理和科研管理方面实现规范化、精细化。第五，通过组织开展 HB-HTA 项目、推动决策转化和成果传播等活动，培养医院内部的评估文化，推动医院知证决策传统与习惯的形成和循证管理理念与文化的建立。

2. HB-HTA 的经济功能 公立医院高质量发展对医院的财务运营管理水平提出了新要求，强调医院在发展模式上要从规模扩张转向提质增效。在这一背景下将 HB-HTA 引入到医院决策中，可在保证安全有效的基础上，通过使用卫生经济学方法进行成本与经济性评估，如技术成本效果评价、技术对医院收益和报销的影响、医院因技术决策节省的成本或增加的支出等，在收费价格制定和集中采购过程中充分参考卫生经济证据，以识别在不同临床路径下效价比较高的卫生技术，提高决策的经济性水平和资金使用效率，建立合理的费用增长机制，实现费用成本控制的目标。

3. HB-HTA 的技术功能 医疗技术的质量与患者安全息息相关，而对医疗技术进行安全性评估是 HB-HTA 的基础工作。在医院层面应用卫生技术评估，可以从医疗技术、医用设备、医疗器械、药品等多方面进行全技术、全流程、全范围的管理，从而起到保障医疗质量和安全、鼓励技术进步和创新、推动卫生技术高质量发展的作用。

三、医院卫生技术评估中中医药评估的特点

中医药事业是我国医药卫生事业的重要组成部分，具有悠久历史传统和独特理论及技术方法，因其独有特色和优势，在医院层面开展中医药卫生技术评估具有必要性和可行性。

（一）中医药技术的特点

中医药作为中华传统文化的重要组成部分，历经数千年而不衰，凭借着其独特的特色与优势在世界传统医药领域始终处于领先地位。与传统西药相比，中医药技术主要有以下特点：一是理论基础不同，中医药的理论基础是整体观念和辨证施治，而西医药则具有明确的作用机理，其理论基于现代医学的发展。二是药物成分不同，中药基本为多种化学成分组合而成的混合物，化学成分难以完全表征，与西药相比中药的药物成分更为复杂。三是中药作用机理不明确，活性成分多为未知，生物活性测定等方法在应用上有局限性。四是中医药技术的实践经验更为丰富，中医药学凝聚着深邃的哲学智慧和中华民族几千年的健康养生理念及其实践经验，可以认为是一种基于真实世界的研究（real world study）。

（二）医院层面开展中医药评估的特点

1. 医院层面开展中医药评估的必要性 2022 年 3 月国务院办公厅发布的《关于印发“十四五”中医药发展规划的通知》中明确提出要建设

优质高效中医药服务体系。深化中医药领域改革，建立符合中医药特点的评价体系，完善中医药价格和医保政策。建立以临床价值和技术劳务价值为主要依据、体现中医药特点的中医医疗服务卫生技术评估体系，优化中医医疗服务价格政策。中医医院作为促进中医药事业发展的责任主体，将 HB-HTA 引入中医医院能够帮助医院更加科学规范地引入和开展中医药技术，助力我国中医医院高质量发展。此外，当前传统医学和现代医学呈现出相辅相成、共同发展的态势，二者并非绝对的割裂状态，整体而言，中医医院在医疗服务和科学研究方面对中医药类卫生医疗技术决策有着较高的现实需求。

2. 医院层面开展中医药评估的可行性 结合中医药技术自身特点，可以充分利用真实世界数据研究来开展中医药 HB-HTA，真实世界研究的模式提供了证据多元化的基础，增加了证据应用的外推性，使证据的转化效率得以提高，能够为中医疗效评价和证据积累提供新的方法。此外，当前相关研究方法的进步也为医院层面开展中医药评估提供了基础。例如，基于 EVIDEM 框架将证据与价值相结合，形成了一套较为完整的决策框架体系，适用于疾病的诊断、治疗、管理等领域，应用范围包括医疗保险报销、临床实践决策、药品遴选等，该框架已经被引入中成药的临床综合评价之中，目前也有指标体系完整、全面且符合中医药特点的多维度多准则优势中成药评价指标体系，这些研究均在一定程度上提高了中医药 HB-HTA 开展的可行性。

第二节 医院卫生技术评估的操作流程、发展模式和原则

随着疾病谱变化速度的加快和对循证决策需求的不断提高，医院卫生技术评估得到了快速发展，逐步形成了一套自身标准的操作流程、原则以及发展模式。下面将展开阐述。

一、医院卫生技术评估的操作流程

医院卫生技术评估一般包括评估申请、开展卫生技术评估、评审决

策、评估结果转化与监测四大阶段。

（一）评估申请

根据当前实践情况，医院开展 HB-HTA 工作主要是采取主动申请的形式。由医生、护士、药师等临床医务工作人员或科室管理者、医院管理者等医院管理人员根据临床需求确定评估项目，并向医院负责医疗技术评估工作的部门提交申请表。

（二）开展卫生技术评估

1. 确定评估主题 与循证医学类似，HB-HTA 根据 TICO 原则来界定评估对象和范围，T 指 technology，即所需评估技术的定义、内涵、特征等。I 指 intervention，即具体的干预措施或治疗手段是什么，如将所评估技术引入到医疗服务中后整体医疗服务包的内涵等。C 指 comparison，即将现有的常规医疗技术与所评估医疗技术进行对照。O 指 outcome，即在评估开始前所需确定的一些结局指标，包括但不限于相关临床指标、总体可节省的医疗费用情况、可增加的质量调整寿命年（QALY）、所带来的增量成本 – 效果比（ICER）。

2. 设计评估方案 根据所评估主体确定评估内容、设计评估方案。评估内容包括所评估技术的安全性、有效性、经济性、政治战略及组织影响、证据质量以及对患者重要结果的影响等。评估方案一般包括制定纳入排除标准、构建评价指标体系、确定选用的证据类型及评估方法、人员分工、时间进度安排等方面。

3. 整合证据 系统、全面、透明、无偏倚地收集证据，主要通过文献检索、系统评价、国内外 HTA 报告、随机临床试验 RCT、专家共识或意见、真实世界数据等途径来收集资料、整合证据，在医院层面开展卫生技术评估的优势之一在于医院可以基于自身的真实世界数据来进行决策。

4. 开展评估并撰写报告 基于前期的方案设计、证据收集，开展技术评估工作并撰写医院卫生技术评估报告。报告内容一般包括基本信息、评估背景、评估方法、评估结果、评估结论及建议、参考文献等。

（三）评审决策

由 HB–HTA 工作管理主体，如医院卫生技术评估委员会等对医院卫生技术评估报告进行评审，并在评估报告的基础上对所评估技术提出决策建议，决策意见一般包括 3 种：①推荐，允许准入或使用所评估技术；②附条件推荐，一般指在商定的时间范围内使用所评估技术同时收集临床数据，期限截止后重新对该技术进行评估；③不推荐，即不推荐在院内使用所评估技术。

（四）评估结果转化与监测

由医院决策层面做出最终决策，决定是否采纳医院卫生技术评估委员会的评估建议。对于推荐准入使用的技术需收集使用后的真实世界数据，做好后续的跟踪监测和动态评估，以完善医疗技术的动态准入和退出机制，必要情况下可以制定一定的惩罚性措施来配套医院管理。

二、医院卫生技术评估的发展模式

从全球视角来看，HB–HTA 已有 40 余年的发展，在医院进行的 HB–HTA 活动主要有四种模式：大使模式（ambassador model）、mini-HTA 模式（mini-HTA model）、内部委员会模式（internal committee model）和 HTA 部门模式（HTA unit model），每一种模式都有其优势和局限。也有研究者将其分为另外四种模式：独立小组、基本整合型 HB–HTA 部门、独立的 HB–HTA 部门和专业整合型 HB–HTA 部门。前者的分类更契合“组织架构学”上的划分，侧重于评估职能在组织中的定位和整合程度。后者从“工作流程或方法论”上划分，侧重于评估工作由谁主导、以何种形式开展。以下重点介绍前四种类型，其特点对比详见表 3–1。

（一）大使模式

大使模式是指医疗服务管理权限主要集中在国家，在国家层面如国家卫生技术评估中心进行项目评估时，会有重要临床意见领袖参与其中，该意见领袖既作为临床专家参与评估，同时又承担着向不同地区传达评估结果的责任。由意见领袖在各地对项目评估过程及结果进行宣传和教育，以确保评估结果的有效传递和实施。

（二）Mini-HTA 模式

部分国家或地区在医院采用 mini-HTA 的模式开展卫生技术评估工作。该模式由一名专业人员，通常是发起人（临床医护人员）来执行。通过在医疗卫生机构收集调查问卷或清单后对数据进行整合，从技术、患者、组织和经济四个层面来探讨使用新技术的原因和使用新技术的后果。mini HTA 侧重于快速评估，通过较小规模的团队来进行评估，主要关注医疗技术的关键方面，例如疗效、安全性和经济性。

（三）内部委员会模式

内部委员会模式指选取一些具有 HB-HTA 相关知识背景的行政管理部门人员、临床医务人员、后勤管理人员等医院内部人员等组成评估委员会负责收集所评估技术的相关证据并提供建议，并将评估结果上报给医院管理层面，由医院管理层面做出最终决策。

（四）HTA 部门模式

在这种模式下通常设立专门的机构或部门来负责 HB-HTA 评估工作，并向医院管理层面提供决策建议。当前国际上医院内部的 HB-HTA 组织模式主要有 4 种，分别是独立小组、基本整合型 HB-HTA 部门、独立的 HB-HTA 部门和专业整合型 HB-HTA 部门，具体区别见表 3-1。

表 3-1　四种 HB-HTA 组织模式的对比

模式	负责主体	运作方式	优势	劣势	适用场景
大使模式	具有影响力的个人（如资深临床专家、科室主任）	依靠“大使”个人的热情、信誉和专业知识，非正式地收集证据、游说同事并向管理层提出建议	（1）灵活高效，启动快，无需复杂流程 （2）凭借个人权威，说服力强，易于推动 （3）几乎无额外行政成本	客观性和全面性不足，易受个人观点和部门利益影响，可持续性差	（1）资源有限的中小型医院 （2）作为初期或临时的评估方式

续表

模式	负责主体	运作方式	优势	劣势	适用场景
Mini-HTA模式	只是一种调研/决策工具，可嵌套在其他三种模式中，由相关实施者来操作实施	采用一种简化、快速的HTA评估框架（通常是一份结构化的清单或问卷），来适应医院决策的时效要求	时效性快、灵活性高	评估不充分、缺乏质量控制；简化流程可能遗漏深度分析，不适用于非常复杂或高风险的技术	广泛应用于所有规模的医院，是HB-HTA的核心工具；特别适合需要快速决策的常规技术评估
内部委员会模式	一个多学科委员会（成员来自临床、药学、护理、管理、财务等）	委员会定期召开会议，审议由秘书处（可能挂靠某职能部门）准备的评估材料（常使用mini-HTA），通过集体讨论和投票形成推荐意见	多学科视角，决策权威性高，合法性强；避免部门偏见，考虑更全面（临床、经济、组织）	部分委员会成员可能不具备专业知识；在临床部门层面进行评估可能存在利益冲突，评估结果存在偏倚	希望建立规范化、制度化决策流程的医院；大中型医院，有能力组建和协调多学科团队
HTA部门模式	独立HB-HTA部门	作为一个常设行政机构，系统性地接收评估申请，由专职人员执行全面、深入的评估，并撰写正式报告提交给最高决策层	专业性强，评估质量最高、最规范；独立性强，免受部门利益干扰；可持续性好	建立和运行成本最高，需要长期的人力与资金投入	大型学术医学中心或大型医疗集团；评估需求频繁、复杂，且医院致力于引领循证决策

三、医院卫生技术评估的原则

医院在设立HB-HTA部门或开展HB-HTA工作时遵循实践原则有利于较高水平的医院卫生技术评估。HB-HTA的原则大致可以分为四大维度：评估过程，评估的领导力、战略合作伙伴，评估的资源，以及评估的影响。

（一）评估过程

为保证 HTA 报告的质量和清晰性，在评估之初就需要基于医院环境清楚阐明其目标和范围，同时考虑到医院决策者的信息需求。在方法选择上需选择科学合适的方法工具来完成 HB-HTA 报告，并且保证评估结果具有可复制性，能够适用于其他医院。此外，由于 HB-HTA 评估过程中所涉及的利益相关方较多，需保证整个评估过程独立、透明、无偏倚，如采取利益冲突声明等方法使得偏倚最小化。同时需就 HB-HTA 的结果与利益相关方进行充分讨论，使得利益相关方能够认可 HB-HTA 的证据质量和结果，有利于推动结果的转化和应用。

（二）评估的领导力、战略合作伙伴

医院负责 HB-HTA 工作的人员或部门应与医院保持一致的价值观，符合医院的整体使命和战略，管理制度清晰。其次，负责 HB-HTA 工作的团队应有具有预见性的领导者，能够起到体现部门价值和道德观的示范作用。明确待评估技术的入选标准、甄别需退出的技术、愿意根据经验不断改善评估技术、有能力进行学习创新以适应医院环境变化等都是 HB-HTA 工作能够实施自身战略的基础原则。

（三）评估的资源

在医院开展 HB-HTA 工作应具有充足的信息、人力（包括卫生经济学家、公共卫生专业人员、临床医务人员、管理人员等）、技术和财务资源，以有能力去支持院内 HB-HTA 工作的开展。

（四）评估的影响

可以通过构建绩效评价指标来测量 HB-HTA 工作所带来的短期、中期和长期影响，以评价 HB-HTA 工作的水平和价值。评估报告是否得到医院决策者的考虑和重视是一个重要的短期测量指标，而另一个重要指标是核查 HB-HTA 报告的建议是否被医院决策者所采纳。在完

成HB-HTA评估报告后需对所评估技术进行追踪监测，从财务结果、患者满意度、人力资源满意度、所带来的外部影响（如科研或专业活动等外部成就、指导和培训外部工作者）等多维度来测量HB-HTA工作的短中期影响。而从长期角度来测量HB-HTA工作是否增强了医院有效使用资源的能力、对整体的医疗卫生系统产生了怎样的影响则较难操作。

第三节　医院卫生技术评估的国内外实践和挑战

1982年，法国成立法国技术创新评估和传播委员会（Comitéd' Évaluation et de Diffusion des Innovations Technologiques，CEDIT），率先在欧洲进行HB-HTA的探索，在此之后，北欧、意大利、加拿大等国家和地区相继开展HB-HTA活动。当前多数发达国家和一部分中低收入国家都已进行HB-HTA的探索，积累了一定的实践经验，下面将对国内外医院卫生技术评估实践情况进行介绍。

一、国际实践情况介绍

基于国际视野，现已开展HB-HTA工作的国家多数已建立专门的卫生技术评估机构，评估流程和机制较为清晰，所积累的成熟经验在国家卫生技术决策管理方面发挥了显著作用。下面将选取加拿大、英国、丹麦、新加坡和阿根廷医院开展HB-HTA情况进行介绍。

（一）加拿大

加拿大是当前国际上HB-HTA工作开展最好的国家之一，其HB-HTA成果已经在国际上广泛传播和扩散。加拿大的医疗卫生系统权力较为分散，主要由省和地区提供卫生服务。与之相适应，加拿大十分重视HTA在卫生技术决策中的重要作用。国家HTA机构有加拿大药物和卫生技术局（CADTH），地区HTA机构包括魁北克省国家卓越和社会服务机构、多伦多卫生经济和技术评估（Toronto Health Economics and Technology Assessment，THETA）合作组织等。加拿大的大型医院或医疗联盟中有数量较多的 HB-HTA 项目，如 2001 年麦吉尔大学健康中心（McGill University Health Centre，MUHC）成立的技术评估部门（Technology Assessment Unit，TAU），2007 年儿童医院 [The Hospital for Sick Children（SickKids）]Peter Gilgan 研究中心成立的患病儿童技术评估部门（Technology Assessment at SickKids，TASK）等，其中 TASK 是目前世界上唯一一家专门致力于儿童健康与促进的 HTA 方法学科研单位。HB-HTA 部门多以“委员会”形式开展评估工作，医院管理者、卫生经济学家、医生和患者等都参与了评估过程。HB-HTA 部门资金主要来自医院和国家及省市卫生部门的资助；此外，魁北克省卫生和社会服务法强制要求医院开展 HB-HTA。这些资金和法律上的支持促进了加拿大 HB-HTA 的发展和评估文化的形成，在卫生技术决策管理和预算管理方面发挥了显著的作用。

（二）英国

与加拿大分散的医疗卫生系统权力不同，英国的医疗卫生系统权力集中在国家层面。英国于 1999 年成立的卫生医疗质量标准署（NICE）被认为是利用循证医学制定指南和临床路径，以及利用卫生技术评估结果促进循证决策的典范。NICE 负责对医疗服务和医药产品开展安全性、有效性、经济性等评估并制定指南，为英国国家医疗服务体系（National Health Service，NHS）的重要决策提供证据支持。因此英国的 HB-HTA 工作主要在国家层面就已完成，下放到医院的权力不足。NICE 作为非政府部门的独立公共机构，其主要筹资来源包括政府财政和社会两部分，主要筹资形式是项目委托。

（三）丹麦

丹麦作为较早开展 HB-HTA 的欧洲国家，已经积累了丰富的经验。最初丹麦的医疗卫生系统权力多集中在国家层面，由丹麦国家健康委员会（National Board of Health）负责主管国家卫生技术评估工作，近年来逐渐把权力下放到综合性医院或者区级卫生委员会。奥登赛大学医院（Odense University Hospital，OUH）是丹麦第一家开展 HB-HTA 的医院，其HB-HTA评估部门下设在医院质量和研究部，主要采用mini-HTA的方法从技术、患者、组织和经济四个维度对医疗卫生技术展开评估。就筹资而言，奥登赛大学医院HB-HTA工作的筹资一部分是由医院内部支付给评估人员的薪水；另一部分是来自对远程医疗和卫生信息服务等外部资源的评估，这些评估项目的资金通常来自欧盟委员会（European Commission）和丹麦国家创新技术基金。

（四）新加坡

新加坡是亚洲国家中开展HB-HTA的典型案例。从国家层面来讲，2015年新加坡卫生部成立了卫生技术效能评估中心（Agency for Care Effectiveness，ACE）作为专门的HTA机构，旨在通过HTA支持决策者、临床医生和患者就所有卫生技术的临床效能和成本效益作出更佳决策。从区域层面来讲，新加坡全国共分为三大区域医疗系统（东部、中部和西部三大区域医疗系统）。以2011年11月成立的东部卫生联盟（the Eastern Health Alliance，EHA）为例，其区域医疗体系内的龙头医院和创始成员之一新加坡樟宜综合医院（Changi General Hospital，CGH）在院内成立了卫生服务研究部门（the health services research department，HSR），负责执行CGH的HB-HTA研究，以支持临床服务规划、方案制订，并通过快速评审以评估设备的性能来支持医疗器械监督委员会（the medical device oversight committee，MDOC）关于医疗设备和植入器械的决策；同时，HSR还承担着教育CGH中的利益相关者如何进行和使用HTA的任务。

（五）阿根廷

目前，多数发达国家的HB-HTA经验已较为丰富，但受经济、政治、资源等多方面的影响，多数中低收入国家的HTA发展仍十分不足。阿根廷是南美洲第一个开展HB-HTA的国家，其卫生系统高度分散，卫生部负责指导省市提供卫生服务和相关资金。阿根廷国家HTA机构是由卫生部在2009年创建的国家卫生技术评估和执行协调组（Unidad Coordinadora de Evaluacióny Ejecución de Tecnologías Sanitarias，UCEETS），2012年加入了国家网络阿根廷公共卫生技术评估网络（Red

Argentina Pública de Evaluación de Tecnologías Sanitarias，RedARETS），地区 HTA 机构包括美洲卫生技术评估网（Red De Evaluación De Tecnologías En Salud De las Américas，RedETSA）。阿根廷十分重视 HTA 教育和循证文化的培养。早在 2001 年就在布宜诺斯艾利斯的 Garrahan 医院建立了全国首个 HB-HTA 机构——卫生技术评估委员会，它是一个具有自我预算管理的国家儿科机构，主要目标是促进合理和循证卫生技术的发展。阿根廷的 HB-HTA 部门在支持卫生技术购买决策、开展卫生服务指导研究等方面发挥了重要作用。

二、国内实践情况介绍

国家卫生健康委医疗管理服务指导中心在 2018 年 3 月和 2019 年 3 月相继启动了两批 30 多家三甲医院 HB-HTA 试点项目，随着 HB-HTA 相关理念的传播应用和政策层面的支持推动，不少医院已经开展了 HB-HTA 工作并取得了一定的实践成效，下面选取上海市第六人民医院作为案例进行介绍。

就运营模式而言，上海市第六人民医院成立了医院卫生技术评估委员会，并在委员会下设评审评价小组，由医疗分管院长和医学装备分管院长担任双组长，再由医学装备处负责 Mini HTA 的工作，并在工作完成后将评估结果报告给评审评价小组，评审评价小组负责将报告评估转化成行政决策建议并报到委员会。就评估范围而言，上海市第六人民医院的 HB-HTA 主要应用于新增耗材审议和在用耗材评估方面，新增耗材方面，对于有循证医学证据的医疗器械通过 Mini HTA 报内部委员会审议；对于没有循证医学证据的医疗器械给予三年的年限收集证据来证明该器械是否具有一定的安全性、有效性，并进一步进行经济性的评估。在用耗材方面，主要是在医保发现某器械的成本或者用量发生异常时会对其展开 HB-HTA 评估，并给出管理建议和决策。此外，上海市第六人民医院正在筹建 HB-HTA 研究室和兼职工作网络，招纳临床、医保办、绩效办等各方面人才参与院内 HB-HTA 工作，未来将会把 HB-HTA 的应用范围扩展到耗材、手术技术、药品、新的医疗信息流程等多方面。

三、开展中医药医院卫生技术评估的挑战

我国逐渐成熟的 HB-HTA 理论和方法为开展中医药 HB-HTA 提供了良好的研究和实践基础，中医药 HB-HTA 也面临国家政策支持 HTA 发展、专业人才队伍不断壮大以及疾病谱转变增加对中医药 HTA 需求增加等发展机遇。但是，中医药自身的一些独有特色，导致在医院层面开展中医药卫生技术评估也面临着一些困境。在研究方面，当前基于循证医学视角对中医药进行的研究质量普遍不高，循证中医药学发展面临研究数量多、高质量证据少，论文报告多、过程数据公开少，二次研究多、开展后续原始研究实质性建议少，临床指南多、医疗实践应用少等问题，未能够给中医药 HB-HTA 提供有力的理论基础。

而在实践方面，首先，中医药临床疗效评价指标难以确定。中医临床疗效评价方法存在缺乏客观证据、忽视患者感受、缺乏客观疗效评价证据、共享决策参与度低等问题，中医疗效的有效性和安全性证据的数量远不能支撑临床决策，缺乏具有中医诊疗特色的高质量数据。其次，中药的组成成分和作用机理较为复杂，在临床应用过程中更为注重长期研究和整体优势，导致一般适用于传统西药的药物经济性评价在中药药物经济性评价中难以继续应用。与传统西药相比，中药药物经济学在研究时限、适应证、成本和产出四个方面存在差异，中药药物经济学评价也存在研究时限短期化、临床疗效单一化、成本计算片面化等问题。因此，中医医院作为以促进中医药事业发展为主要任务的医院，在开展 HB-HTA 时同样面临着类似的机遇和挑战。此外，中医药 HB-HTA 人才短缺，当前我国中医药人才还存在总体规模不大、高层次人才不足、基层人才短缺等问题，具有 HTA 知识背景的中医药人才更是凤毛麟角，这也在一定程度上制约了中医医院卫生技术评估的发展。

医院卫生技术评估（HB-HTA）是指基于特定的医院环境开展卫生技术评估活动，帮助医院对各类卫生技术做出科学的管理决策。医院卫生技术评估一般包括评估申请、开展卫生技术评估、评审决策、评估结果转化与监测四大阶段。中药的组成成分和作用机理较为复杂，部分客观质量评估指标难以运用，但中医药在实践过程中积累了大量的真实世界数据，作为基于证据的方法学工具，HB-HTA 在医院临床和管理领域、

技术和经济层面均具有较高的应用价值，整体来看中医医院在医疗服务和科学研究方面对中医药类卫生医疗技术决策有着较高的现实需求，因此在医院层面开展中医药卫生技术评估工作具有必要性。未来需立足于中医药特色，充分发挥真实世界数据研究作用，完善中医药 HB–HTA 实施路径，构建一套中医药特色价值 HB–HTA 评估体系。

（吕兰婷）

第四章

快速卫生技术评估

快速卫生技术评估（rapid health technology assessment，RHTA）作为循证决策支持工具，通过更加简便、快捷的证据综合和评价过程来应对快速决策的证据需求。该评估体系作为传统卫生技术评估（HTA）的适应性改编，已在药品、检查技术、诊断技术、非药品治疗技术和检测技术等领域得到广泛的应用和实践。值得注意的是，RHTA 在中医药领域的本土化应用中，既需遵循其方法学内核，又面临复杂理论体系与技术适配性的双重挑战。本篇在介绍 RHTA 方法的基础上，与传统 HTA 进行对比，并对 RHTA 在中医药领域应用的适应性进行分析，以促进 RHTA 在中医药领域中的应用。

第一节　快速卫生技术评估简介

目前，HTA 已涵盖了循证医学、实效研究、药物经济学研究、医疗决策等多个领域，是连接科学研究和社会决策之间的重要桥梁。HTA 是基于多个学科而建立，以满足对证据的广泛需求。然而，HTA 研究者和决策者的需求截然不同，前者追求使用科学的方法对卫生技术进行全面评估，同时考虑临床和成本效果数据的完整性，这往往需要一年以上的时间；后者则需要快速总结现有证据，为下一步决策提供依据。RHTA 的特性恰好能够灵活地平衡上述二者间的关系。

一、RHTA 的定义与核心特征

RHTA 通过简化或省略研究步骤来加快传统系统评价的进程，以节约资源的方式产生证据。该方法能够即时综合信息并给出反馈，在面对重大突发公共卫生事件时为决策者提供证据支持。此外，世界卫生组织在《医疗器械卫生技术评估》文件中指出，HTA 的方法学路径应根据研究目标、决策时限及资源可及性进行适应性调整，其中 RHTA 可作为 HTA 的特定实施范式。RHTA 是对 HTA 的方法学范式革新，也有研究者将之归为适应性 HTA 的一种形式。目前常见的 RHTA 方法是在已有 HTA 方法的基础上进行调整，省略可能导致研究周期延长的环节以缩短应对紧急政策问题所需的时间。此外，研究团队如果面临资金支持、人员配置等研究能力方面的不足以及检索获得的研究证据有限的情况，则适合开展相对于 HTA 研究过程更为简易的 RHTA。

在 RHTA 研究中，常伴随出现快速综述（rapid review，RR）。大多数情况下，HTA 通过严谨的系统评价来实现，但随着产生综合性证据所需的时间与证据使用者做出决策的时间不一致，出现了简化版的证据综合研究类型，包括 RR 和 RHTA。RR 被认为是 HTA 领域的重要研究方法之一，但并非 HTA 所独有。三者之间的关系见图 4-1。因此，在缺乏 RHTA 相关指南的情况下，可以考虑借用 HTA 与 RR 的方法学指南作为参考。目前，关于 HTA 发布的指南已有 40 余种，可根据卫生技术所评估的对象不同，选择相应的药品、诊断、非药品卫生技术或医疗器械的指南作为参考。在加快综述研究进程方面，RR 已有 Cochrane 快速综述方法学小组（rapid reviews methods group，RRMG）于 *BMJ* 发布《Cochrane 有效性 RR 方法指南的最新建议》作为指导。对于 RHTA 的实施步骤，一般包括以下方面：缩小研究问题的范围、数据库的数量、数据提取和综合、由单个研究者进行筛选以及省略偏倚风险评估和质量评价。这些基本环节在 RHTA 的应用过程中亦有所体现。此外，目前已有研究团队构建 RHTA 报告规范，为提高 RHTA 报告透明性及报告质量提供理论支撑。

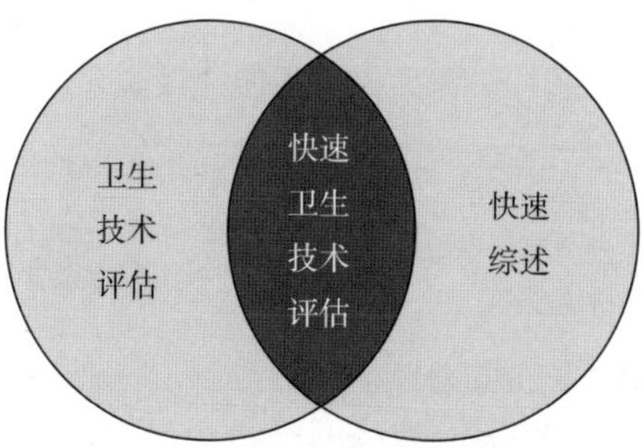

图 4-1　快速卫生技术评估与卫生技术评估和快速综述的关系

二、快速卫生技术评估与传统卫生技术评估的鉴别

尽管RHTA与传统HTA同宗同源，但二者之间仍然存在一定的区别。基于已有研究结果，将二者的特征进行汇总比较（表4–1）。在研究问题方面，研究问题均由证据使用者提出，但RHTA基于“PICOS”原则准确定义研究范围，传统HTA则通常解决更广泛的研究问题。在评估内容方面，均包括有效性、安全性、经济性等方面内容，RHTA可只评价其中部分内容，传统HTA则需进行全面评价。在研究方法方面，RHTA与传统HTA均进行常规检索流程。但前者涉及数据库、语种较少，检索时限较短，资料提取和质量评价方面的工作单人完成。此外，RHTA的应用场景更多是对紧急需求的快速回应，其结果只能一定程度上反映证据现状，而传统HTA所呈现的结果相对完整。在RHTA开展期间，可以通过评价相对于对照组的成本、临床效果及与之相关的不确定程度、成本效果及与此相关的不确定程度以及潜在预算影响，从而得知下一步实施传统HTA的需求。

表4–1　RHTA与传统HTA的比较

特征	RHTA	传统HTA
研究问题	准确定义要检查的技术、结果和研究人群	通常解决更广泛的研究问题
评估内容	评价有效性、安全性、经济性、合法性和伦理中的部分内容	有效性、安全性、经济性、合法性和伦理结果同时呈现
检索数据库	检索1~2个代表性数据库	检索所有相关数据库
检索时限	限制为近3/5/10年内发表的研究	无明确限制
语言	英语	无明确限制
资料提取	多数情况下仅1人提取，另1人抽样核对	提取所有相关信息，双人双提取完成
质量评价	严格，1人提取，另1人抽样核对；除系统评价/Meta分析外缺少标准的质量评价方法	严格，有标准的质量评价方法，双人背靠背完成评价
成本-效果评价	根据干预措施的相对疗效和相对于对照对象的相对成本进行局限性成本-效果评价	基于决策分析方法的规范成本效果评价

续表

特征	RHTA	传统 HTA
资料合成	定性合成；有时定量合成	定性和定量合成
结果建议	高针对性、时效性和可转化性	高针对性和可转化性
研究周期	1 个月左右，一般不超过 2 个月	6 个月至 2 年
优点	研究周期短，为决策者快速提供宏观决策证据，尤其适用于突发卫生事件	研究内容丰富，能够完整展示所研究卫生技术的全貌
缺点	无法获得完整的研究证据，只能反映卫生技术的某些方面，结论具有时效性	研究周期长，难以及时对更新迭代快的卫生技术或突发卫生事件提供证据支持

第二节　快速卫生技术评估的应用现状

RHTA 评估体系本质上是传统 HTA 的方法学创新，已在药品审评、检查技术、诊断技术、非药品治疗技术和检测技术等领域得到广泛实施。本节将结合各领域应用 RHTA 的不同情景，介绍各类卫生技术对该方法的实际应用情况。

一、药品审评

对现有 RHTA 进行系统检索发现，大部分研究以药品作为评估对象。所涉及的疾病领域以肿瘤为主，其次是心血管疾病和内分泌系统疾病。例如，艾多沙班治疗癌症相关静脉血栓栓塞症具有良好的有效性和安全性，国外研究提示经济性较好，但缺乏国内药物经济学研究；阿帕替尼能够为晚期非小细胞肺癌患者带来更多生存获益，但仅限于国内，且未进行相应的经济学研究。目前，中成药 RHTA 已发表的研究包括安宫牛黄丸、保和丸等经典名方，以及血塞通注射液、喜炎平注射液、尿毒清颗粒等新型制剂，亦涉及银杏叶提取物注射液等中药提取物药品。这些研究从有效性、安全性和经济性方面对中成药进行全面评估，RHTA 为这些药品的临床应用提供了及时的证据支持。

二、检查技术

胃肠镜检查实施麻醉管理可有效降低操作风险。北京医院团队基于高成本丙泊酚开展 RHTA，纳入 12 项系统评价及两项药物经济学研究。就临床有效性而言，丙泊酚能够使患者恢复时间 / 出院时间缩短，且麻醉后恢复评分更高，更容易获得较高的患者满意度。在安全性方面，丙泊酚引起心肺不良反应、肌痉挛、恶心和呕吐的风险较低，但可增加注射部位疼痛。经济学评价结果显示，尽管使用丙泊酚的成本较高，但较咪达唑仑镇痛更优且苏醒更快。后续研究证实其与利多卡因、阿片类药物联用可协同增强麻醉效能，且安全性可控。

三、诊断技术

一体化正电子发射体层 / 磁共振成像（positron emission tomography/magnetic resonance，PET/MR）凭借低辐射剂量特性，在肿瘤多维度诊断中展现技术优势，尤其是在获取肿瘤诊断的全面信息方面。然而 PET/MR 作为一种新兴技术，诊断准确性尚未明确，在临床应用的安全性和是否具备成本效果方面也尚未可知。对此，国家卫生健康委员会卫生技术评估重点实验室开展了相应的 RHTA 研究，以期为临床决策提供依据。在安全性方面，该技术可显著降低辐射暴露且患者耐受性良好。在有效性方面，对于原发性前列腺癌、乳腺癌、骨盆妇科肿瘤、头颈部肿瘤和恶性肿瘤肝转移的诊断过程中均展示出较好的诊断性能。但是，PET/MR 作为一种新兴技术，尚不具备成本效果。

四、非药品治疗技术

RHTA 所评估的卫生技术，不仅包括药品，亦可以是手术、放疗或植入装置等非药品治疗技术。以达芬奇手术机器人为例，虽可提升微创手术精度（如前列腺癌辅助手术的围手术期优势），但存在引进成本高、医保支付复杂及国内成本效果存疑等问题。在肿瘤患者中，大多需要进行放射治疗，螺旋断层放疗系统虽临床效果显著，但设备购置与维护成本高昂，需要决策者权衡卫生资源配置。此外，对于B细胞血液恶性肿瘤，特异性靶向嵌合抗原受体T细胞（chimeric antigen receptor T-cell，CAR-T）免疫分子已成为一种新型精准靶向免疫疗法。对已上市的CAR-T疗法进行RHTA，该疗法具有良好的有效性，且不良反应等级较低，但经济性方面仅在发达国家研究结果中认为具有经济学优势，尚缺乏适应我国国情的本土化研究。

五、检测技术

在卫生检测领域，RHTA（替代终点有效性评估）方法同样适用。一个典型例子是糖尿病管理中糖化血红蛋白（HbA1c）的应用。评估糖尿病治疗效果的最终临床终点是并发症（如视网膜病变、心梗）的发生率，但这类终点观察周期长、成本高。因此，HbA1c（反映近期平均血糖水平）被广泛用作替代终点，以加速疗效评价和决策。RHTA分析显示，HbA1c与微血管并发症风险相关性显著，降低HbA1c能有效预测该类风险减少，支持其作为替代终点的有效性。然而，证据存在异质性：某些能强力降低HbA1c的药物并未显示出预期的心血管获益，提示该替代指标对大血管结局的预测能力有限。因此，在糖尿病检测与治疗中，RHTA框架强调需审慎解读HbA1c这一替代指标，其价值需结合更全面的临床证据进行综合评估。

第三节　中医药领域应用快速卫生技术评估的实践和挑战

近年来，随着新技术、新方法的不断引入，中医药研究数量增长迅速。面对种类繁多的中医药研究，如何快速筛选出符合特定需求的中医药卫生技术是当前急需解决的问题。《中共中央　国务院关于促进中医药传承创新发展的意见》提出用3年左右时间完成筛选并发布50个中医优势病种，更是从政府角度对研究时限提出明确要求。因此，向中医药领域引入一种科学、规范的研究方法，在不降低研究质量的前提下提高卫生技术评价效率，已成为大势所趋。由于中医药领域不仅包含药物疗法，还涉及针灸、推拿等多种外治疗法，如何应用 RHTA 进行证据综合需要进行全面考量。

一、中医药领域应用快速卫生技术评估的实践情况

在医疗机构管理实践中，HTA 可作为卫生技术引进决策与机构运营效能评估的重要工具。通过分析 HTA 实施过程中的关键影响因素，有效控制非必要医疗成本，同时通过优化资源配置效率，提升合理应用卫生技术产生的经济效益。作为中医药卫生技术准入与使用的主体，中医医院在卫生技术全流程的管理和决策中对 HTA 有较高需求。当前，中医医院 HTA 面临双重困境：一方面尚未形成标准化的循证决策支持体系与制度保障架构，另一方面评估实践中普遍存在患者参与缺位。在未来的研究和实践过程中，建议构建涵盖卫生经济学、临床医学和中医药学的多学科人才培养机制，为中医药 HTA 的可持续发展提供长期支持。因此，建立中医药 HTA 机制，既是优化中医药疗法医保准入评估体系的关键路径，又是推动中医药卫生政策从经验导向转向循证决策的核心诉求。目前，中医药 HTA 尚处于发展阶段，已有研究者基于已发表的 HTA 方法指南，构建适用于中医药卫生技术特色的实施规范。面对繁杂的中医药卫生技术，RHTA 在中医医院同样有开展需求。未来可以在此基础上进行适应性改编，形成中医药 RHTA 实施规范，进一步提高研究质量。

中医药 RHTA 能够满足政策制定者、企业或非政府组织领导者、专业人士（医生等）和公众对于不同卫生技术之间相互竞争时的快速决策需求。而评估速度快这一特点，恰好符合了重大突发公共卫生事件对证据获得时限的严苛要求。尽管快速是 RHTA 的特点，但其对证据质量的要求是研究过程的重中之重。在研究进行过程中，RHTA 可以通过限制检索数据库、检索时限和语言来减少工作量，文献筛选和数据提取由一人完成，另一人对其进行抽样检查即可。这一过程极大地缩短了研究周期，同时保障了研究质量。研究者比较 RHTA 和传统研究发现，尽管传统 HTA、系统评价和 Meta 分析中所包含的完整信息可能对临床决策至关重要，但对于宏观层面的政策决策，这些数据的重要性会有所降低。

因此，对于中医药领域政策决策者而言，RHTA 可能会是一种合适的证据来源。目前，中医药领域只有中成药开展了 RHTA 相关研究，未来研究可将中药汤剂、针灸、推拿等同样作为卫生技术，开展相应的 RHTA。

随着互联医疗设备、数字健康和精准医疗的出现，卫生技术快速发展。目前，这些技术的成本相对较高，证据质量参差不齐，其临床意义也存在争议。对此，需要严格的 HTA 对新技术进行评估并确定其价值，在技术创新、上市机会、成本控制和证据充分性之间取得平衡。新兴技术往往具有快速或持续迭代的特性，需要使用更短技术周期的 HTA 方法对其进行评价。而 RHTA 恰能够提供一种评价方法，适应于数字健康技术等发展迅速的卫生技术特点。中医药领域在继承传统的经典理论的同时，也积极借助互联网、数字健康等前沿技术不断发展创新。因此，RHTA 势必成为评价这些卫生技术的有力工具，促进中医药卫生技术的推广应用。

二、实施中医药 RHTA 的核心难点与思考

首先，RHTA 研究方法尚未成熟，缺乏相应的报告规范及质量评价工具。当前已发表的 RHTA 研究质量良莠不齐，以地诺孕素治疗子宫内膜异位症的 RHTA 研究为例，2023—2024 年间发表的 3 项研究结论呈现分歧，究其根源为研究团队在证据纳入标准、检索策略设计及检索时间方面存在差异。由此凸显了对 RHTA 报告规范性的急迫需求。系统评价结果显示，RHTA 目前缺乏经多学科共识认证的方法学指南来规范研究实施过程。未来可以参考 HTA 及其他快速评估方法，制定中医药 RHTA 指南，并试点应用于针灸、推拿等非药物技术。考虑到制定指南的研究周期较长，建议先以传统 HTA 流程为框架，针对如何快速完成流程达成专家共识，为指南发布前实施的 RHTA 研究提供参考。

其次，由于 RHTA 主要用于回答具体的问题或需求，因此能够收集的证据有限，只能在特定前提条件下回答研究问题。这使得研究结论的外推受限，如果需要获得适用范围更广的结论，仍需要进行完整的 HTA。例如，在卫生技术的经济性方面，RHTA 缺乏完整的经济模型和预算影响分析，不能充分提供成本效果评价结果。对于政策制定者而言，RHTA

能够在一定程度上辅助决策，但对于需要更加完善证据的临床决策，可能传统的 HTA 更为适用。

RHTA 作为一种新兴的证据快速综合方法，逐渐得到研究者的关注，政府机构及各类学术团体开展了大量实践研究。与此同时，RHTA 也得到了广泛应用，大部分研究以药品作为评估对象，亦包括检查技术、诊断技术和治疗技术等非药物卫生技术。中医药卫生技术在临床实践中往往存在复合使用的现象，针对此类技术进行 RHTA 评估将最大限度发挥卫生技术的应用效果。在中医药领域开展 RHTA 研究，能够满足证据使用者在决策时快速获取证据的需求，应对公共卫生事件的突发情况，从而提高中医药领域在我国医药卫生行业的地位。为促进中医药领域开展高质量的 RHTA，建议相关机构建立相关人才培养机制，制定规范的指南、报告标准或专家共识以促进该领域的长期发展。

（廖　星　李苗苗　李　博）

第五章

适应性卫生技术评估

第一节　适应性卫生技术评估简介

适应性卫生技术评估（adaptive health technology assessment，AHTA）是在特殊情景展开适应特定条件的卫生技术评估，能够在资源有限的情况下快速提供决策支持，尤其适用于中低收入国家或紧急决策等场景，近年来因其灵活性、可操作性强而得到越来越多的国家/地区和机构实践与使用。下面将对适应性卫生技术的基本概念、发展背景、适用情景等方面进行简要介绍。

一、基本概念

适应性卫生技术评估是一种选择、实施最佳卫生技术评估分析的结构性方法，通过调整分析时间、数据来源、技术能力和评估实施者，并尽可能利用源自其他背景的证据信息以生成高效的HTA结果。

二、发展背景

卫生技术评估可为决策者提供科学的卫生技术价值（即收益、风险和成本）信息，旨在从有限的资源配置中实现价值的最大化，促进卫生系统的公平、高效和高质量发展。理想状态下，所有卫生政策决策都应使用HTA流程和方法，提供高质量的证据。目前英、美、德、法、西班牙、加拿大等欧洲、拉丁美洲和亚洲的许多国家/地区已经建立了相对完善的HTA评估体系与机构，形成了HTA实施与报告指南。然而，世界各国的经济发展水平、社会制度、政策程序、医疗服务体系等各不相同，对医疗卫生服务与HTA的需求存在差异，例如一些中低收入国家在引入HTA并将其制度化方面，受到技术条件不足、数据信息缺乏、资源紧张的限制影响，无法实现传统的 HTA。同时，在数以万计现存及新兴的卫生技术中，只有一小部分具备充足的数据信息、系统评价和成本 – 效益分析（CEA），支持开展完整的 HTA，而实施完整 HTA 所需的时间往往难以符合政策制定者作出决策的时间限制要求，HTA 在不断的发展中延伸出了不同类型的评估，AHTA 属于其中的一种类型。

在 AHTA 的概念、术语并未成形的时期，国际卫生技术评估协会（Health Technology Assessment international，HTAi）政策论坛已曾多次讨论适应性方法（adaptive approaches）用于决策。2021 年 Cassandra 等正式提出 AHTA，将其定义为一种适应目标用途并注重考量特定背景下的实用性的卫生技术评估方法，并倡导推广 AHTA 以促进低收入和中等收入国家确定卫生技术优先级。2023 年 Cassandra 等开展 AHTA 方法学的概况性综述进一步明确其定义，即 AHTA 是一种选择、实施最佳 HTA 分析的结构性方法，通过调整分析时间、数据来源、技术能力和评估实施者，并尽可能利用源自其他背景的证据信息来生产高效的 HTA 结果。在方法上，AHTA 可以利用或改编来自已发表的文献或已建立的 HTA 机构提供的国际数据、经济评估、模型或决策，以加快政策决策，同时充分考虑对可迁移性和不确定性的影响。

AHTA 在传统 HTA 方法上进行了适应性调整，因此囊括了多种方法学上的变化及其形成的具体方法，快速卫生技术评估（RHTA）实际上也属于 AHTA 的范畴，RHTA 适应性调整主要集中在时间方面，即因受时间限制影响，在分析时间方面进行适当调整。无论是受时间限制的 RHTA，还是受到数据来源、技术能力和评估实施者等其他因素影响，经过适应性调整的 AHTA 都不同于传统、完整的 HTA。至于“完整的 HTA”，国际卫生技术评估网络（INAHTA）将其定义为采用系统的文献综述评估安全性和有效性，使用经济模型计算成本 – 效益，估计预算影响，严格评价证据质量，以此来评估卫生技术。此外，AHTA 的定义仍在更新考量中，目前 AHTA 的定义范围主要用于国家 / 地区层面，未包括医院卫生技术评估（HB–HTA）。

三、AHTA 的适用情境

尽管 AHTA 在不同环境背景下的使用方式不同，但是影响其开展的因素主要有紧迫性（urgency）、确定性（certainty）和预算影响低（low budget impact）三个方面。在紧迫性方面，AHTA 能够支持政策制定者紧急、高效地做出应对方案，特别是支持突发公共卫生事件、流行性感冒等大规模流行病需要在短时间内开展决策的情况。确定性是指研究问题简单、证据确凿、大概率具有成本 – 效益。AHTA 经常用于评估单一的卫生技术，辅助开展简单的决策问题。同时，具有相对确定和可靠的临床数据及经济成本数据的卫生技术，其应用 AHTA 的可能性更大。最后，对于预算影响较低的卫生技术，即使决策错误，带来的后果也相对较低，因此可使用 AHTA 进行评估。

针对紧迫性强的突发公共卫生事件或确定性高的卫生技术，一些国家会选择先开展 AHTA（以 RHTA 为主），然后由 HTA 从业者判断决定是否需要实施完整的 HTA。例如在爱尔兰，所有药物都经过快速综述，之后对潜在对照成本较高或疗效 / 性价比存疑的药物，需进一步开展完整的 HTA。在南非，完成快速综述后，如果临床有效性、成本、成本 – 效益或其他因素存在严重的不确定性，则需针对其不确定性较高的特征进行额外分析。图 5–1 为应用 AHTA 开展决策的条件流程，当需要紧急决策；研究问题简单明确、卫生技术的临床疗效及成本 – 效益相对确定；预算影响较低的情况下，可以直接应用 AHTA 开展医疗卫生相关决策。如果非这三类情况，则通常需要实施完整的 HTA，之后再进行相关决策。

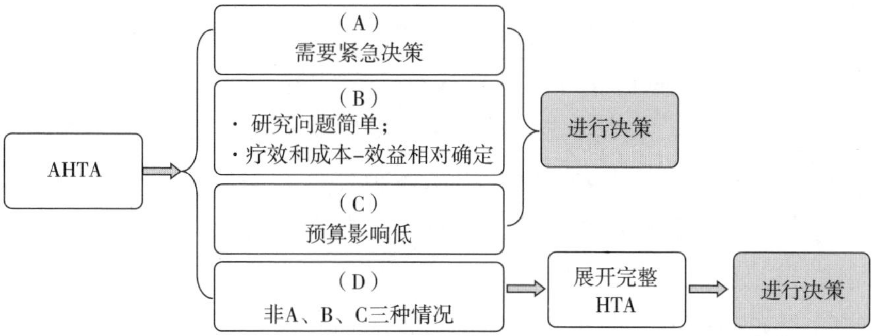

图 5–1　应用 AHTA 进行决策的条件流程

AHTA 没有固定统一的方法，但可以对传统完整 HTA 的组成部分结合实际情况经权衡后进行修改调整，以应对特定需求。AHTA 可能会使中低收入国家受益，这些地区 HTA 机构尚未成熟，且不接受制药公司提交的 HTA 结果。如果所在 HTA 机构有足够的能力评估证据，此时接收制药公司提供的证据材料作为 HTA 流程的一部分是相对可行的。表 5-1 总结了传统 HTA 与针对中低收入国家背景的 AHTA 每个步骤潜在的不同。这些步骤中的每一步都可能涉及一系列需要权衡考量的潜在因素，在应用 AHTA 时应考虑这些权衡因素，以及缺少相关证据时的替代方案。

在时间方面，需要权衡评估覆盖的全面性和完成评估的速度，开展传统完整的 HTA 通常需要较长时间（1~2 年）；AHTA 所需时间相对较短，一般 1~6 个月可以完成。如果要求全面性，则选择传统 HTA，若重视完成速度则可选择 AHTA。在主题选择方面，需要考量评估主题的范围，应用传统 HTA 的主题通常经过既定主题筛选流程标准的遴选，而且一般均是政府优先项目；AHTA 的主题则通常未经正式的筛选，一般达到最低项目标准即可，AHTA 的主题选择更考虑评估项目的易实施性、是否与本地相关。在分析方面，传统 HTA 需要从头开始进行经济性评估分析，对开展分析的技术能力要求较高；AHTA 则可使用价格基准、文献综述、经调整的经济评估或源自外部的经济评估，利用可获得的信息进行分析，其准确性与分析质量相对较低，但对卫生技术和主题的确定性要求较高。在数据来源方面，如果注重评估的全面性，则应选择传统 HTA 并全面获取数据，可通过收集本地研究和原始数据，汇总系统文献综述与荟萃分析数据以保证数据的全面性；AHTA 可以使用实效性数据或者评估实施者知晓来源的数据，对收集数据的全面性无硬性要求。在评估方面，应明确目标是达到最优决策还是次优决策，并考量实施条件（即 HTA 系统和卫生系统水平）。传统 HTA 评估应由多利益相关方成立评估小组，以商定的原则为指导，评估证据并提出政策建议；AHTA 无评估，或无开展适应现实条件修改调整后的评估流程。在实施层面，需要考虑资源配置问题，以及是否能实现 HTA 机构评估流程及内容的制度化。无论是传统 HTA 还是 AHTA，在实施层面均可受到医疗政策变化的影响。两者的对比分析详见表 5-1。

表 5-1　传统 HTA 与 AHTA 的方法对比与权衡因素考量

步骤流程	传统 HTA	AHTA	权衡因素
时间	时间相对较长；通常1~2 年	时间相对较短；通常1~6 个月	· 评估的全面性 · 完成评估的速度
主题选择	具有既定的主题筛选流程标准并符合政府优先项目	无筛选流程 / 适当的筛选流程 / 最低项目标准	· 识别易实施性 · 本地相关 · 主题范围
分析	从头开展经济性评估（如成本 - 效益分析）	可使用价格基准 / 文献综述 / 经调整的经济评估 / 源自外部的经济评估	· 准确性 · 质量 · 确定性 / 不确定性 · 开展分析的技术能力 · 利用可获得的数据
数据来源	根据需要进行本地研究 + 原始数据收集和系统文献综述 / 荟萃分析数据	实效性数据 / 评估实施者知晓来源的数据	· 评估的全面性
评估	多利益相关方小组以商定原则为指导，评估证据并提出政策建议	无评估或修改后的评估流程	· 最（次）优决策 · HTA 系统和卫生系统水平
实施应用	政策变化可能涵盖医疗卫生保障、基本药物清单（包括适应证）、价格谈判、报销范围、临床指南和质量标准		· 最（次）资源配置 · HTA 机构制度化

第二节　适应性卫生技术评估实施方法类型

Cassandra 等确定了 5 种 AHTA 实施方法类型：事实 HTA（de facto HTA）、快速综述（rapid reviews，RR）、快速成本 – 效益分析（rapid CEA）、制造商快速提交（rapid manufacturer submissions）和迁移（transfers）。不同 AHTA 实施方法特征差异如图 5–2 所示，具体特征需以实际应用情况为准。

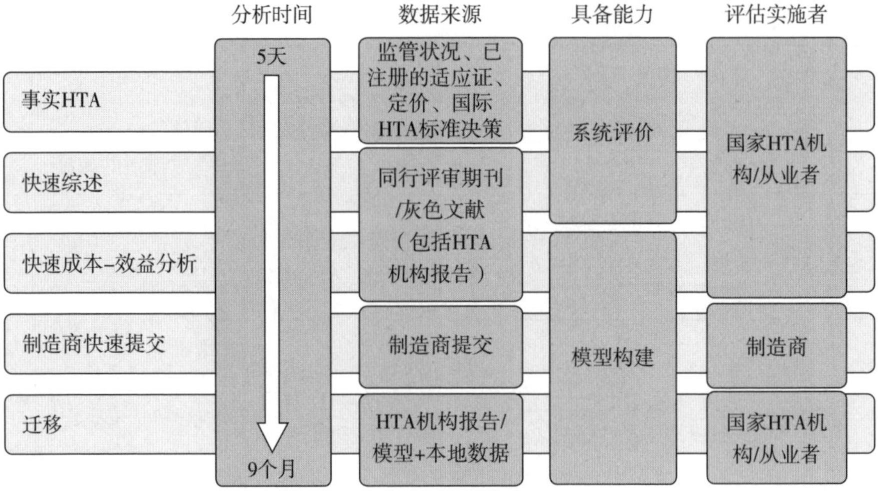

图 5-2　AHTA 实施方法特征

一、事实 HTA

事实 HTA 综合评估当地和国际监管状况、已注册的适应证、药品价格以及其他 HTA 机构的临床有效性、成本和成本 - 效益数据，这些评估项目目前主要集中在药物层面，用作快速筛选药品制造商，以及明确药品报销定价与目录遴选。罗马尼亚开展了事实 HTA，检测了药物报销目录的遴选过程和内容，借鉴英国国家卫生与临床优化研究所（NICE）的评估方法，间接评估了经济价值。对于在英国被评估具有成本 - 效益的药品，根据罗马尼亚人均国内生产总值（gross domestic product，GDP）与英国人均 GDP 的比率调整价格。事实 HTA 可为药物遴选和定价提供指导，在建立健全本地 HTA 流程之前，这种方法可以支持对现有价格和定价机制开展进一步分析，比外部参考定价、任意降价或任意剔除报销目录更为可取，并且可能支持未来基于证据的 HTA 开展决策。

保加利亚、匈牙利、塞尔维亚和斯洛伐克测试了一种类似的方法——平衡评估系统（balanced assessment systems，BAS），该方法于 2014 年被提出，是一种考虑资源、适合目标用途的 HTA 形式，适用于缺乏密集型 HTA 模型所需资源和技术能力的国家 / 地区。虽然 BAS 最初是从支付者角度为中等收入国家提出的，但由于 BAS 能够为决策提供重点信息（即具体适用性），在 HTA、定价和决策之间建立直接联系，并且不同于以预算为中心的决策，BAS 明确倡导 HTA 过程中增加的临床获益，因此也受到了非政府利益相关者的关注，如高收入国家的患者权益团体和制药行业协会。这些方法尚未被 HTA 机构制度化，但实际上被应用接受，因此也将其归为事实 HTA 范畴。事实 HTA 便于开展实施，但也存在所借鉴的外部评估方法是否适配评估地区情况（即可迁移性）的问题。

二、快速综述

RR 一般是指系统评价（SR）的快速化方法，可以综合评估来自其他应用背景下的卫生技术评估结果。RR 与 SR 和传统 HTA 的比较见表 5-2。RR 在时间有限的情况下，不能严格完成 SR 的所有流程，需要研究者与证据使用者（决策者）明确研究主题及其提取信息的优先程度，通过限制研究问题、缩小研究范围、简化检索策略、减少检索数据库数量、使用单个研究人员等进行筛选、提取以及省略评价偏倚和质量分析等方式快速完成证据综合。然而，在实际应用中，RR 应用效果差异很大，虽然大多要求在 1 ~2 个月完成，但实际完成时间从 1 个月到 12 个月不等，方法之间也存在显著异质性。2019 年，Pandor 等形成了国际 RR 专家共识，制定了 RR 选择的决策工具 [selecting approaches for rapid reviews (STARR) decision tool]，包含 20 个项目，促进 RR 研究和实施应用更加规范。

表 5-2　RR 与 SR 和传统 HTA 的比较

条目	RR	SR	传统 HTA
评估内容	临床有效性、安全性、经济性、可转化性、政策建议；侧重紧急决策/政策建议	临床有效性、安全性；侧重证据综合	技术特性、临床有效性、安全性、经济性、伦理和社会适应性；侧重卫生技术价值维度评估
证据检索	规范且适当缩窄的检索策略，检索数据库有限，可纳入灰色文献	完整严格的检索策略及流程；检索所有相关数据库	完整严格的检索策略及流程；检索所有相关数据库

续表

条目	RR	SR	传统 HTA
资料提取	通常由 1 人进行，完成优先提取的信息	至少由 2 名研究者完整提取所有相关信息	至少由 2 名研究者完整提取所有相关信息
完成时间	较短，大多要求在 1~2 月内完成	较长，一般 6 个月 ~2 年	较长，一般 1~2 年

RR 可为多种决策角度提供临床有效性、安全性、经济性、可转化性、政策建议等信息，如为医疗保健决策者提供有关医疗卫生技术的证据，为纳入国家处方集、基本药物目录和标准治疗指南提供信息，通过对 RR 的审查评估，可判断是否还需开展完整的 HTA。由于 RR 的及时性强且成本相对较低，已有诸如加拿大、英国、新加坡等国家 / 地区采用 RR 开展 AHTA（尤其是 RHTA）。

三、制造商快速提交

制造商快速提交需要由制造商发起 HTA 分析，然后对其进行严格评估。这通常需要制造商提交有关临床有效性、成本 – 效益（通常包括模型）和预期的预算影响信息。制造商快速提交的 HTA 用于决定是否申请新药报销准入，或确定是否需要开展完整的 HTA。事实上，完整的 HTA 流程也使用制造商提交的证据信息。然而，制造商快速提交是一种由机构使用 AHTA 方法的特殊形式，主要依赖制造商提供的证据。只有当卫生技术满足特定标准，如确定性和低预期预算影响时，才会选择考虑这种形式。丹麦、爱尔兰、苏格兰等国家 / 地区采用了制造商快速提交的方式。

四、快速成本 – 效益分析

快速成本 – 效益分析使用适当来源的数据或快速收集的本地数据，以构建基本经济模型。与 RR 相比，快速成本 – 效益分析需要从头构建一个模型，与制造商快速提交相比，建模是在研究机构内部完成的。快

速成本 – 效益分析可用于为基本药物目录纳入提供信息，新西兰和南非运用了快速成本 – 效益分析方法。

五、迁移

迁移是指通过结构化流程或清单的指导将证据、HTA 结果从一个国家 / 地区转移或化用到另一个区域。目前已存在用于评估、支持 HTA 证据地域迁移的工具，这些工具也大多确定了一份可迁移性因素清单，梳理了评估迁移性潜力的关键因素。影响迁移性的关键因素主要与研究质量、方法学透明度、研究方法和结果报告水平以及该卫生技术对目标国家 / 地区的适用性等有关。对影响因素进行加权、赋分，然后使用可迁移性相对较高的全球数据（例如，相对有效性和效应值）以及可转移性低参数（如基线疾病风险、单位成本和资源使用）的本地数据，组合运用于本地的 HTA 分析。迁移外部方法 / 数据可用于为报销决策以及价格谈判提供信息。

在南非地区，研究者使用 Mullins 检查表对源自英国的模型进行了适应性调整，以评估多西紫杉醇和紫杉醇辅助治疗早期乳腺癌的成本 – 效益。印度地区开展使用依米珠单抗作为预防 A 型血友病的抑制剂的成本 – 效益分析时，由于缺少当地数据，实施了 AHTA 评估，并迁移运用了外部数据。该研究在确定主题优先级后，开展了快速证据综合，并收集有关依米珠单抗临床效果和成本 – 效益的证据，包括 HTA 机构报告、已发表的系统评价和成本 – 效益分析以及新发表的临床研究。在成本 – 效益综合阶段，由于收集到的有关成本、健康效益和增量成本效益比（ICER）的信息数据来自不同的外部环境，因此进行了调整，以提高这些外部数据对印度环境的可迁移性与适用性。该研究采用了三种调整方法，以“简单调整”为例，将研究报告的外部 ICER 数据乘以印度依米珠单抗价格与原始研究国家的价格之比，推导得出印度地区使用依米珠单抗预防 A 型血友病的 ICER。此外，印度还开展了使用 AHTA 评估帕博利珠单抗和帕博昔布在当地的潜在成本效益，同样也迁移外部数据进行调整分析，借此弥补当地数据的缺失，并以此估计治疗成本与成本 – 效益分析。

第三节 适应性卫生技术评估的优势和局限

相比完整的 HTA，AHTA 可以更快速地完成，从而提供及时的决策信息。中低收入国家 / 地区可能因缺乏多学科交叉人才、专业技能、资源、时间等开展传统 HTA，AHTA 则可快速提供相关证据并减轻分析负担，且合理迁移已成熟的外部数据 / 方法以减少不同背景下的重复研究，从而提高评估效率，减少研究浪费。制造商快速提交会鼓励制造商降低药品价格，提高成本 – 效益确定性，以避免开展完整的 HTA 而拖延药物准入与上市。新兴卫生技术水平扫描系统能够识别卫生技术领域的重大创新技术，促进适宜新兴技术的临床运用，而 AHTA 可以为缺乏大量证据支撑的新兴卫生技术提供评估。此外，AHTA 能够激发对完整 HTA 的需求，发现待解决的关键问题与待补充的研究数据，对未来 HTA 开展提供方向性指导。

AHTA 也存在诸多局限。首先，其核心挑战在于数据和信息向特定应用情境的可迁移性较差。在迁移外部数据或方法的过程中，常会引入显著的不确定性。现有证据多来源于高收入或中等收入国家，这些国家的卫生体系结构、医疗成本、人群特征、疾病负担、价值观念及临床实践规范等，往往与目标国家存在较大差异。若在评估过程中未能系统评估并报告这些外部证据的可迁移性，直接借用国际结论支撑本地决策则可能造成偏倚甚至导致次优结果。其次，AHTA 在实施过程中方法学差异较大，目前仍缺乏统一、标准化的操作指南。许多研究在方法学报告方面不够充分或透明度不足，未能清晰说明对其原有评估框架进行了哪些适应性调整，限制了结果的可靠性与可比性。最后，尽管 AHTA 能够提供贴合语境且较为细致的局部证据，但它并不能完全取代传统的 HTA 方法。值得注意的是，即便是更具结构性的 RHTA（快速卫生技术评估），在实际操作中仍需要评估人员具备相当程度的专业知识和经验，因此对方法的学习与培训投入仍不可忽视。

第四节 适应性卫生技术评估在中医药领域的应用建议

中医药发展历史悠久、积累了独具特色且丰富的理论与临床实践经验，在我国医疗卫生体系中占据重要地位。在中医药领域开展HTA，有助于多维度客观评价中医药卫生技术，推动中医药技术科学化发展。本书作者团队在2020年提出应用HTA开展中成药临床综合评价，以增强决策透明度、提高决策水平，从而助力于药物遴选与合理使用。然而，即使学界对中医药HTA呼声很高，并构建了《中医药卫生技术评估实施规范》，但整体来看当前中医药HTA发展仍相对缓慢，分析其原因主要在于中医药领域评估指标难以选择、证据质量相对薄弱以及开展HTA相关技术能力的限制。基于以上条件限制，在中医药领域推广AHTA是当前中医药HTA发展过渡时期较为可行的方案。

事实上，中医药领域已经开展了不少的AHTA，主要是以RHTA的形式。例如，有开展单一中成药的RHTA，包括针对血塞通注射液治疗中风、舒肝解郁胶囊治疗抑郁症、金水宝胶囊治疗肾脏疾病等；还有同类药物的RHTA，包括3种口服中成药治疗儿童抽动障碍、4种口服中成药治疗便秘等。不过目前中医药药械制造商快速提交的AHTA尚待发展，建议中医药企业以及中医医院主动发起HTA分析，筹备相关证据信息，从而支持药物应用决策、推动中医药适宜技术治理、促进新药报销准入。此外，应用快速成本－效益分析、合理迁移外部方法/数据并搭载智能化效益评估可以加速中医药HTA的发展进程，通过实施中医药AHTA可以激发对未来高质量HTA的需求，并发现需要解决的关键差距，从而带动中医药科学决策发展。需要注意的是，AHTA的灵活性较高，应重视方法学与实施过程的充分报告。

适应性卫生技术评估（AHTA）为全球卫生技术评估领域带来了新的方法。在资源有限、时间紧迫的现实条件下，AHTA通过灵活调整评估流程和方法，能够快速为政策制定者提供决策支持，尤其在中低收入国家/地区和紧急公共卫生事件中展现出巨大的应用价值。AHTA的多种方法类型为不同需求提供了多样化的解决方案，这些方法在不同国家和地区的成功实践也证明了其可行性。AHTA在中医药领域也具有良好的应用前景，能够促进中医药 HTA 发展。未来，AHTA 的发展需要在方法学的标准化和透明性上不断改进，同时通过实践积累经验，推动 HTA 体系的不断完善。建议相关机构以及政策制定者、研究人员等重视 AHTA 方法的开发和实施，加速中医药技术纳入医保目录的效率与规范化进程，推动中医药优势特色治疗技术发展，促进中医药循证决策与国际接轨。

（廖　星　王文雅）

第六章

EVIDEM 框架在卫生决策中的应用及实例

第一节 EVIDEM 框架概况

卫生决策是一个复杂的过程，不仅依赖于不同类型的证据和价值判断，还需要考虑利益相关方及资源可及性、健康公平性等多因素。本章主要介绍证据与价值对决策的影响（evidence and value impact on decision making，EVIDEM）框架的基本概念、内容与原则。

EVIDEM 是一种反思性的多准则决策方法，将标准化卫生技术评估（HTA）报告与多准则决策分析（multi-criteria decision analysis，MCDA）模型相结合，把各方利益相关者联系起来，通过系统评估和传播决策所依据的证据和价值观，提供更加科学、规范的方法学工具，促进透明高效的医疗决策，从而为医疗卫生服务。

一、EVIDEM 组织的建立

EVIDEM 框架由 EVIDEM 协作组开发，以患者、群体、可持续性为总体目标构建，即在患者层面上考虑“迫切需要帮助”，在群体层面上确保“健康更差的人优先，大多数人拥有最大获益”，以及在可持续性层面上保持“卫生系统的可持续性”，并且还需要结合实践智慧做出适应环境的决策。由国外研究者组成的 EVIDEM 协作组于 2008 年发表了第 1 版 EVIDEM 框架，该协作组制定了由 EVIDEM 小组、原始证据、证据合成、证据质量、内部价值、外部价值、决策 7 个模块组成的概念框架。将可量化的部分（干预的内部价值和证据质量）整合成矩阵，其中价值矩阵包括 4 个维度和 15 个准则，质量矩阵包括 3 种质量标准和 12 种证据。随后又开展了一项概念验证性研究，应用 EVIDEM 框架对 10 种药物进行评价。2010 年，为了进一步探索决策时的定性因素，EVIDEM 发起人以生长激素治疗特纳综合征的评估为例进行测试，制定了情境化准则，补充了决策框架。在其后的几年中，通过实地测试、拓展应用，EVIDEM 协作组不断对初始框架进行补充、修改和完善，并最终在 2018 年发表了第 10 版的 EVIDEM 框架。至此，由活跃成员组成的 EVIDEM 协作组，转变为一个开放的国际交流社区。EVIDEM 框架也从一个由 4 个维度和 15 个准则的定量评估框架，发展成一个由 7 个维度和 20 个准则组成的定量、定性相结合的综合评估框架。同时，发布了 4 本手册，便于具体操作与实施，分别为概念和定义、调试和预试验、证据矩阵、数据分析和可视化。

二、EVIDEM 框架的准则

EVIDEM 框架的准则是将三重目标（患者、群体、可持续性）和情境化因素相结合提出的一套准则。该准则满足了 MCDA 完整性、非冗余性、相互独立性、可操作性的 4 项原则，在不断调整和完善后，形成了由 2 个层面，7 个维度和 20 个准则的框架体系，见表 6–1。

表 6–1　EVIDEM 框架评估内容

层面	维度	准则	子准则
通用准则	干预的必要性	疾病严重程度	疾病对预期寿命、发病率、患者生活质量、看护者生活质量的影响
		目标人群	患病率、发病率
		未满足的需求	有效性、安全性、患者报告结局、患者需求未满足
	干预的相对效果	相对有效性	健康收益的大小、实现预期健康收益的目标人群百分比、健康增益的开始和持续时间、治疗领域特定疗效测量
		相对安全性 / 耐受性	不良事件、严重不良事件、致命不良事件、短期安全性、长期安全性、耐受性
		相对患者感知的健康 / 患者报告结局	健康相关生活质量的改善、对自主性、尊严的影响、方便 / 易用 / 管理模式和模式

续表

层面	维度	准则	子准则
通用准则	干预获益的类型	预防获益的类型	—
		治疗获益的类型	—
	干预的经济性	相对成本——干预的成本	干预的净成本、采购成本、实施 / 维护成本
		相对成本——其他医疗成本	对基本医疗支出、医院护理支出、长期护理支出的影响
		相对成本——非医疗成本	对生产力、患者的经济影响、看护者的经济影响、更广泛的社会护理系统的成本
	对干预的认识	证据质量	真实性、相关性、报告的完整性、证据类型
		专家共识 / 临床实践指南	—
情境化准则	规范的情境化准则	卫生系统的任务和范围	—
		人群的优先性和可及性	当前卫生系统的优先重点事项、特殊人群、偏远地区、罕见疾病、特定的治疗领域
		共同目标和特定利益	利益相关者的压力、利益相关者的障碍、利益冲突
		环境影响	生产对环境的影响、使用对环境的影响、实施对环境的影响
	可行性情境化准则	卫生系统能力和干预措施的合理使用	组织、技能、立法、监测要求、使用不当的风险、吸收的制度限制、覆盖整个目标区域 / 人群的能力
		政治、历史和文化背景	政治的优先事项和背景、文化可接受性、优先级、对创新和研究的影响、对医药卫生利益相关者之间的伙伴关系和协作的影响
		机会成本与负担能力	患者的机会成本、人群的机会成本、负担能力

准则分为规范化的通用准则和情境化准则 2 个层面。规范化的通用准则，即EVIDEM核心模型，为定量评价，由5个维度和13个准则组成。情境化准则，即情境化工具，为定性评价，有助于 EVIDEM 框架更好地适应不同情境下的决策问题，由 2 个维度和 7 个准则组成。

第 1 个维度是评价干预的必要性，其包括 3 个准则：①疾病严重程度，定义为在死亡率、发病率、残疾、功能、对生活质量的影响、临床病程（即急性期、临床分期）等方面，接受该干预的患者的健康状况的严重程度；②目标人群，定义为在特定时间特定人群中受该疾病影响的人数，可表示发病率或患病率；③未满足的需求，定义为比较干预措施在预防、治疗或改善目标条件的能力方面的不足，还包括安全性、患者报告结局和方便性的缺陷。

第 2 个维度是评价干预的相对效果，包括 3 个准则：①相对有效性，定义为拟评价的干预措施对症状、体征及病程的预防、改善作用，超过可选择的其他干预措施；②相对安全性 / 耐受性，即与其他可选择的干预措施相比，拟评价的干预措施能够减少干预产生的危害；③相对患者感知健康 / 患者报告结局，即干预措施在这两方面（如生活质量）优于对照，同时还提高了便捷性。

第 3 个维度是评价干预获益的类型，包括 2 个准则：①预防获益的类型，即干预措施可以提供预防获益或降低风险（如根除、减少疾病传播、减少风险因素的流行）；②治疗获益的类型，即干预措施可以提供治疗获益（如缓解症状、延长生命、治愈）。

第 4 个维度是评价干预的经济性，即待评价的干预措施在下列 3 种成本费用中与可选择的其他干预措施相比，产生的费用之间的差额，共包括 3 个准则：①相对成本——干预的成本，即比较干预措施的净成本，包括采购成本、实施 / 维护成本等；②相对成本——其他医疗成本，即干预措施对住院、专家会诊、不良事件费用、长期护理费等其他医疗成本的影响；③相对成本——非医疗成本，即在社会服务、生产力损失等非医疗成本方面产生的影响。

第 5 个维度是评价对干预的认识，包括 2 个准则：①证据质量，即经过严格的质量评价，考虑现有证据的相关性、真实性及不确定性。另外，证据报告的完整性是评估一致性和真实性的先决条件；②专家共识 /

临床实践指南，即评价干预措施在专家共识或临床实践指南中的推荐情况。

第 6 个维度是评价规范的情境化准则，包括 4 个准则：①卫生系统的任务和范围，医疗卫生的目标是维持健康，卫生计划 / 系统的任务和范围源于这一目标，干预措施需要与其保持一致；②人群的优先性和可及性，使干预措施与当前卫生系统的优先事项相一致，特定患者群体的优先事项由社会 / 决策者确定，并反映他们的道德价值观；③共同目标和特定利益，来自利益相关者或个人的压力或障碍通常是医疗干预的背景内容，认识压力和利益，以及他们如何影响决策，有助于确保决策与共同目标的一致性；④环境影响，即干预措施的生产、使用或实施对环境的危害程度。

第 7 个维度是评价可行性情境化准则，包括 3 个准则：①卫生系统能力和干预措施的合理使用，即当前卫生系统在基础设施、运行结构、监管方面的能力，以实施干预措施并确保其合理使用；②政治、历史和文化背景，即这三方面可能会影响干预措施在特定政治局势和总体优先事项，以及习惯、传统方面的价值；③机会成本与负担能力。机会成本是如果实施干预措施而损失的潜在利益或付出的代价。需要考虑机会成本及卫生系统是否能够负担得起所实施的干预。

三、EVIDEM 框架的实施步骤

为了指导如何应用 EVIDEM 框架，EVIDEM 协作组给出了具体的操作步骤，包括选择和构建准则、赋权、整合和评价证据、价值的定量与定性评估、综合价值估计，以及基于价值估计的排序。

（一）选择和构建准则

选择准则是为了支持卫生系统共同目标的决策。研究者可根据实际情况，通过删除或修改相应的准则或子准则来调整该框架。子准则也可以进一步分解和整合，以反映该治疗领域或干预类型的特异性。对于情境化准则，如果准则或子准则在该干预措施的评价中可以被明确赋值，在研究者确定了所需评价的准则后，可保留在情境化工具中进行定性分析，或添加到 EVIDEM 核心模型中进行定量分析。

（二）赋权

权重是指某一准则在整体评价中的相对重要程度。利益相关者对各个准则的重要性有不同的偏好。在这一步骤中，每位利益相关者需要根据自己的立场和视角，权衡各个准则的相对重要性，为其赋予相应的权重。EVIDEM 框架给出了 2 种赋权的方法，一种采取了 5 分非层级结构法，即权重为 1~5 分（5 分表示最重要的准则，1 分表示最不重要的准则）；另一种为 100 分层级结构法，所有维度的总分为 100 分，每个维度下所有准则的总分也是 100 分。根据相对重要性将分值分配给利益相关者认为的应附加到的特定维度 / 准则。

（三）整合和评价证据

参照EVIDEM框架证据矩阵手册，对所选准则的现有证据进行收集、整合、分析和评价。以清晰的框架为每个准则提供可用的最佳和最相关的证据，并确保避免不相关或有偏倚的数据的影响。首先，进行文献检索，全面收集与各个评价准则相关的证据。数据来源包括文献数据库，试验注册库，HTA 数据库及目标疾病相关的网站。以简洁、透明的格式，分析、提取和综合相关证据。整合后的证据应由专业人员审核，并由临床和经济学领域的专家进行验证。然后，对证据质量进行评估，并提供批判性的概述和质量等级评分。最终形成 1 份 HTA 报告，提供干预措施的证据概要。

（四）卫生技术价值的定量与定性评估

对于规范化的通用准则，根据现有的证据及EVIDEM框架评分依据，对每项准则进行评分。评分分为 2 种，对于比较性的准则，如相对有效性、相对安全性、相对成本后果等，采用 0 分至 5 分的评分标准。对于非比较性的准则，如疾病严重程度、目标人群、证据质量等，采用 –5 分至 5 分的评分标准，–5 分代表该干预措施劣于对照，5 分代表该干预措施优于对照。干预措施的评估还要考虑情境化准则。基于现有证据和决策者的见解，评价每项准则在相应决策情境下对该干预措施的影响，包括否定、肯定及中立，并且对其进行叙述性的评论。

（五）卫生技术的综合价值估计

采用 MCDA 线性模型获取每个评估者对干预措施的综合价值评估。MCDA 价值估计（V）是基于线性可加模型，计算定量 EVIDEM 核心模型所有准则（n）的价值贡献（V_x）的总和，或是归一化权重（W_x）和标准化得分（S_x）的总和。对于定量准则，以可视化的形式展示每个准则对干预措施的价值贡献。对于定性准则，以可视化的形式展示每个准则否定、肯定或中立的百分比。

（六）基于价值估计的卫生技术排序

采用 MCDA 价值估计对干预措施进行排序。基于定量方法的排序可能受到情境化的定性因素和机会成本的影响。价值评分的边界为 0 分至 1 分。最小价值（0 分）代表拟评价的干预措施与现有方法相比，可用于缓解疾病的轻微症状，这些治疗方案的数据质量较低，数据表明疗效有限，存在严重的安全性和患者报告结局问题，带来额外的经济支出。最大价值（1 分）代表拟评价的干预措施与现有方法相比，可用于预防和治疗严重的、亟待解决的疾病，可以极大地提高有效性、安全性和患者报告结局，带来肯定的经济后果。一项干预措施的应用背景会影响其价值，包括规范的情境化准则（如任务和范围、优先性等），可行性情境化准则（如能力、政治 / 历史背景等）。最后，还需要考虑机会成本，并在确定干预措施的整体价值及其“朝向目标”的价值的指导下做出决策。

第二节　EVIDEM 框架的应用现状

自 EVIDEM 框架出现以来，在以加拿大、西班牙为主的 20 多个国家或地区均有应用。EVIDEM 框架适用于医疗干预措施及各个层面的决策问题。研究显示，其适用于疾病的诊断、治疗、管理等方面，应用范围包括医疗保险报销、临床实践决策、药品遴选、监管决策等方面。

一、医疗保险报销

EVIDEM框架在医疗保险决策中已开展了广泛的研究。有研究者从加拿大公共支付的角度对医保报销决策进行现场测试，以某药治疗慢性非癌性疼痛为例，检验其随时间变化的稳定性。国外还有研究者为了探索EVIDEM框架的应用范围，针对宫颈癌筛查试验开展了一项现场测试，用以支持南非私人健康计划保险报销决策。在德国，有研究者以某器械的评估为例，探讨德国利益相关者在医保报销决策过程中的观点和偏好。MCDA在这一过程中可以向所有参与的利益相关者展示其特定技术的价值。在意大利的伦巴第地区，地方卫生局使用EVIDEM框架来辅助卫生技术（包括诊断技术、医疗器械、药品等）的报销决策。另有研究者基于上述在德国开展的案例研究，获取了不同利益相关者对某药治疗利妥昔单抗难治性惰性非霍奇金淋巴瘤的准则和疗效的偏好和观点。研究为意大利药品管理局等机构的决策者提供了有用的证据，体现了不同利益相关者的价值和观点，为国家层面的药品报销决策提供信息。国内学者将EVIDEM框架引入我国，并进行了探索性研究，将证据与价值观整合，构建新技术的医保报销循证决策框架，为提升决策的科学性和透明度提供了可供借鉴的决策准则。

二、临床实践决策

临床实践决策也是EVIDEM框架应用较广的一个领域，由于疾病临床表现复杂多变，诊治方法多样，还有患者自身的心理变化等，临床医生面临复杂的决策过程。另有国外研究者应用EVIDEM框架，将某药与当前的替代方案进行比较，发现其在A型血友病治疗中具有更高的治疗价值，证明该方法用于比较血友病药物的价值是可行的。在美国1项以胃肠胰神经内分泌肿瘤为案例，开发患者－医生共享医疗决策框架的研究中，MCDA为医生和患者提供了共享的临床决策多准则框架，在探索无法切除、无症状、无功能、良好或中等分化的胃肠胰神经内分泌肿瘤的临床决策时，他们可以表达各自的观点。这项研究为临床提供了决策工具，根据医生和患者的价值观、偏好、判断和见解，共同做出循证决策。随后，有研究者为探索该方法在各国的适用性，将患者 – 医生共享医疗决策框架在西班牙再次进行验证，探索西班牙患者和医生对于同一疾病临床决策过程中的偏好与价值。该研究团队在法国、意大利和西班牙，应用 EVIDEM 框架对某药治疗碘难治性分化型甲状腺癌的整体价值进行评价，结果表明尽管受限于药物毒性和成本，某药治疗价值的总体评估是肯定的。MCDA 的结构化和阐释能力使其能够收集特定国家和特定比较组的数据，加强利益相关者之间的沟通，有助于确定必要的权衡，以充分支持临床决策。国内学者也将 EVIDEM 框架用于药品的临床决策，有研究者提出将 EVIDEM 框架作为我国儿童用药临床综合评价体系的方法学框架，并以哮喘控制类用药综合评价为例，初步验证了该框架的可行性，有助于确定最佳临床决策。

三、医疗机构药品遴选

根据现有文献，目前应用 EVIDEM 框架进行医疗机构的药品遴选主要集中在我国。《医疗机构药事管理规定》明确，医疗机构应当成立药事管理与药物治疗学委员会（组），制定本机构药品处方集和基本用药供应目录，建立药品遴选制度，审核本机构临床科室申请的新购入药品、调整药品品种或者供应企业和申报医院制剂等事宜。医疗机构的药品遴选与采购面临着越来越大的挑战。有研究者基于 EVIDEM 理念，构建医疗机构药品遴选多准则循证决策框架，并根据诺曼 · 丹尼尔斯与詹姆斯 · 萨宾提出的“合理性问责制”（accountability for reasonableness，A4R）理论，建立了药品遴选的决策流程，为提高药品遴选的科学性、公平性和透明性提供支持。还有研究者以评价 5 种二肽基肽酶 4 抑制剂为例，认为在我国公立医院药品采购决策中应用 EVIDEM 框架是可行的。

四、其他

EVIDEM 框架还可用于卫生政策制定、监管决策、资源配置决策等。有研究者采用 EVIDEM 框架对罕见病进行研究，用于解决国家或机构政策在确定特定疾病领域的优先次序方面的可变性。国外研究者根据

EVIDEM 框架，结合药物流行病学的统计方法，形成 MCDA 效益－风险框架，用于药品的监管决策。还有国外研究者应用 EVIDEM 框架在哥伦比亚进行测试，通过使用 MCDA 方法结合全面的预算影响分析，表明这种以公开和透明的方式对既可衡量又基于价值的因素进行结构化和客观的考虑是可行的，可为哥伦比亚卫生部建立系统、透明的资源分配决策提供依据。

除此之外，EVIDEM 框架也可用于中医药领域的卫生决策，如中成药临床综合评价和中医药 HTA，其以“证据和价值”作为主要支撑点，围绕多维度、多指标体系，基于多种方法进行综合评估。这与 EVIDEM 框架体系不谋而合。而当前中成药临床综合评价方兴未艾，评价方法和体系均不成熟，存在评价主体不明、评价客体多而杂、评价内容不完整、评价过程不规范等问题，因此有必要确立一套中成药的临床综合评价方法，推动中成药评价工作的全面实施。本团队提出将 EVIDEM 框架用于中成药的临床综合评价，提供一个科学易行的评估工具，构建临床综合评价的方法体系，为中成药遴选提供依据，同时为中医药领域开展 HTA 研究形成初步框架和实施路径。

第三节　EVIDEM 框架的应用实例

本节以曲马多治疗慢性非癌性疼痛研究为例，介绍 EVIDEM 框架的应用实例。该研究是由 EVIDEM 协作组专家发表，旨在对 EVIDEM 进行测试，探索其对药物咨询委员会的效用，并测试其长期应用的可靠性。

一、背景与目的

加拿大广泛的利益相关方组成的专家组以 10 种药物为例对 EVIDEM 框架进行了概念验证性评估。作为对政策决策的支持，该框架由南非一家私人医疗计划的报销咨询委员会使用宫颈癌筛查工具作为案例研究进行了现场测试。对于临床决策，该框架由儿科内分泌学家和其他加拿大利益相关者组成的小组进行了测试，使用生长激素治疗特纳综合征，作为一个具有深远伦理问题的复杂案例研究；这项研究导致了框架的进一步发展，并将伦理和系统相关标准明确纳入决策过程。本研究的目的是现场测试基于 MCDA 的框架（EVIDEM），探索其对药物咨询委员会的效用，并使用曲马多治疗慢性非癌性疼痛（chronic noncancer pain，CNCP）作为与其背景相关的案例研究来测试估计的稳定性。

二、研究方法

（一）研究设计

安大略工作场所安全和保险委员会（The Workplace Safety and Insurance Board，WSIB）药物咨询委员会对 EVIDEM 框架进行了实地测试。该委员会选择了用于 CNCP 的曲马多作为 WSIB 所涵盖人群的相关案例研究。研究设计如图 6-1 所示。基于广泛的文献综述，编制了一份

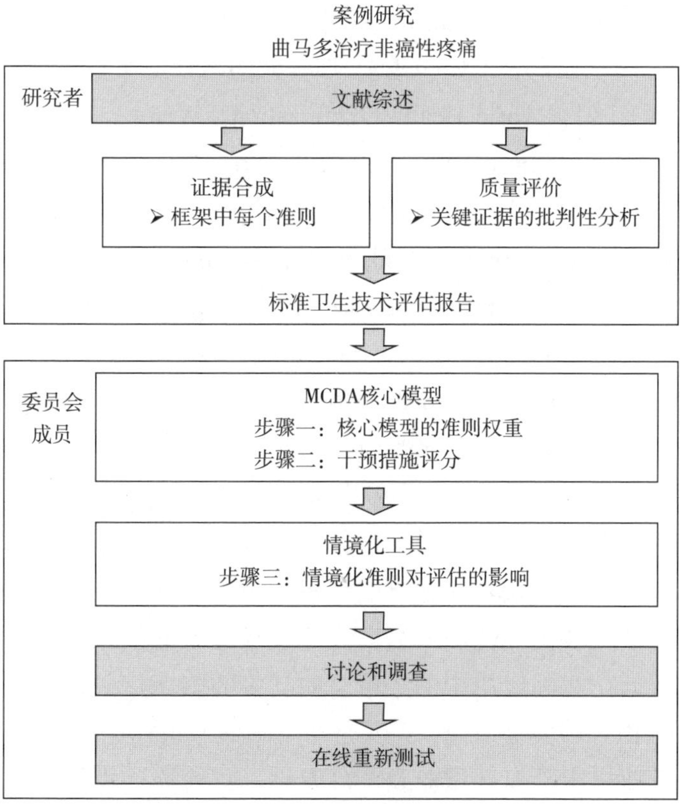

图 6-1　研究设计

针对曲马多治疗 CNCP 的结构化 HTA 报告，以提供 EVIDEM 框架每个准则的详细信息，即 MCDA 核心模型的 14 个准则和情境化模型的 6 个定性准则。MCDA 核心模型和情境化模型中集成的综合数据称为“标准 HTA 报告”。在研讨会期间，委员会成员通过以下三个步骤对框架进行测试：①为 MCDA 核心模型的每个准则分配权重，代表个人观点；②使用合成数据（根据标准 HTA 报告）对 MCDA 核心模型各准则进行评分；③情境化工具对评估的定性影响。通过讨论、调查和重新测试，探讨了该方法的实用性和可靠性。

（二）标准卫生技术评估报告

对已发表文献和灰色文献进行分析，以确定框架中各准则的相关数据。数据库和检索资源包括 PubMed、EMBASE、Cochrane、疾病协会网站（加拿大疼痛学会、加拿大慢性疼痛协会），以及美国医疗保健研究和质量机构（Agency for Healthcare Research and Quality，AHRQ）、英国国家卫生与临床优化研究所（NICE）、加拿大药物和卫生技术局（CADTH）和世界卫生组织（World Health Organization，WHO）的网站。检索词包括：tramadol, opioid/NSAID/COX-2, chronic pain, chronic non-cancer pain, osteoarthritis/low back pain/neuropathic pain/fibromyalgia, randomized controlled trial/non-randomized trial, WOMAC/Pain and sleep Questionnaire/Chronic Pain Sleep Inventory, abuse/dependence, quality of life/QoL/HRQoL, epidemiol*/prevalence/incidence, mortality, guideline/recommendation/clinical practice, pain management, patient-reported outcomes*/PRO, burden, depression/anxiety, cost*/econom*, productivity, ethic*。

为了向委员会提供最相关的决策依据，本研究系统检索并整合了加拿大本土背景下的证据，同时辅以其他国家的相关数据作为补充。疾病相关信息来自加拿大及其他地方的综述和流行病学研究报告。研究进一步分析了加拿大及国际范围内当前疼痛管理方案的临床选择、现有指南的局限性及其在实际应用中的约束。曲马多的临床疗效、安全性及患者报告结局（PRO）等关键证据，尤其是与主动对照组相比的主要结局数据，主要来源于随机主动对照试验及产品专论。尽管原计划纳入观察性研究以丰富随机试验的证据体系，但未检索到符合条件的研究。经济性证据则基于已发表文献，并由卫生计划所提供的分析资料进行了补充。本研究采用 EVIDEM 框架对关键的临床及经济学研究进行了批判性评估，以深入审视证据质量。此外，为全面把握治疗决策的情境维度，通过学术文献与灰色文献系统收集了与曲马多及阿片类药物治疗相关的伦理、历史与社会背景信息。

基于 HTA 最佳实践推荐，根据 EVIDEM 方法对框架每个准则收集的数据进行综合。为了简化对证据的访问并限制数据过载，开发了一个交互式网页原型（Tikiwiki v3.0），为每个准则提供高度合成的数据，可链接到数据源。网页原型的设计还允许委员会成员输入所选药物在线评估的每个准则的权重、分数和影响。

（三）委员会现场测试

与委员会的现场测试。为了探索个人观点，在研讨会（测试）期间，委员会的每个成员（*n*=9）被指示从健康计划的角度为 MCDA 核心模型的每个标准单独分配权重（按 1 低到 5 高的比例）。为了确保干预措施的一致性，权重是独立于干预措施的。这些权重设定后将用于整个评估过程。针对每个准则进行讨论，委员会成员可以根据个人情况修改权重。

为了评估干预措施，委员会成员根据每个准则的综合证据，对 MCDA 核心模型的每个准则进行单独评分（按 0 至 3 的比例）。随后对每项准则进行讨论，委员会成员可以根据个人情况修改自己的评分。

随后，委员会成员对 6 个情境化准则进行讨论，并使用情境化工具确定每个准则对曲马多评价的影响类型（负面影响、无影响或正面影响）。

在第一次研讨会期间收集关于框架，包括标准和流程的反馈，并在后续研讨会期间进行了问卷调查。为了探索可靠性，在最后一次会议后至少两周，使用基于网络的在线原型或硬拷贝文档进行重新测试。

（四）数据收集与分析

在测试中，权重、得分和影响数据均使用硬拷贝文件分发给委员会成员并输入 Microsoft Excel 软件。小组成员在线输入的数据记录在 MySQL 数据库中，并传输到 Excel 软件，然后用于进行统计分析。

使用描述性统计，并报告权重和得分的平均值 ± 标准差（SD）。

通过应用 MCDA 线性加权模型将权重和评分进行计算，从而获得曲马多治疗 CNCP 的 MCDA 价值评估。MCDA 价值评估基于无价值至最大值的量表。无价值即为 0，例如，对于罕见、轻微的病症，可通过多种替代治疗方案缓解轻微症状，从而提高疗效、安全性和生活质量，不会产生公共卫生效益，且会导致大量额外支出。最大价值，例如，通过有限的治疗方案治愈地方性严重疾病，可显著提高疗效、安全性和生活质量，并带来重大公共卫生效益和医疗卫生资源的节约。

因此，估计值通过以下方式计算：首先基于 MCDA 核心模型中适用的准则（n=14），将各准则的标准化权重（Wx）与其对应评分（Sx）相乘，得到每条准则的价值贡献（Vx），再将这些价值贡献加总。该计算过程针对每一名委员会成员单独进行，最终汇总 9 名委员会成员的结果，取其 MCDA 价值估计的平均值。

为评估测试与再测试数据之间的一致性，通过计算权重、评分和 MCDA 价值估计的评分者内部相关系数（ICCs）。此外，还计算了测试和再测试之间权重和评分完全一致、相差 1 分以及相差 2 分的数据对的数量及比例。

由于该工具旨在捕捉个人观点，因此未计算评分者之间的相关系数，预计每个人的观点会有所不同。

三、研究结果

（一）标准卫生技术评估报告

基于涵盖框架所有准则的 69 篇文献进行数据合成。该 HTA 报告概述了曲马多，一种用于治疗 CNCP 的弱阿片类药物，以及该治疗在加拿大的应用背景。总之，CNCP 是影响加拿大 25% 人口的致残疾病。由于天花板效应和器官损伤的可能性，当前治疗的有效性和安全性受到限制。在随机试验中，曲马多显著降低了基线时的疼痛强度，但这种降低与 NSAIDs、COX-2 抑制剂和阿片类药物相比没有显著差异。曲马多的耐受性与其他止痛药相当，但曲马多药物滥用可能低于其他阿片类药物。患者报告结局与基线相比有显著变化，与对照组（包括安慰剂）报告的结局无显著差异。试验数据的相关性和有效性受到以下因素的限制：试验人群（大多数是与 WSIB 无关的老年骨关节炎患者）；试验持续时间（几周）、3 项试验的高脱落率和 2 项试验的不明确报告。

经济学数据表明，曲马多日均成本为 2.24~2.27 美元（比较组成本范围为 0.11~6.61 美元）。根据模型假设，曲马多报销将节省 0.32% 的额外支出和 0.27% 的当前预算，用于医疗计划预算中的止痛药。荷兰的一项最小成本分析表明，与非甾体抗炎药相比，在考虑与非甾体抗炎药相关的不良事件时，曲马多可在 6 个月内为每位患者节省 534~574 美元。本研究的相关性和有效性受到环境和骨关节炎人群、短时间范围和所考虑的成本的限制。为了促进在卫生计划背景下的思考和讨论，情境化工具中提供了以下信息：治疗的效用、效率和潜在机会成本、阿片类镇痛药的公平性和获得护理的机会、滥用风险、来自加拿大疼痛协会要求将曲马多排除在管制药物清单之外的压力、世界卫生组织对曲马多的历史回顾以及加拿大机构对曲马多的推荐。

（二）委员会现场测试

1. 决策准则和委员会观点——权重 独立于曲马多的具体案例，委员会的每个成员根据 MCDA 核心模型的准则分配 1 至 5 的权重，以表达个人观点。平均权重和标准差如图 6-2 所示。委员会认为，最重要的准则是“提高效力 / 效果”（4.6 ± 0.5）和“证据的相关性和有效性”（4.3 ± 0.7）。最不重要的准则是“相对干预措施限制”（3.1 ± 1.1）。委员会成员对“疾病严重程度”准则（SD:0）的重要性达成了完美共识。委员会成员之间对“提高效力 / 效果”和“医疗服务类型”的权重差异也很小（SD:0.5）。“相对干预措施限制”准则的意见分歧最大（SD:1.1）。

使用五分权重值表，1 表示最低权重，5 表示最高权重。

调查数据和讨论表明，委员会成员认为 MCDA 核心模型中考虑的大多数准则和 6 个情境化准则与他们的背景相关，应该系统地加以考虑。尽管委员会认为“疾病严重程度”准则很重要（权重：4.0 ± 0），但讨论了该准则的必要性；一些委员会成员指出，由于卫生计划所涵盖的疾病类型（即与工作相关的疾病或伤害），在委员会背景下，“疾病严重程度”

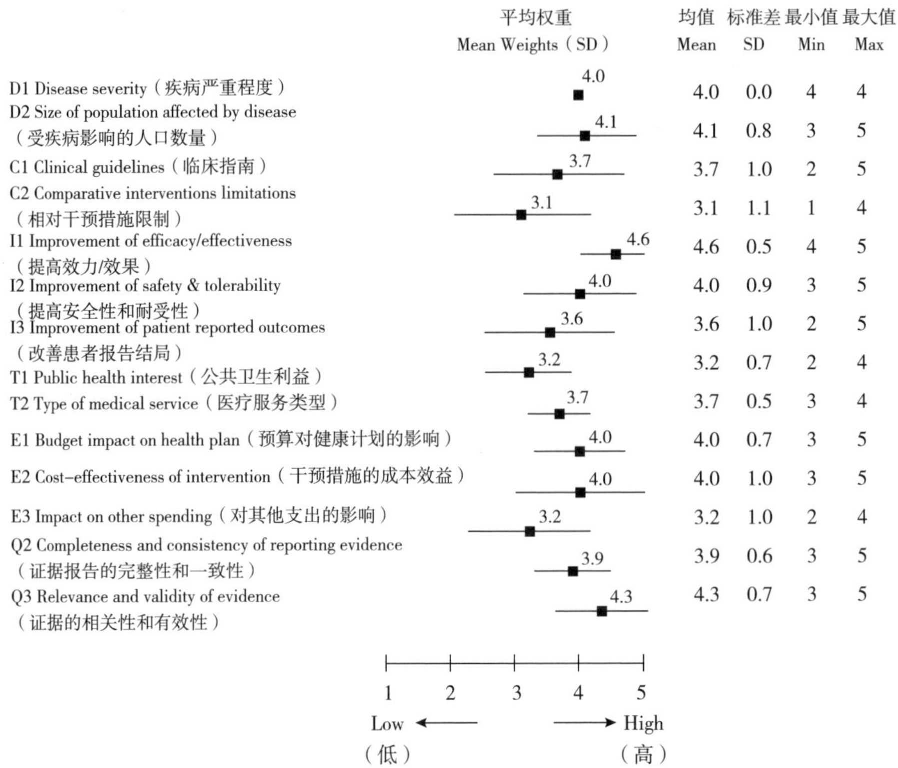

图 6-2 药物咨询委员会 MCDA 核心模型决策准则的平均权重

准则的得分可能总是很高。然而，也有人指出，卫生计划所涵盖的一些人口患有严重疾病，该框架将涵盖这一方面。一些委员会成员认为“公共卫生利益”与其背景无关，在考虑“政治 / 历史背景”这一准则时存在一些争议。

2. MCDA 核心模型——曲马多评分 使用 MCDA 核心模型和情境化工具中集成的合成数据（根据标准 HTA 报告），委员会成员对每个准则进行评分以评估曲马多（图 6-3）。最高分数为“受疾病影响的人口数量”（2.6 ± 0.5）、“疾病严重程度”（1.9 ± 0.3）和“对其他支出的影响”（1.8 ± 0.4）三个准则。相比之下，最低分数为“改善患者报告结局”（0.9 ± 0.3），“提高效力 / 效果”（1.0 ± 0.0）和“安全性和耐受性改善”（1.0+0.5）。委员会对曲马多在“疗效 / 有效性改善”（SD:0.0）方面的表现评分一致。相比之下，“医疗服务类型”（SD:0.8）和“相对干预措施限制”（SD:0.7）的差异分别为 2 分和 3 分（从 0 到 3）。委员会成员表示，图 6-3

所示 MCDA 准则的平均得分具有良好的表面效度，并代表了他们对曲马多的看法。

	平均得分 Mean Scores（SD）	均值 Mean	标准差 SD	最小值 Min	最大值 Max
D1 Disease severity（疾病严重程度）	1.9	1.9	0.3	1	2
D2 Size of population affected by disease（受疾病影响的人口数量）	2.6	2.6	0.5	2	3
C1 Clinical guidelines（临床指南）	1.3	1.3	0.5	1	2
C2 Comparative interventions limitations（相对干预措施限制）	1.2	1.2	0.7	0	2
I1 Improvement of efficacy/effectiveness（提高效力/效果）	1.0	1.0	0.0	1	1
I2 Improvement of safety & tolerability（提高安全性和耐受性）	1.0	1.0	0.5	0	2
I3 Improvement of patient reported outcomes（改善患者报告结局）	0.9	0.9	0.3	0	1
T1 Public health interest（公共卫生利益）	1.1	1.1	0.4	1	2
T2 Type of medical service（医疗服务类型）	1.1	1.1	0.8	0	3
E1 Budget impact on health plan（预算对健康计划的影响）	1.2	1.2	0.4	1	2
E2 Cost-effectiveness of intervention（干预措施的成本效益）	1.2	1.2	0.5	1	2
E3 Impact on other spending（对其他支出的影响）	1.8	1.8	0.4	1	2
Q2 Completeness and consistency of reporting evidence（证据报告的完整性和一致性）	1.2	1.2	0.4	1	2
Q3 Relevance and validity of evidence（证据的相关性和有效性）	1.1	1.1	0.4	1	2

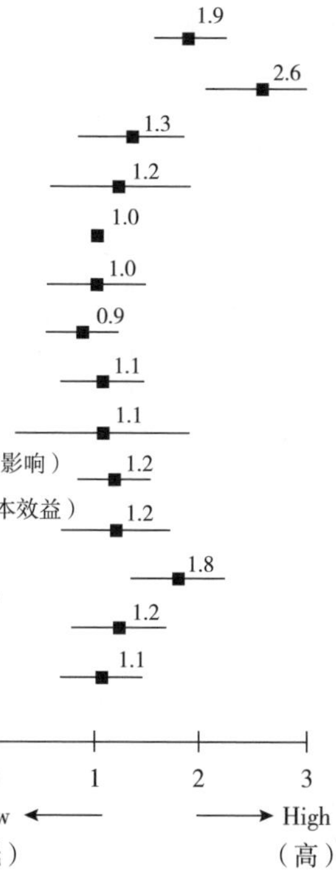

图 6-3　药物咨询委员会评估曲马多的 MCDA 核心模型决策准则的平均得分

采用四分制评分表，最低分为 0，最高分为 3。

“人口规模”准则的评分方向受到质疑，该准则规定了针对高患病率/发病率情况的干预措施的较高评分，因为委员会成员认为，针对罕见情况的干预不应低于针对更常见情况的干预。委员会成员还提出了患者偏好及其对疾病看法的重要性，这可以在“改善患者报告结局”准则下更明确地考虑。在评估“提高效力/效果”准则时，委员会成员指出，尽管他们认为随机对照试验是疗效数据的主要来源，但非随机研究有时可用于提供安全性和有效性的补充信息。

3. MCDA 核心模型——曲马多的价值估计　曲马多的 MCDA 价值估计，其综合了委员会成员整体视角（权重）和绩效衡量（分数），通过使用线性加权模型组合归一化权重和分数进行计算。在个人层面，MCDA 值估计值在 0.36 和 0.61 之间，范围为 0 到 1。对于该组，总体 MCDA 价值估计为 0.44 ± 0.07。曲马多估计值的四分之一（26%）以上来自“疾病影响”集群的两个准则（“疾病严重程度”和“受疾病影响的人口数量”）（图 6–4）。其他准则对曲马多 MCDA 价值估计的相对贡献在 5% 至 8% 之间。

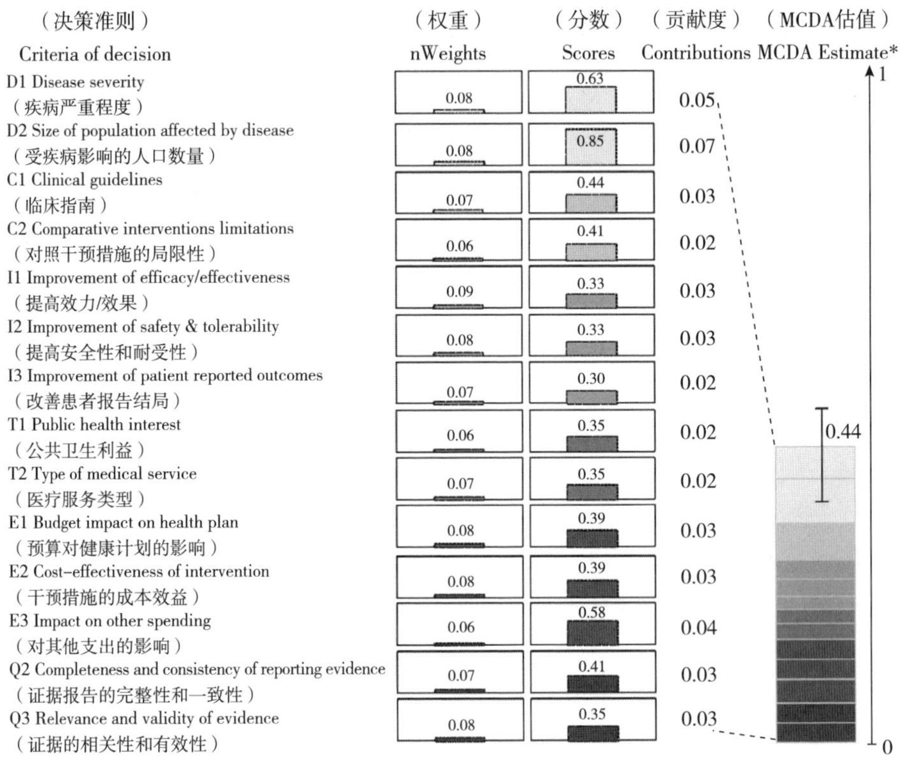

图 6–4　曲马多治疗慢性非癌症疼痛的 MCDA 价值

在 14 个准则中对权重进行归一化，分数以 0 到 1 的比例表示。*MCDA 价值是使用线性模型获得的，该模型结合了每个决策准则的归一化权重和评分。

委员会成员表示，证据的量化和 0.44 分的 MCDA 价值估计的解释具有挑战性，需要对框架中使用的数学计算进行详细解释。人们认为难以解释 MCDA 核心模型的最终结果。需要与委员会评估的其他药物进行比较（最好是 MCDA 价值估计相差很大的），以澄清 MCDA 价值估计的含义，并更好地掌握如何使用该方法对干预措施进行排序。一些委员会成员表示不愿意根据截止值做出决定，这不是框架的目标，因为它允许定性的背景因素来调整估计。此外，该框架旨在支持委员会认为非常重要的决策的评估和审议。

4. 情境工具——情境标准对曲马多评价的影响　根据为 6 个情境化准则收集的综合信息以及他们自己对研究背景的理解，委员会成员考虑了每个情境化准则对曲马多的评价会产生什么样的影响（积极、消极或中性）。这些影响在委员会内的分布如图 6–5 所示。

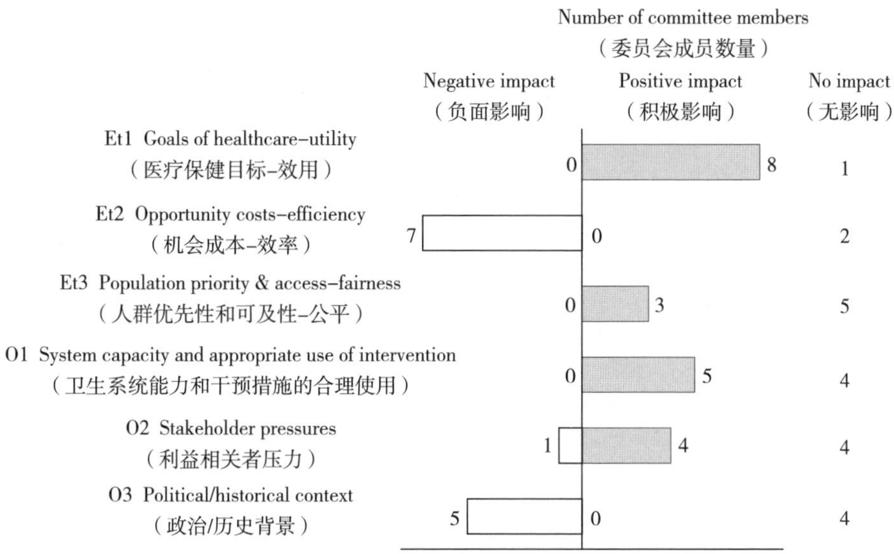

图 6–5　情境化准则对药物咨询委员会评估曲马多的影响

对于大多数委员会成员（8/9）来说，“医疗保健目标 – 效用”对曲马多的评价产生了积极影响，因为缓解疼痛符合总体医疗卫生目标，特别是 WSIB 目标。关于“卫生系统能力和干预措施的合理使用”这一准则，意见分歧（5 项表示积极影响，4 项表示中性影响），正如委员会成员所指出的“存在曲马多滥用”“需要真正的对照（如可待因）的滥用数据，而不是更有效的氢可酮，这是一种误导性的比较”；但“对阿片类药物滥用的担忧 / 负担日益加重，任何有可能减轻这种负担的药物都值得特别考虑”。

对“机会成本 – 效率”的考虑对大多数（7/9）委员会成员的评估产

生了负面影响，因为有人指出“曲马多比同类药物更贵”。超过一半的委员会成员（5/9）认为，“政治/历史背景”对曲马多的评价产生了负面影响。正如一位委员会成员所说，“其他机构的负面推荐对曲马多有负面影响”。

关于“人群优先性和可及性－公平”，8名委员会成员中有5人表示，这一准则对评估没有（中立）影响。一位成员没有提供这一准则的数据，并表示不清楚如何考虑这一准则，强调需要对这一准则进行彻底反思，这一准则旨在引发对卫生计划优先事项的讨论。对“利益相关者压力”的影响好坏参半。

对6个情境化准则的明确考虑迫使人们对一系列广泛的问题进行反思，这些问题被认为对曲马多的总体评价产生了混合影响。

四、研究结论

在与公共卫生计划药物咨询委员会的实地测试中，EVIDEM框架通过结合HTA和MCDA进行评估和审议。一些委员会成员的反馈证实，该框架促进了对与决策者相关的广泛准则的考虑。需要进一步研究，共同推进基于MCDA的实用框架，以评估医疗干预、决策、优先级设置和研究转化。

（廖　星　耿劲松　戴泽琦）

第七章

GRADE 在卫生技术评估中的应用及实例

第一节　GRADE 概述

一、证据分级与推荐的演进

医务人员和决策者要有效地判断这些研究的好坏，遴选出高质量证据，并确定目前最好证据可信度的相对高低，将其转化为推荐意见，进而促进循证实践，那么一套科学、系统和实用的证据分级工具必不可少。过去 40 年间超过 50 多个机构和组织就如何对证据质量和推荐强度进行分级展开了大量积极的探索与尝试，该领域也逐渐成为循证医学方法学中的一个热点和前沿问题。

证据质量（quality of evidence）是衡量研究的内在真实性或可信性，即研究结果和结论能够正确预测真实情况的程度，推荐强度（strength of recommendation）是建议采用一项医学干预措施的推荐力度，其立足点是遵守推荐意见时利大于弊的把握度。在医学领域，“利”是指健康获益，如降低发病率、死亡率和提高生活质量等，“弊”是指与“利”相反的结果，如增加发病率、死亡率和降低生活质量等。

证据质量与推荐强度分级方法的发展主要经历了三个阶段，第一阶段单纯考虑试验设计，以随机对照试验为最高质量证据，主要代表有加拿大定期体检特别工作组（Canadian Task Force on the Periodic Health Examination，CTFPHE）的标准和美国纽约州立大学下州医学中心推出的“证据金字塔”，其优点在于简洁明了，操作性强。但存在的主要问题在于分级依据过于简易，仅用于防治领域。

第二阶段在研究设计的基础上额外考虑了精确性、一致性以及特殊的偏倚，以随机对照试验系统评价作为最高级别的证据，主要代表有英国牛津大学循证医学中心（Oxford Center for Evidence-based Medicine，OCEBM）推出的 OCEBM 标准。该标准建议，证据评估应按照不同的研究问题分别进行。

第三阶段开始于2000年，针对当前证据质量与推荐强度分级存在的不足，包括来自世界卫生组织在内的19个国家和国际组织60多名循证医学专家、指南制定专家、医务工作者和期刊编辑等，共同创建了推荐分级的评估、制定与评价（GRADE）工作组，旨在通力协作，遵循证据，制定出国际统一的证据质量和推荐强度分级系统。

二、GRADE系统的基本概念和原理

GRADE系统首次清楚阐述了证据质量和推荐强度的定义，即证据质量是指对观察值的真实性有多大把握；推荐强度指指南使用者遵守推荐意见对目标人群产生的利弊程度有多大把握。其中“利”包括降低发病率和病死率，提高生活质量和减少资源消耗等，“弊”包括增加发病率和病死率、降低生活质量或增加资源消耗等。证据质量分为高、中、低、极低四个等级，推荐强度分为强、弱两个等级，具体描述见表7-1。

表7-1　证据质量与推荐强度分级

证据质量分级	具体描述
高（A）	非常有把握：观察值接近真实值
中（B）	对观察值有中等把握：观察值有可能接近真实值，但也有可能差别很大
低（C）	对观察值的把握有限：观察值可能与真实值有很大差别
极低（D）	对观察值几乎没有把握：观察值与真实值可能有极大差别
推荐强度分级	具体描述
强（1）	明确显示干预措施利大于弊或弊大于利
弱（2）	利弊不确定或无论质量高低的证据均显示利弊相当

和此前的分级系统一样，GRADE对证据质量的判断始于研究设计。一般情况下，没有严重缺陷的随机对照试验的证据起始质量为高（即A

级），但有 5 个因素可降低其质量。没有突出优势的观察性研究的证据起始质量为低（即 C 级），但有 3 个因素可升高其质量（表 7–2）。

表 7–2　影响证据质量的因素

影响证据质量的因素	解释
可能降低随机对照试验证据质量的因素及其解释	
偏倚风险	未正确随机分组；未进行分配方案的隐藏；未实施盲法（特别是当结局指标为主观性指标，其评估易受主观影响时）；研究对象失访过多，未进行意向性分析；选择性报告结果（尤其是仅报告观察到的阳性结果）；发现有疗效后研究提前终止
不一致性	如不同研究间存在大相径庭的结果，又没有合理的解释原因，可能意味着其疗效在不同情况下确实存在差异。差异可能源于人群（如药物在重症患者中的疗效可能更显著）、干预措施（如较高药物剂量的效果更显著），或结局指标（如随时间推移疗效减小）的不同。当结果存在不一致性而研究者未能意识到并给出合理解释时，需降低证据质量
间接性	间接性可分两类：一是比较两种干预措施的疗效时，没有单独的研究直接比较二者的随机对照试验，但可能存在每种干预与安慰剂比较的多个随机对照试验，这些试验可用于进行二者之间疗效的间接比较，但提供的证据质量比单独的研究直接比较的随机对照试验要低。二是研究中所报告的人群、干预措施、对照措施、预期结局等与实际应用时存在重要差异
不精确性	当研究纳入的患者和观察事件相对较少而导致可信区间较宽时，需降低其证据质量
发表偏倚	如果很多研究（通常是小的、阴性结果的研究）未能公开，未纳入这些研究时，证据质量亦会减弱。极端的情况是当公开的证据仅局限于少数试验，而这些试验全部是企业赞助的，此时发表偏倚存在的可能性很大
降级标准	以上 5 个因素中任意一个因素，可根据其存在问题的严重程度，将证据质量降 1 级（严重）或 2 级（非常严重）。证据质量最多可被降级为极低，但注意不应该重复降级，如果分析发现不一致性是存在偏倚风险（如缺乏盲法或分配隐藏）所导致时，则在不一致性这一因素上不再因此而降级

续表

影响证据质量的因素	解释
可能提高观察性研究证据质量的因素及其解释	
效应值很大	当方法学严谨的观察性研究显示疗效显著或非常显著且结果高度一致时，可提高其证据质量
有剂量 - 效应关系	当干预的剂量和产生的效应大小之间有明显关联时，即存在剂量 - 效应关系时，可提高其证据质量
负偏倚	当影响观察性研究的偏倚不是夸大，而可能是低估效果时，可提高其证据质量
升级标准	以上 3 个因素中任意一个因素，可根据其大小或强度，将证据质量升 1 级（如相对危险度大于 2）或 2 级（如相对危险度大于 5）证据质量最高可升级到高证据质量（A 级）

对于推荐强度，GRADE 突破了之前将证据质量和推荐强度直接对应的弊端，进一步提出，除了证据质量，资源利用和患者偏好与价值观等证据以外的因素也影响推荐的强度，并将推荐强度的级别减少为两级。对于不同的决策者，推荐强度也有不同的含义（表 7–3 和表 7–4）。

表 7–3　GRADE 中推荐强度的含义

决策者	推荐强度的含义
强推荐的含义	
患者	几乎所有患者均会接受所推荐的方案；此时若未接受推荐，则应说明
临床医生	应对几乎所有患者都推荐该方案；此时若未给予推荐，则应说明
政策制定者	该推荐方案一般会被直接采纳到政策制定中去
弱推荐的含义	
患者	多数患者会采纳推荐方案，但仍有不少患者可能因不同的偏好与价值观而不采用

续表

决策者	推荐强度的含义
临床医生	应该认识到不同患者有各自适合的选择，帮助每个患者做出体现他偏好与价值观的决定
政策制定者	制定政策时需要充分讨论，并需要众多利益相关者参与

表 7-4　影响推荐强度的因素及其实例

影响推荐的因素	强推荐的例子	弱推荐的例子
证据质量（证据质量越高，越适合给予强推荐，反之亦然）	多个高质量随机对照试验证明吸入类固醇药物治疗哮喘的疗效确切	只有个别案例考察了胸膜剥脱术在气胸治疗中的实用性
利弊平衡（利弊间的差异越大，越适合给予强推荐，反之亦然）	阿司匹林能够降低心肌梗死病死率，且毒性低、使用方便、成本低	华法林治疗低危心房纤颤患者有效，但增加出血风险，且使用不便
偏好与价值观（患者之间的偏好与价值观越趋同，越适合给予强推荐，反之亦然）	绝大多数淋巴瘤年轻患者都十分看重化疗延长生存时间的作用，且都可以接受其毒副作用	很多老年淋巴瘤患者十分在意化疗的毒副作用，但也有很多主要关注治疗延长生存时间的作用
成本（干预措施的花费越低，消耗的资源越少，越适合给予强推荐，反之亦然）	阿司匹林用于预防短暂缺血性脑卒中患者卒中复发的成本很低	氯吡格雷或双嘧达莫联合阿司匹林用于预防短暂缺血性脑卒中患者卒中复发的成本很高

三、GRADE 分级系统使用要点

GRADE 在系统评价、临床实践指南和卫生技术评估（HTA）3 个领域内的应用不尽相同。对于系统评价，GRADE 仅进行证据质量分级；对于临床实践指南，GRADE 除了对证据质量进行分级，还要对基于证据形成的推荐意见的强度进行分级；在 HTA 中应用 GRADE 主要是对证据质量进行分级，再根据评估的目的来决定是否需要给出推荐意见和推荐强度。

GRADE 的证据质量分级不是对单个临床研究或系统评价的分级，是针对已报告某个结局指标证据体的质量分级，这一点是 GRADE 与以往所有证据分级系统最大的区别。当结局指标较多时，应对结局指标按照重要性进行排序分为至关重要的结局指标和重要的结局指标，总的证据质量取决于至关重要结局中证据质量最低的结局。

HTA 的结局指标选择主要从有效性、安全性、适用性、经济性和社会伦理适应性五个方面考虑，其中有效性和安全性是技术评估至关重要的内容，一旦卫生技术存在安全性问题，便无须评估其他方面的问题。如果安全性和有效性很好，则可进一步评估经济性和社会伦理适应性。

第二节　GRADE 在卫生技术评估中的应用与注意事项

一、GRADE 在卫生技术评估中的应用现状分析

通过系统全面检索主要中英文数据库，对使用 GRADE 的 56 篇 HTA 进行分析，主要基本特征：①在合并数据采用的方法方面，3 篇 HTA 采用网状 Meta 分析方法，其余 HTA 采用 Meta 分析方法；②在纳入研究类型方面，21 篇 HTA 同时纳入了随机对照试验和观察性研究，12 篇 HTA 只纳入了随机对照试验，21 篇 HTA 只纳入了观察性研究，1 篇 HTA 同时纳入了系统评价和观察性研究，1 篇 HTA 纳入了系统评价；③在纳入研究数量方面，16 篇 HTA 纳入研究数量介于 1~5 篇，20 篇 HTA 纳入研究数量介于 6~10 篇，16 篇 HTA 纳入研究数量介于 11~68 篇；④在纳入研究偏倚风险评估方面，系统评价可采用 ROBIS（risk of bias in systematic review）工具和 AMSTAR（a measurement tool to assess systematic review）工具，随机对照试验可采用 Cochrane 偏倚风险评估工具，其他研究设计可针对不同的研究类型采用公开已发表的评价工具，如 ROBINS-I 工具、MINORS（methodological index for non-randomized studies）量表、QUADAS-2 工具、RoBANS 2（a revised risk of bias assessment tool for nonrandomized studies of interventions）工

具、before-after（pre–post）studies with no control group 质量评价工具、美国医疗保健研究和质量机构（AHRQ）医疗干预措施安全性评价量表、EPOC 非随机对照试验和时间序列研究评价工具、NOS 量表等。

利用 GRADE 对 HTA 的证据体分级情况分析：①在降级因素方面，偏倚风险降级更多基于研究对象的失访和研究设计、间接性降级更多基于纳入研究包含的人群代表临床实际关注的人群、不一致性降级更多基于 I^2 值和未对趋势进行估计、不精确性降级更多基于样本量不足和宽的可信区间、发表偏倚降级更多基于发现未发表的随机对照试验；②在升级因素方面，升级更多基于大效应量。

由于 HTA 纳入研究设计相对较多，最终证据体分级需要综合考虑不同研究设计 GRADE 分级结果，不同数据分析方法的 GRADE 分级见图 7–1。

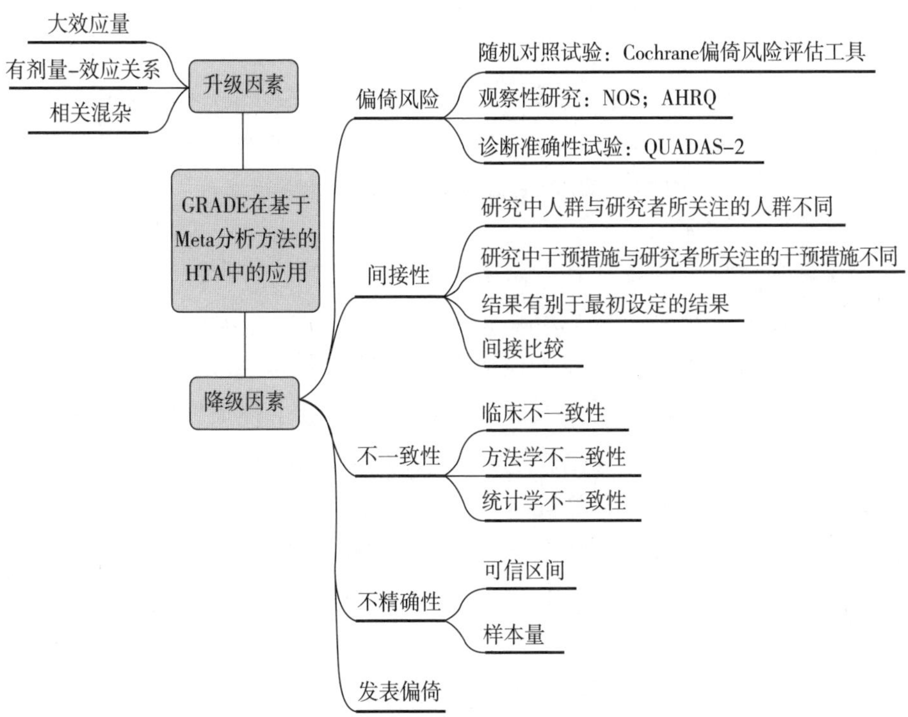

图 7–1　不同数据分析方法的 GRADE 分级

二、定量分析方法

（一）基于 Meta 分析方法

1. 降级因素

（1）偏倚风险：偏倚风险是考察纳入研究的设计、实施和测量。不同的研究设计，所采用的偏倚风险评估工具各有不同，见图 7-1。在应用 GRADE 时，如果有重大的偏倚风险时有可能连续降 2 级，若偏倚较小或对结局指标影响不严重，可以考虑降 1 级或不降级。见图 7-2。

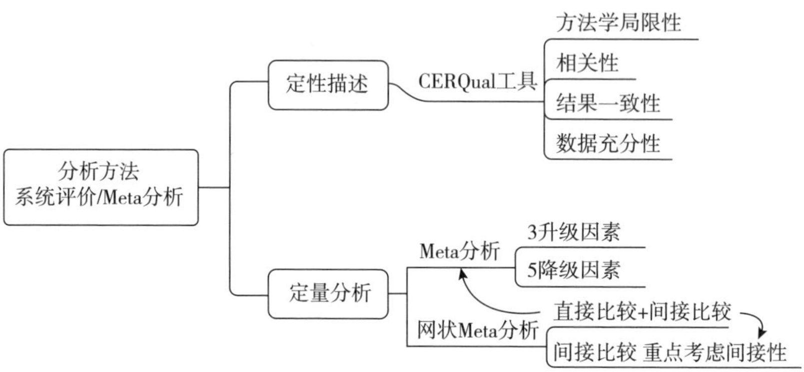

图 7-2　GRADE 分级中影响证据质量的因素

（2）间接性：间接性是考察纳入研究与系统评价拟回答临床问题以及最后结论之间的匹配度，其来源一般分为 4 种，见图 7-2。在进行证据分级时，通常不因人群和干预措施的差异性而降级，除非有强有力的理由认为所关注人群与受试人群的生物学差异或干预措施的差异足以导致结果不同时，才降低证据级别；当预期结果和测量结果所关注的时间范围不一致时，或使用替补或替代终点指标来取代所关注的患者重要结局指标时，可根据其不一致程度降低 1~2 级；当存在间接比较时证据质量降低 1 级，是否降级 2 级取决于人群、干预措施、联合干预措施、结局和研究方法等因素。

（3）不一致性：不一致性是指系统评价纳入研究之间的一致程度。在评价不一致性时，当点估计值在不同研究间变异很大，或可信区间重叠很窄或无重叠，则认为纳入研究的异质性很大，可以考虑降级。此外，异质性检验得到的 P 值很小且 I^2 值很大时可以考虑降级，通常认为 $P < 0.1$ 或 $I^2 > 50$ 时认为有显著差异。

（4）不精确性：GRADE 判断精确性的主要标准是针对每个结局指标干预组和对照组效果差异的可信区间，当可信区间越宽，研究者对结果的信心就越不确定，当跨过临床决策阈值时应考虑降级，此外纳入研究的样本总量不满足最低标准时也应考虑降级。

（5）发表偏倚：发表偏倚是指系统评价是否全面纳入符合纳入标准的研究。当纳入的研究多为小样本研究构成，特别是受厂商资助或有利益冲突时更应考虑因发表偏倚而降级。此外还可目测漏斗图是否对称来判断存在发表偏倚的可能性，但此方法也存在一定的误差。GRADE 工作组建议，如果怀疑存在发表偏倚，最多将证据质量降低 1 级。

2. 升级因素 对于观察性研究，如果符合 GRADE 的 3 个升级因素（图 7-2）条件时可在总体考虑后进行升级，并充分描述升级的原因。

（二）基于网状 Meta 分析方法

1. 分级原理 目前网状 Meta 分析（NMA）主要是基于 RCT，因此 NMA 中应用 GRADE 的基本原则主要是考察五个降级因素：纳入研究的方法学质量（偏倚风险）；研究关注的人群、干预措施以及结局指标的外推性（间接性）；不同研究间结果的一致程度（不一致性）；不同研究合并结果的精确程度（不精确性）；对符合标准研究纳入的全面程度（发表偏倚）。结合 NMA 的特殊性和 GRADE 在 NMA 中的应用进展，其证据分级步骤为：第 1 步，将直接证据、间接证据和 NMA 证据的效应量和可信区间（或置信区间）分开呈现。第 2 步，不考虑不精确性因素，对每一个比较组的直接证据质量进行分级；若直接证据分级等级为“高”，且对 NMA 结果的贡献大于等于间接证据，则无须进行间接证据质量分级，直接基于直接证据质量评估 NMA 证据质量；否则，需进行间接证据质量分级。第 3 步，基于形成间接证据一阶环路的直接证据质量（不考虑不精确性因素），采取就低原则决定间接证据质量，此外尚需考虑不可传递性。第 4 步，基于直接证据和（或）间接证据等级，考虑不一致性和不精确性，最终确定和呈现 NMA 的证据质量。图 7-3 为 GRADE 分级流程。

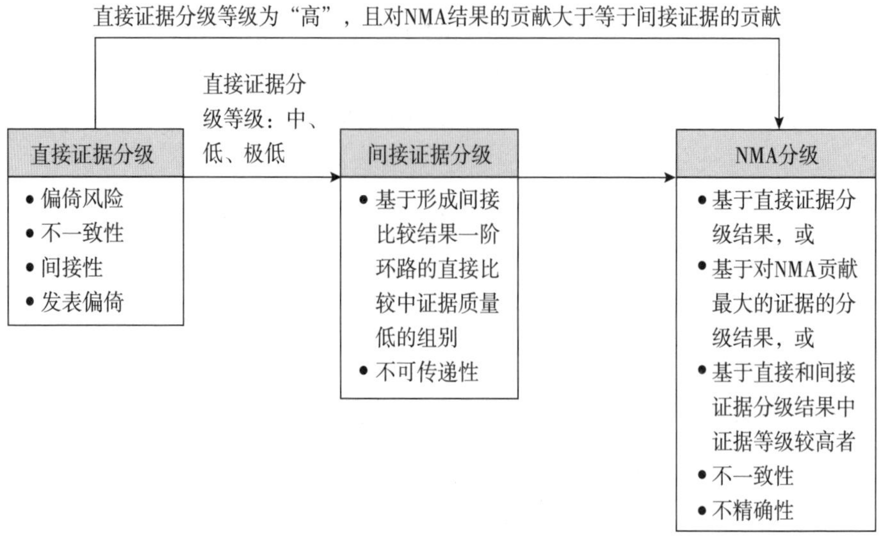

图 7-3　网状 Meta 分析 GRADE 分级流程

2. 注意事项

（1）直接证据分级时间接性降级需谨慎：GRADE 工作组建议对间接性的降级需要谨慎，因为理论上任何两个相关的试验之间都会存在间接性，只有存在重大间接性才会考虑降级，并且分级者需要对降级理由给予详细的说明。

（2）对直接和间接证据质量分级时无须考虑“不精确性”：GRADE 工作组推荐在对系统评价进行分级时主要通过检查 95% 可信区间作为决定不精确性的最佳方法。根据先前推荐的方法，NMA 的不精确性需要基于直接证据和间接证据对不精确性的判断，然后取二者证据质量高者作为 NMA 的不精确性分级结果。然而该方法有待进一步完善，假设直接证据和间接证据对 NMA 结果贡献相等，且直接证据和间接证据分级均为“中”，根据先前推荐的方法，这里 NMA 证据质量应该评定为“中”。但设想两种情形，第一种是当导致直接证据降级的因素是由于偏倚风险、不一致性、间接性或者发表偏倚时，该方法是适用的。然而，第二种情形是假定降级因素仅仅是因为不精确性，其他降级因素均无严重问题时，由于 NMA 合并了直接证据和间接证据结果，其精确性均高于直接和间接证据，针对 NMA 的结果不应该对不精确性进行降级。因此在第二种情形下 GRADE 分级结果应当为“高”。

（3）当直接证据质量等级为“高”，且对 NMA 结果的贡献大于等于间接证据时，无须对间接证据质量进行分级：为了简化 GRADE 在 NMA 中的应用，使其更具可操作性，GRADE 工作组考虑当直接证据质量为“高”，且其对 NMA 的贡献大于等于间接证据时，可以直接基于直接证据的质量决定 NMA 的质量等级，无须再对间接证据质量进行分级。然而当直接证据对 NMA 的贡献较间接证据小时，即使直接证据质量等级为“高”，也应当考虑间接证据质量等级。GRADE 工作组推荐通过可信区间的宽窄判断直接证据和间接证据对 NMA 结果的贡献度，可信区间较窄的证据对 NMA 的贡献度较大。另一种可选的判断证据贡献度的方法是采用 Stata 软件或 R 软件制作贡献矩阵图，然而该方法只能用于频率学的 NMA，目前尚不能实现贝叶斯 NMA 的贡献矩阵图的制作。此外，还应当考虑 NMA 的不一致性，当直接证据和间接证据存在不一致性时，考虑直接证据和间接证据对 NMA 结果的贡献度尤为重要。如当直接证据除可信区间较宽之外，其他降级因素无严重问题，此时直接证据等级为“高”；间接证据因为存在偏倚风险和间接性降级，其证据等级为“低”；然而由于间接证据的可信区间较窄，贡献度较大，此时 NMA 的证据等级为“低”；同时考虑直接证据和间接证据之间存在不一致性，尚需再降一级，因此，该 NMA 的最终分级结果为“极低”。

（4）分级间接证据质量时需考虑不可传递性：处理间接比较证据质量分级的过程中，需要注意不同组别之间在人群基线特征、共同对照以及结果测量方面是否存在明显差异，即不可传递性，这种差异会降低间接比较结果的可信程度。

（5）NMA 证据分级时不一致性降级需谨慎：在 GRADE 方法分级步骤的基础上，还需要考虑直接比较和间接比较结果的不一致性。如果直接比较和间接比较的一致性较好，那么上述的分级结果就是 NMA 结果的最后证据质量，如果二者的结果存在严重不一致，则 NMA 结果的最终证据质量还需要再降低一级。然而，不一致性降级需要谨慎，需要明确引起不一致性的原因，避免重复降级。

（6）稀疏网络中 NMA 不精确性的判断需谨慎：NMA 的优势之一是在直接证据和间接证据不存在不一致性时，通过合并两者，达到增加效应量的精确性（可信区间更窄）的目的。然而，在稀疏网络的 NMA 中，由于数据不足及研究之间采用共同的异质性参数，可能会导致 NMA 的可信区间较直接证据的更宽。此时，GRADE 工作组推荐采用不同的模型进行 NMA 的敏感性分析，避免 NMA 精确性的错误判断。

（7）固定效应模型与随机效应模型：由于随机效应模型考虑了研究之间的差异，针对同一比较组，研究间的异质性越大，相较于固定效应模型，采用随机效应模型合并的可信区间相对更宽。NMA 更侧重于解决一个广泛的临床问题，因此数据可能不满足固定效应模型的模型假设。NMA 研究者也认为在不同比较组的研究间的异质性相同的假设是不现实的，或者说在稀疏网络中无法得到一个可靠的结果，并且会导致某些网络估计值的置信区间变宽，因此我们可以合理假设：进行 NMA 时使用固定效应模型而非随机效应模型，研究间的异质性为 0，结果更为合理。

（8）贝叶斯与频率学方法：目前 NMA 常采用贝叶斯方法，而频率学方法则常用于传统 Meta 分析。然而，使用模糊先验的贝叶斯模型进行稀疏网络的 NMA，其结果的不精确性值得怀疑。因此在进行 NMA 时可考虑采用两种替代方案：即使用信息先验对研究间的异质性进行限制；或者使用频率学方法。此外，贝叶斯方法中使用固定效应模型，可认为是选择了信息丰富的先验方法。

3. CINeMA 程序简介　CINeMA（Confidence In Network Meta-Analysis）是 2014 年由瑞士伯尔尼大学 Salanti 等学者开发并在 2019 年进一步完善的一款在线的网状 Meta 分析证据确信度评估软件，旨在对 NMA 进行证据质量分级，帮助证据使用者了解 NMA 效应估计值接近真实值的把握度，即了解 NMA 结论的真实性和可靠性。与标准的推荐分级的评估、制订与评价（GRADE）证据分级标准不同，CINeMA 将 NMA 作为一个整体，综合考虑研究内偏倚（with-study bias）、研究间偏倚（reporting bias）、间接性（indirectness）、不精确性（imprecision）、异质性（heterogeneity）和不一致性（incoherence）6 个领域对 NMA 证据确信度进行分级。CINeMa 系统调用 R 语言中 netmeta 软件包生成 NMA 贡献矩阵，基于每项纳入研究对 NMA 结果的贡献程度评估 NMA 的研究内偏倚和间接性。根据用户定义的规则，系统将每个领域根据其存在偏倚的严重程度分为不严重、严重和非常严重 3 个等级，总体证据确信度分为高、中、低和极低四个等级。在必要的时候，用户可对自动分级结果进行手动调整。

三、定性描述方法

在对一项卫生技术进行了安全性、有效性和经济性的定量评估后，则可进一步评估经济性和社会伦理适应性，此时通过定性研究，从研究对象的角度去了解与解释如行为、观点、态度和经验等现象，以及定性系统评价从不同的角度观察和分析问题，为决策者基于实际情况的决策提供依据，也可以为某种干预措施提供参与者对其接受程度和依从性的证据以弥补单纯定量研究的不足。

定性研究治疗评价工具（confidence in the evidence from reviews of qualitative research，CERQual）工具最早开发于 2010 年，是由挪威知识转化中心的 Claire Glenton、Simon Lewin 教授联合 Cochrane 协作网、Campbell 协作网、GRADE 工作组和 WHO 等国际相关机构制定的定性系统评价分级系统，旨在为国际指南小组使用定性系统评价证据提供支持。CERQual 工具基于 4 个方面对定性系统评价证据等级评价：方法学局限性（methodological limitations）；相关性（relevance）；结果一致性（coherence）；数据充分性（adequacy of data）。与 GRADE 相似，两者旨在评价证据的信度（confidence），并用高、中、低、极低四个等级表示系统评价证据级别（图 7-2）。

第三节　实例解析

一、案例背景

（一）案例来源

Health Quality Ontario.Electrical Stimulation for Pressure Injuries:

A Health Technology Assessment. Ont Health Technol Assess Ser, 2017, 17(14):1-106.

（二）临床问题

利用 HTA 评估电刺激在发生压力性损伤高风险人群治疗中的有效性、成本效果、对政府预算的影响和患者的偏好。临床有效性的具体 PICOS 如下，P：发生压力性损伤高风险人群（如脊髓损伤患者、衰弱或行动不便老年人）；I：电刺激 + 标准伤口护理；C：标准伤口护理或标准伤口护理 + 假电刺激；O：压力性损伤完全愈合率、愈合时间、伤口表面积减少情况、并发症、患者依从性和与健康相关的生活质量等；S：随机对照试验（RCT）和非随机对照试验（non-randomized concurrent controlled trial，non-RCT）。

（三）纳入研究基本信息及偏倚风险评估结果

该 HTA 共检索了 MEDLINE, Embase, Cochrane Central Register of Controlled Trials, Cochrane Database of Systematic Reviews, CRD Health Technology Assessment, National Health Service Economic Evaluation Database (NHS EED), Database of Abstracts of Reviews of Effects (DARE) 和 Cumulative Index to Nursing & Allied Health Literature (CINAHL) 等数据库以及 HTA Database Canadian Repository, Alberta Health Technologies Decision Process reviews, Canadian Agency for Drugs and Technologies in Health (CADTH), Institut national d’excellence en santé et en services sociaux (INESSS), Institute of Health Economics (IHE), McGill University Health Centre Health Technology Assessment Unit, National Institute for Health and Care Excellence (NICE), Agency for Healthcare Research and Quality (AHRQ) Evidence-based Practice Centers, Australian Government Medical Services Advisory Committee, Centers for Medicare & Medicaid Services Technology Assessments, Institute for Clinical and Economic Review, Ireland Health Information and Quality Authority Health Technology Assessments, Washington State Health Care Authority Health Technology Reviews 和 ClinicalTrials.gov 等网站。

采用 Cochrane 偏倚风险评估工具和 MINORS 量表分别评价 RCTs 和

non-RCTs 的方法学质量。利用 GRADE 只对临床有效性的证据体进行了分级，数据库共检索 1179 篇文献，经过文献筛选后，最终纳入 11 篇研究（RCTs:9 篇；non-RCTs:2 篇），其中 2 篇 RCTs 采用了交叉设计，6 篇研究（RCTs:4 篇；non-RCTs:2 篇）的研究对象为脊髓损伤患者，5 篇研究（RCTs:5 篇；non-RCTs:0 篇）的研究对象为衰弱或行动不便的老年。RCTs 偏倚风险评估结果见表 7–5，non-RCTs 偏倚风险评估结果见表 7–6。

表 7–5　RCTs 偏倚风险评估结果

研究	随机序列产生	分配方案隐藏	盲法	不完整数据	选择性报告	其他偏倚
Gentzkow and Miller，1991	U	U	L	L	U	L
Griffin et al，1991	U	U	L	L	U	L
Wood et al，1993	U	U	U	L	U	H
Jercinovic et al，1994	U	U	L	L	U	H
Adunsky and Ohry，2005	L	U	L	H	L	L
Ahmad，2008	U	U	U	L	U	L
Houghton et al，2010	L	L	L	L	L	L
Franek et al，2012	U	L	L	L	U	L
Polak et al，2016	L	L	L	L	L	L

注：L，低风险；U，不清楚；H，高风险。

表 7–6　non-RCTs 偏倚风险评估结果

条目	Stefanovska et al，1993	Karba et al，1997
清晰地阐述了研究目的	2	2
是否连续性纳入患者	0	2
前瞻性收集数据	0	0
终点指标恰当地反映研究目的	1a	1a
无偏倚的评价终点指标	0	2

续表

条目	Stefanovska et al，1993	Karba et al，1997
随访时间是否足够	0	0
低失访率	0	0
前瞻性估算样本量	0	0
对照组选择是否充分	1b	1c
对照组是否同步	2	2
基线是否可比	1d	2
统计分析是否充分	2	2

注：0，未报告；1，部分报告；2，充分报告；a，无意向性治疗；b，未描述标准伤口护理细节；c，部分提供了标准伤口护理细节；d，基线数据不完全可比。

二、证据质量降级因素及 GRADE 分级结果

本 HTA 共纳入了 9 篇 RCTs 和 2 篇 non-RCTs。由表 7–7 可知，对压力性损伤完全愈合率、愈合时间、伤口表面积减少情况、相对治愈率和患者依从性均进行了降级，主要来自偏倚风险、间接性和不精确性，而并发症未进行降级，所有结局指标均未进行升级。

表 7–7　GRADE 评价结果

研究数量（研究设计）	降低因素					升级因素	证据等级
	偏倚风险	不一致性	间接性	不精确性	发表偏倚		
压力性损伤完全愈合率							
6(RCTs)	降一级 (-1)a	不降级	不降级 b	降一级 (-1)c	不降级	无	⊕⊕○○ / 低
3(RCTs)d	不降级 a	不降级	不降级	降二级 (-2)e	不降级	无	⊕⊕○○ / 低
愈合时间							
2(RCTs)	不降级	不降级	不降级	降一级 (-1)f	不降级	无	⊕⊕○○ / 低
伤口表面积减少情况							
7(RCTs)	降一级 (-1)a	不降级	降一级 (-1)g	不降级 h	不降级	无	⊕⊕○○ / 低

续表

研究数量（研究设计）	降低因素					升级因素	证据等级
	偏倚风险	不一致性	间接性	不精确性	发表偏倚		
相对治愈率							
1(RCT)	降一级 (-1)a	不降级	降一级 (-1)i	不降级 c	不降级	无	⊕⊕○○ / 低
2(non-RCTs)	降一级 (-1)j	不降级	降一级 (-1)i	不降级	不降级	无	⊕⊕○○ / 低
并发症							
5(RCTs)	不降级	不降级	不降级	不降级	不降级	无	⊕⊕⊕⊕ / 高
患者依从性							
1(RCT)	不降级	不降级	不降级	不降级	不降级	无	⊕⊕⊕○ / 中 k

注：RCT，随机对照试验；non-RCT，非随机对照试验；a，未报告随机序列产生、分配方案隐藏和盲法等内容；b，电刺激的时间和频次不同；c，可信区间较宽；d，亚组分析，针对不同电刺激类型；e，未将压力性损伤完全愈合率作为主要结局指标；f，未提供数据的标准差；g，伤口表面积减少情况作为替代指标；h，未估算样本量；i，相对治愈率作为替代指标；j，部分偏倚风险评价条目报告不充分；k，患者依从性基于 1 篇 RCT。

（田金徽）

第八章

国内外卫生技术评估方法学指南

第一节　国内外卫生技术评估方法学指南现状

卫生技术评估（HTA）作为一种支持卫生政策和报销决策的方法，在国际上的应用越来越普遍。无论国家的经济发展水平如何，其卫生资源与资金预算都是有限的，投资一项技术意味着可能会停止或减少对另一项技术或服务的资金资助。因此，为了在两种或多种技术之间做出选择，以有限的卫生资源来尽可能地满足人民的医疗需求，需要基于准确且可靠的证据来做出高质量的决策，HTA 则旨在总结这些证据。

HTA 是一个多学科的研究过程，它收集和总结有关卫生技术的信息，这些信息可以涵盖临床有效性和安全性、经济性、组织、社会以及伦理和法律等诸多方面。HTA 以系统、公正和透明的方式将信息予以呈现，从而为实现高质量的医疗决策提供依据。而制定 HTA 指南的目的就是为了规范化实施和报告这一过程，为 HTA 开展提供指导。

目前，国际上已有众多的 HTA 机构或国家卫生部门制定并发布了 HTA 实施或报告指南，如世界卫生组织（WHO）发表的医疗器械的 HTA 指南，英国国家健康和护理卓越研究所（NICE）发布的 HTA 实施和方法的系列指南，欧洲卫生技术评估网络（EUnetHTA）工作组发布的针对药品、诊断技术、医疗外科手术干预、筛查技术的 HTA 核心模型等。然而，目前国内尚缺乏标准化的 HTA 方法学和实施指南。而且，针对卫生技术评估指南的梳理与评价的文献，目前仅有一篇，该篇发表于 2020 年，仅纳入指南 19 篇，也未进行全面检索，且未梳理 HTA 报告清单。因此，亟须开展国内外卫生技术评估指南的全面检索与系统梳理，为我国 HTA 的实施和报告提供参考依据。

一、指南的检索

首先对当前国内外已发表的HTA方法学指南进行系统检索与梳理，同时追溯纳入文献的参考文献以补充获取相关文献。

（一）文献来源

1. 常用数据库8个 中国知网（CNKI）、万方、维普、中国生物医学文献服务系统（SinoMed）、PubMed、Embase、Cochrane Library、Web of Science。

2. 国内外指南数据库13个 国际实践指南注册平台（http://guidelines-registry.cn/index）及其推荐的指南数据库、世界卫生组织信息库（https://apps.who.int/iris/）、英国国家卫生与临床优化研究所（https://www.nice.org.uk/guidance）、国际指南协作网（https://guidelines.ebmportal.com/）、中华医学知识库（http://seleguide.yiigle.com/home/zhinan）、中华中医药学会（http://www.cacm.org.cn/category/zyzn/bzh/）、加拿大医学会临床实践指南信息库（https://joulecma.ca/cpg/homepage#_ga=2.29573311.1881072607.1609492402-429045615.1609492402）、苏格兰校际指南网络（https://www.sign.ac.uk/our-guidelines/）、美国紧急医疗研究机构（https://www.ecri.org）、德国医学科学协会（https://www.awmf.org/en/clinical-practice-guidelines/search-for-guidelines.html）、澳大利亚临床实践指南平台（https://www.clinicalguidelines.gov.au/）、澳大利亚循证卫生保健研究中心（https://jbi.global/）、新西兰指南工作组（https://www.health.govt.nz/publications?f%5B0%5D=im_field_publication_type%3A26）。

3. 国际HTA机构/组织网络10个 国际卫生技术评估机构网络与数据库（INAHTA，https://database.inahta.org/）、卫生决策中心（Decide，https://decidehealth.world/）、国际卫生技术评估协会（HTAi，https://htai.org/）、亚太卫生技术评估网络（HTAsiaLink，https://htasialink2021.com/）、国际决策支持计划（iDSI，https://idsihealth.org/）、欧洲卫生技术评估网络（EUnetHTA，https://www.eunethta.eu/）、美洲卫生技术评估网络（RedETSA，http://redetsa.org/wp/?page_id=402）、国际药物经济学和结果研究学会（ISPOR，https://www.ispor.org/）、非洲南部卫生技术评估

学会（SAHTAS，https://www.htasa.org.za/）、国际新兴卫生技术信息协作网（EuroScan，https://www.euroscan.org/index.php/en/）。

4. 代表性国家 HTA 网络或政府卫生部门官方网站 参考世界卫生组织 HTA 调查结果（https://cdn.who.int/media/docs/default-source/health-economics/hta-country-profiles-2020-21/hta_updated_merged_final.pdf?sfvrsn=75ac91f6_5），该结果表明已发表 HTA 指南的国家共 52 个，其中明确说明了相关网站名称，国内能够查询、登录并检索的国家有 20 个，涉及网站 31 个，包括加拿大、英国、法国等。

（二）检索策略

检索词为卫生技术评估相关中英文，指南及其同义词的中英文。如“卫生技术评估”“指南”“共识”“标准”“Health technology assessment”“biomedical technology assessment”“guideline”“standard”等。

常用数据库：关键词结合主题词检索。

国内外指南数据库：关键词检索。

国际 HTA 机构 / 组织网络、代表性国家 HTA 网络或政府卫生部门官方网站：①能够使用检索式检索的网络：关键词结合主题词检索；②只能使用一框式检索的网络：关键词检索；③个别组织机构有方法学 / 指南的专题板块，则直接查询板块目录。

检索时间为建库至 2023 年 4 月 24 日，不设置语言限制。

二、指南的筛选

（一）筛选标准

纳入标准：①文献类型为 HTA 实施或报告规范类文献；②文献内容涉及有效性、安全性、经济性评估三个领域中的 2 项及以上的具体实施细节；③由国家政府机构、学术专业机构、团体或协作网制定；④当最新版本文献无法获取时，首先尝试与发表机构联系获取，若无法获取，则纳入可获得的最新版本。

排除标准：①针对某一种具体疾病或卫生技术的指南，如 *Pembrolizumab for untreated metastatic or unresectable recurrent head and neck squamous cell carcinoma*。②仅针对经济性评价的指南。③最新指南的既往版本。④对已有指南进行解读 / 说明的二次文献。但当指南原文无法获取时，可以纳入针对其解读的文献。⑤ 2000 年以前发表的指南。⑥会议摘要或纪要。⑦无法获取全文或重复发表的文献。

（二）筛选流程

对于能够导出题录的数据库 / 网站，直接将文献检索题录导入 NoteExpress 软件（版本 3.5.0.9054，以下简称“NE 软件”）；对于不能导出题录的数据库 / 网站，尝试导出检索结果表格或其他类型的结果文件，查阅结果文件进行初步筛选，然后下载初步筛选后的文献导入 NE 软件；若结果文件也无法导出，则直接在线进行初步筛选，并截图检索结果界面以作证明，最后下载初步筛选后的文献导入 NE 软件进行统一去重与筛选分类。

研究人员严格参考预先设定的纳入标准，去重后通过阅读题目、摘要进行筛选，通过阅读全文进一步确定符合纳入标准的文献。各环节的筛选中，记录排除理由。

（三）资料提取与分析

使用 Excel 2013 提取文献信息，包括文献题目、发表年份、文献类型、语言、国家 / 地区、制定机构、上次更新时间（具体到月）、指南制定的目的、目标用户、利益冲突声明、评估视角、评估对象、评估步骤、评估领域与指标、报告清单条目等。文献筛选与信息提取由作者独立完成，有争议之处通过咨询团队其他资深研究人员及 HTA 相关专家解决。研究汇总结果主要以文字描述结合图、表的形式呈现。

第二节　国内外卫生技术评估方法学指南分类

通过系统检索数据库与相关机构，共获得结果 70231 条。筛选后导出结果 17719 条，包括题录 / 在线筛选后的全文 12134 条、表格文件结果 5585 条，筛选表格文件后共导入 NE 软件 12147 条，去重后剩余 9928 条。然后参考筛选标准，按照先阅读题目、摘要，再审查全文的顺序，对文献进行严格的筛选与分类，最终纳入指南文献 41 篇。具体筛选流程与排除理由见图 8–1。

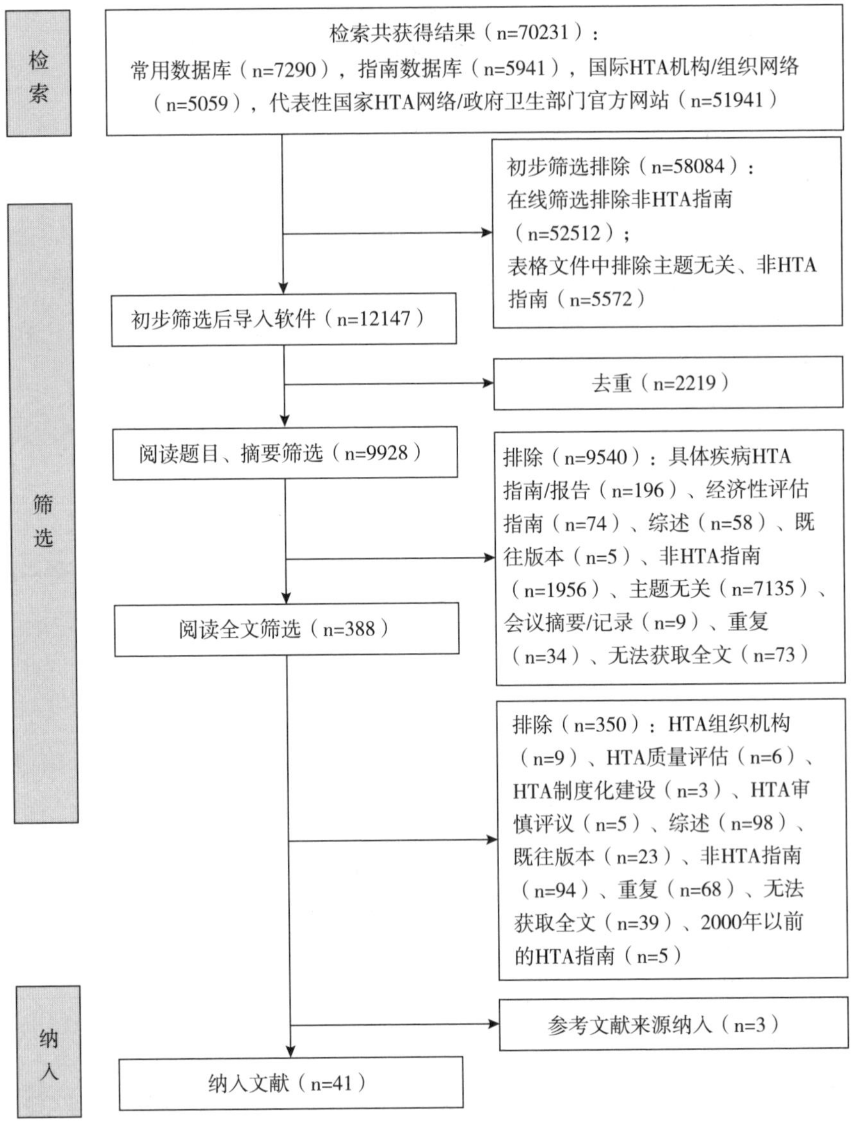

图 8–1　文献筛选流程

本研究共纳入文献 41 篇，发表时间为 2002 年 1 月至 2023 年 1 月，文献发表主要在 2010 年以后（n=33）；发表机构涉及 22 个国家 / 国际组织，包括欧洲（n=9）、英国（n=3）、加拿大（n=3）、西班牙（n=3），意大利、新加坡、德国、丹麦、巴西、澳大利亚、爱尔兰（分别 n=2），印度尼西亚、泰国、斯洛伐克、世界卫生组织、瑞典、马来西亚、荷兰、法国、波兰（分别 n=1）；发表文献涉及语言 6 种，即英语（n=34）、德语（n=2）、西班牙语（n=2），波兰语、丹麦语、葡萄牙语（分别 n=1）；评估对象涉及所有卫生技术（n=23）、药品（n=4）、诊断 / 检测技术（n=4）、医疗器械 / 设备（n=3）、非药品卫生技术（n=3）、医院卫生技术（n=2）、医疗和外科手术的干预措施（n=1）、筛查技术（n=1）。其余详细信息见表 8–1。

第三节　国内外卫生技术评估方法学指南内容

一、评估目的

本研究纳入的 41 篇 HTA 相关指南均报告了评估目的，即旨在描述开展 HTA 遵循的方法 / 实施步骤 / 报告清单，为利益相关方或决策者等 HTA 实施人员提供指导，以便针对所评估的卫生技术提出建议或推荐意见，促进卫生技术的优化选择、采购、管理以及卫生政策决策等。

二、目标用户

本研究纳入的指南中有 20 篇提及了目标用户，包括国家 / 地区政府或卫生部门政策制定及决策者、国家 / 地区 HTA 组织机构、HTA 研究人员、生产制造商，以及其他任何感兴趣的利益相关方，如临床医生、患者和公众等。其余 21 篇未明确说明目标用户。

三、评估视角

纳入的 41 篇文献中，有 31 篇描述了评估视角，包括卫生体系视角（n=16）、全社会视角（n=12）、医院视角（n=3），其余 10 篇未提供评估视角信息。

表 8–1　纳入指南的分类与基本信息

序号	标题	评估对象	发表年月	上次更新	制定机构 / 组织	国家	语言	内容
1	卫生技术评估方法指南	非药品卫生技术	2023.01	2021.07	丹麦卫生技术委员会（DHTC）	丹麦	丹麦语	评估步骤；评估指标（6 个领域）
2	通用方法 7.0	卫生技术	2022.12	2022.01	卫生保健质量和效率研究所（IQWiG）	德国	德语	评估步骤；评估指标（6 个领域）；报告清单
3	医疗技术评估方法与流程指南 2.0	卫生技术	2022.03	2018.10	护理效果机构（ACE）	新加坡	英语	评估步骤；评估指标（6 个领域）
4	药品与疫苗评估方法及流程指南 3.0	药品和疫苗	2021.06	2019.12	护理效果机构（ACE）	新加坡	英语	评估步骤；评估指标（4 个领域）
5	医疗服务咨询委员会评估报告编制指南	治疗技术、检测技术	2021.05	初始版本	医疗服务咨询委员会（MSAC）	澳大利亚	英语	评估步骤；评估指标（9 个领域）
6	技术评估流程指南	卫生技术	2018.04	—	英国国家卫生与临床优化研究所（NICE）	英国	英语	评估步骤；评估领域同 2013
7	技术评估方法指南（2013 年版）	卫生技术	2013.04	—	NICE	英国	英语	评估步骤；评估指标（7 个领域）
8	诊断技术评估计划操作手册	诊断检测技术	2011.12	—	NICE	英国	英语	评估步骤；评估指标（3 个领域）
9	医疗保健与社会服务方法评估手册	卫生技术	2018.04	初始版本	瑞典卫生技术评估和社会服务评估机构（SUB）	瑞典	英语	评估步骤；评估指标（5 个领域）
10	爱尔兰卫生技术临床有效性评估指南	卫生技术	2018.12	2014.09	卫生信息和质量管理局（HIQA）	爱尔兰	英语	评估指标（2 个领域）

续表

序号	标题	评估对象	发表年月	上次更新	制定机构 / 组织	国家	语言	内容
11	爱尔兰健康信息与质量管理局（HIQA）卫生技术评估指南	卫生技术	2016.10	—	卫生信息和质量管理局（HIQA)	爱尔兰	英语	评估步骤；评估指标（7 个领域）
12	卫生技术评估（HTA）指南 e	卫生技术	2017.04	初始版本	印尼卫生技术评估委员会(InaHTAC)；印度尼西亚卫生部	印度尼西亚	英语	评估步骤；评估指标（8 个领域）
13	卫生技术评估手册	卫生技术	2015*	初始版本	马来西亚卫生技术评估部门(MaHTAS)	马来西亚	英语	评估步骤；评估指标（8 个领域）；报告清单
14	医疗技术评估指南 3.0	卫生技术	2016.08	2009.04	医疗技术和关税评估机构（AOTMiT）	波兰	波兰语	评估步骤；评估指标（6 个领域）
15	HTA 核心模型：药品应用指南 3.0 版	药品	2016.01	2013.11	欧洲卫生技术评估网络（EUnetHTA）	欧洲	英语	评估指标（9 个领域）；报告清单
16	HTA 核心模型：内科与外科干预措施应用指南 3.0 版	医疗和外科手术的干预措施	2016.01	2013.11	欧洲卫生技术评估网络（EUnetHTA）	欧洲	英语	评估指标（9 个领域）
17	HTA 核心模型：诊断技术应用指南 3.0 版	诊断技术	2016.01	2013.11	欧洲卫生技术评估网络（EUnetHTA）	欧洲	英语	评估指标（9 个领域）
18	HTA 核心模型：筛查技术应用指南 3.0 版	筛查技术	2016.01	2013.11	欧洲卫生技术评估网络（EUnetHTA）	欧洲	英语	评估指标（9 个领域）
19	全面核心 HTA 内容制定的方法学标准与流程（MSP）	卫生技术	2015.11	—	欧洲卫生技术评估网络（EUnetHTA）	欧洲	英语	评估步骤；评估指标（9 个领域）

续表

序号	标题	评估对象	发表年月	上次更新	制定机构 / 组织	国家	语言	内容
20	医院卫生技术评估 t	医院卫生技术	2016*	—	Adis 出版物	西班牙	英语	评估步骤；评估指标（5 个领域）
21	药品福利咨询委员会（PBAC）申报材料编制指南（5.0 版）	药品	2016.09	2015.07	药品福利咨询委员会（PBAC）	澳大利亚	英语	评估指标（4 个领域）
22	Adhophta 手册：医院卫生技术评估实践指南	医院卫生技术	2015.08	—	AdHopHTA 项目组	欧盟委员会联合会	英语	评估步骤；评估指标（8 个领域）；报告清单
23	卫生技术评估	卫生技术	2003.11	—	德国卫生技术评估科学工作组	德国	德语	评估步骤；评估指标（6 个领域）
24	卫生技术评估手册	卫生技术	2008.03	2001	丹麦卫生技术评估中心（DACEHTA）	丹麦	英语	评估步骤；评估指标（6 个领域）
25	快速卫生技术评估报告撰写与适应性修改指南	卫生技术	2015.10	—	西班牙国家医疗服务体系卫生技术和服务评估机构网络（RedETS）	西班牙	西班牙语	评估步骤；评估指标（9 个领域）；报告清单
26	医疗设备评估研究编制指南	医疗设备	2014*	—	巴西卫生部（BMoH）	巴西	葡萄牙语	评估指标（6 个领域）；报告清单
27	卫生技术上市后观察方法学指南	新引入的卫生技术	2007.02	—	加利西亚卫生技术评估机构（GHTA）	西班牙	西班牙语	评估指标（5 个领域）
28	方法学指南：卫生技术评估评审	卫生技术	2009*	2007.10	巴西卫生部（BMoH）	巴西	英语	评估步骤；评估指标（3 个领域）；报告清单

续表

序号	标题	评估对象	发表年月	上次更新	制定机构 / 组织	国家	语言	内容
29	卫生技术评估执行与报告的最佳实践（第 4 工作组报告）	卫生技术	2002.01	初始版本	欧洲 HTA 项目工作组	欧洲	英语	评估步骤；评估指标（7 个领域）；报告清单
30	帕利瑟卫生区域卫生技术评估指南	新出现的非药品卫生技术	2006.06	—	艾伯塔省医学研究传统基金会	加拿大	英语	评估步骤；评估指标（5 个领域）
31	加拿大药物与卫生技术局（CADTH）卫生技术评估报告作者指南	卫生技术	2003.05	2001.06	加拿大药品和卫生技术局（CADTH）	加拿大	英语	评估步骤；评估指标（6 个领域）；报告清单
32	卫生技术评估流程指南	卫生技术	2012.03	新版无法获取	卫生干预和技术评估项目组（HITAP）	泰国	英语	评估步骤；报告清单
33	H 医疗器械的卫生技术评估	医疗器械	2011.03	—	世界卫生组织（WHO）	世界卫生组织	英语	评估步骤；评估指标（9 个领域）
34	安大略决策框架的制定：一个基于价值的卫生技术评估框架	非药品卫生技术	2018*	—	安大略省卫生技术咨询委员会（OHTAC）	加拿大	英语	评估步骤；评估指标（6 个领域）
35	技术评估的整合视角：Integrate-HTA 项目	卫生技术	2017*	—	INTEGRATE-HTA 研究项目组	欧洲	英语	评估步骤；评估指标（5 个领域）

续表

序号	标题	评估对象	发表年月	上次更新	制定机构 / 组织	国家	语言	内容
36	复杂技术的综合评估：卫生技术评估中多维度整合	卫生技术	2017*	—	INTEGRATE-HTA 研究项目组	欧洲	英语	评估指标（5 个领域）
37	斯洛伐克药品卫生技术评估制度的引入	药品	2017*	—	夸美纽斯大学（UNIBA）	斯洛伐克	英语	评估指标（4 个领域）
38	卫生技术评估：原则、方法与发展现状	诊断技术	2009*	—	马尔凯理工大学（UNIVPM）放射学院	意大利	英语	评估步骤；评估指标（8 个领域）
39	法国大学医院创新医疗器械引进概述:基于医院卫生技术评估的实践纵览	个人使用的医疗设备	2015*	—	巴黎公共医疗救助机构（AP-HP）；巴黎第十一大学（Paris-Sud）	法国	英语	评估指标（5 个领域）
40	EUnetHTA 核心模型® 在伦巴第大区的实施：VTS 框架	卫生技术	2014*	—	米兰理工大学（Polimi）	意大利	英语	评估步骤；评估指标（8 个领域）
41	选定国家卫生技术评估概览图谱	卫生技术	2013*	—	南丹麦大学(SDU);特温特大学（UT）	荷兰	英语	评估指标（6 个领域）

注：“—”文中未说明；“*”未说明具体月份。本表中指南的陈列顺序按照其发表年月结合制定机构排序。

四、评估流程

本研究纳入指南中，有 28 篇描述了详细 HTA 评估流程，其余 2 篇描述的是医院 HTA（HB-HTA）流程，还有 11 篇未描述 HTA 实施步骤。按照实施的时间顺序系统梳理后 HTA 流程有 11 个步骤，具体见图 8-2。

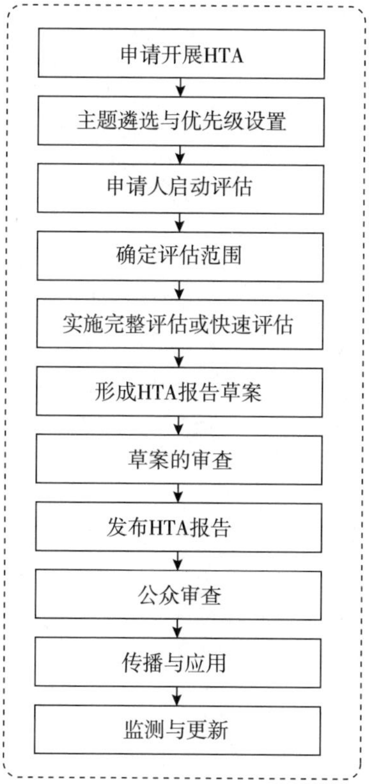

图 8-2　HTA 评估流程与步骤

五、评估内容

本研究纳入的 41 篇 HTA 指南中，有 39 篇详细介绍了评估领域与评估指标，其余 2 篇，一篇是 NICE 于 2018 年发表的 HTA 实施流程指南，与 NICE 于 2013 年发表的 HTA 方法指南中使用的评估指标相同，故不做重复统计；另一篇是无法获取最新版本的评估指标，而纳入的旧版未描述评估领域与指标。每部指南涉及评估领域 2~9 个。各领域评估指标包括一级指标（n=39）、二级指标（n=33）、三级指标（n=30）。对相同领域的指标进行归类，结果如表 8-2。

表 8-2　纳入指南的评估指标归类

<table>
<tr><th>指标归类</th><th>文献中指标（频次）</th></tr>
<tr><td>健康问题和当前技术使用情况</td><td>健康问题和技术的使用（6）；卫生技术的基本信息（1）；疾病经验（1）；背景介绍（1）；描述健康问题（1）；流行病学、人口（1）；背景因素、与实施相关的因素和患者特征（1）；疾病和技术的一般描述（1）</td></tr>
<tr><td>技术特征</td><td>技术描述和技术特征（5）；技术特征（3）；技术说明和技术特点（1）；技术方面（2）；待评估技术的描述和替代技术说明（1）；性能、适用性和适应证（1）</td></tr>
<tr><td>安全性</td><td>安全性（29）；风险（1）；技术安全（1）；安全 / 不良反应（2）</td></tr>
<tr><td>有效性</td><td>临床有效性（20）；效益评估（1）；临床效果（5）；临床结局（1）；临床效力和有效性（8）；效力（2）；临床方面（1）；生活质量（1）</td></tr>
<tr><td>经济性</td><td>经济性（13）；成本和经济评估（6）；卫生经济学（2）；经济性评估（2）；经济分析（8）；成本 - 效果（1）；成本 - 效果和预算影响（1）；成本（2）；经济性和资金影响（1）；成本和成本效果（1）</td></tr>
<tr><td>伦理方面</td><td>伦理方面（12）；伦理分析（7）；伦理学（2）；伦理考虑（1）；伦理因素（1）；伦理问题（1）；伦理影响（2）</td></tr>
<tr><td>组织方面</td><td>组织方面（13）；组织影响（3）；组织因素（3）；组织问题（1）；运营方面（1）；组织 / 专业方面（2）；对卫生服务的影响（1）；组织分析（1）</td></tr>
<tr><td>法律方面</td><td>法律方面（17）；法律问题（3）；可接受性方面（1）</td></tr>
<tr><td>社会方面</td><td rowspan="2">患者和社会方面（5）；患者视角（4）；社会方面（14）；患者和社会因素（1）；心理方面（2）；患者意见（1）；社会心理（1）；心理学（1）；社会学（1）；社会文化方面（3）</td></tr>
<tr><td>患者方面</td></tr>
</table>

本研究纳入指南中共 10 篇列出了 HTA 报告清单。其中仅 1 篇为 HTA 报告指南，由加拿大 CADTH 于 2003 年 5 月发表；其余 9 篇均为实施方法指南中对报告清单的介绍，最新版本由德国卫生保健质量和效率研究所（Institut für Qualität und Wirtschaftlichkeit im Gesundheitswesen，IQWiG）于 2022 年 12 月发表，其余指南的发表机构与信息见前文表 8-1。对报告清单内容进行整理与归纳，最后总结出 HTA 报告清单如表 8-3。

表 8-3　HTA 报告清单

报告清单	内容（频次）
封面	标题（2）；封面（设备、作者和机构所属）；封面（HTA 评估主题、作者和审稿人及其职称和机构）；完成研究报告的年 / 月
免责声明	免责声明（2）
专家组成员、研究项目资助者	评审专家；专家委员会和外部评审人；项目资助者和外部评审者
基本信息	作者（著作权、致谢、利益冲突）；作者和信息专家；联系方式；致谢和声明（利益冲突）；基本信息（界定范围、利益冲突的声明、审查过程、概要和联系信息）；潜在利益冲突者和利益冲突的声明；研究人员的贡献说明和利益冲突；基本信息（作者和参与者、书目引文格式、利益冲突声明、致谢）
目录	重要章节和文中图表目录（2）
缩写词表	缩写词表（2）
摘要	摘要（2）；简要报告（标题、出版日期、目标受众、技术、疾病 / 条件 / 人群、技术说明、问题、目标、方法、卫生服务的影响、结论）；内容提要（背景、技术特点、政策问题、目标、方法、结果、结论、推荐意见）；资料概要（包含资料集中所有研究结果的概述）
执行摘要	执行摘要（4）；政策简介（项目标题、研究员和所属机构、财务披露、前言、结果和总结、政策建议）
背景	导言（2）；背景（3）；资料介绍；研究的背景和临床描述；背景问题和前言；前言
政策问题	政策问题（2）
研究问题和目标	目的（2）；目标（2）；问题说明；待评估技术的技术特征；范围（结构化的项目范围，为不同领域内的分析提供了明确的起点，确保在不同领域分析的一致性）；研究问题；范围、目标和研究问题
研究方法	方法（4）；收集方法；方法与报告；HTA 报告的方法；文献检索策略与筛选标准
结果	结果（4）；各领域的评估结果（2）；纳入研究结果；
讨论	讨论（6）
结论	结论（4）
推荐意见 / 政策建议	推荐意见（3）；推荐意见与局限性；推荐建议；政策建议

续表

报告清单	内容（频次）
参考文献	参考文献（8）
附录	附录（6）；资料合集附录；资料来源

注：未进行括号标注频次的内容代表出现 1 次。

六、利益冲突声明

本研究的纳入指南中仅 17 篇报告了利益冲突。其中 10 篇指南声明无潜在利益冲突；剩余 7 篇文献中有 3 篇未说明具体利益冲突，仅表示需要作者提供利益冲突声明信息，其余 4 篇文献中表明了可能的利益冲突来源——资金赞助、专家任职情况。当前已发表指南的这些国家中，利益冲突的监管方式主要是填写利益冲突声明表或由研究人员本人声明利益关系。

第四节　卫生技术评估的审慎评议

为了更好地知情决策，世界各国 / 地区的 HTA 团体和机构都在不断发展并持续完善 HTA 过程，目前公认可提高其推荐和决策质量的方法是审慎评议（deliberative processes）。“Deliberative”指的是对某一问题进行批判性审查，包括权衡赞同或反对某种观点 / 行为的理由，它可以涉及个人或群体。而审慎评议指的是一个过程，是众多利益相关方批判性地研究一个问题，并针对该问题达成一致的意见，从而为决策提供依据。审慎评议是许多中 / 高收入国家 HTA 项目的固定组成部分，通过参与审慎评议的人员（以下简称评议人员）之间充分、理性的交流，能够帮助综合复杂的证据、观点和价值观，以实现公开、透明和负责任的决策。这个过程旨在加深评议人员之间的相互了解，明确诸如文化背景、学术观点等各方面差异，并针对这些差异提出批判性的理解及解决办法。21 世纪以来，审慎评议在医疗卫生优先设置领域中得到了推广应用。

通常来说，大多数 HTA 团体 / 机构会针对 HTA 的设计或实施征求利益相关方的意见和 / 或咨询专家，而审慎评议的重点是确保所有利益相关方以讨论和公开对话的方式参与其中。实施良好的审慎评议不仅可以明确评估卫生技术涉及的假设、证据和价值观，还可以揭示实践中存在的挑战，如组织方面的挑战，这些信息对于促成高质量的决策具有重要意义。

针对 HTA 中的审慎评议，相关指导性文献极少。现有的审慎评议核心原则主要针对药品报销建议，但该原则对于其他卫生技术的适用性尚不清楚。此外，已发表合法化设计卫生福利计划指南，该指南旨在通过审慎评议改进 HTA 流程，为 HTA 机构在其决策过程中实施合理问责制提供实用步骤。目前几乎没有文件和研究来为开展有效及高效的审慎评议提供明确的指导意见并评估其质量。

因此，在前期工作的基础上，国际卫生技术评估组织（HTAi）与国际卫生经济学和成果研究专业协会（ISPOR）领导的联合工作组制定了设计和实施 HTA 审慎评议实践报告指南与附录清单，并于 2022 年 6 月发表，其目的主要两点：其一，制定 HTA 流程的管理方法和框架（即关于 HTA 流程的审慎评议）；其二，管理实施 HTA 过程中的各个环节（即 HTA 实施过程中的审慎评议）。

该指南清单由 6 个阶段组成，每个阶段都包含相应的问题。这些问题涵盖了开展审慎评议的最低限度考虑因素，使用者应该仔细核对并回答。同时要注意，该清单并非评分工具，而是为了帮助使用者对 HTA 及其审慎评议进行审查，确定是否存在需要改进的步骤。图 8–3 展示了该指南清单中说明的 HTA 审慎评议的应用范围与实施步骤。

该指南首次明确提出了 HTA 审慎评议的定义，即 HTA 审慎评议是通过对待解决的问题进行详细剖析与批判性的审查，来权衡当前的证据并发现存在的问题，用以指导随后的决策。审慎评议可以用来提供意见、建议或推荐等，也可以用来帮助了解针对特定问题的不同观点，找到可能存在冲突的价值观，最终达成对最终决策者有价值的决议。HTA 审慎评议包括评议的程序（如方案、流程等）、活动（如培训、教育等）和事件（如会议、问卷调研、访谈等）。清单汇集了 HTA 审慎评议的 6 个阶段，列出了一系列的关键问题，标注了开展审慎评议最低限度的考虑因素和设计特征，并且尽可能结合了来自 HTA 实践或文献的例子进行阐释。为

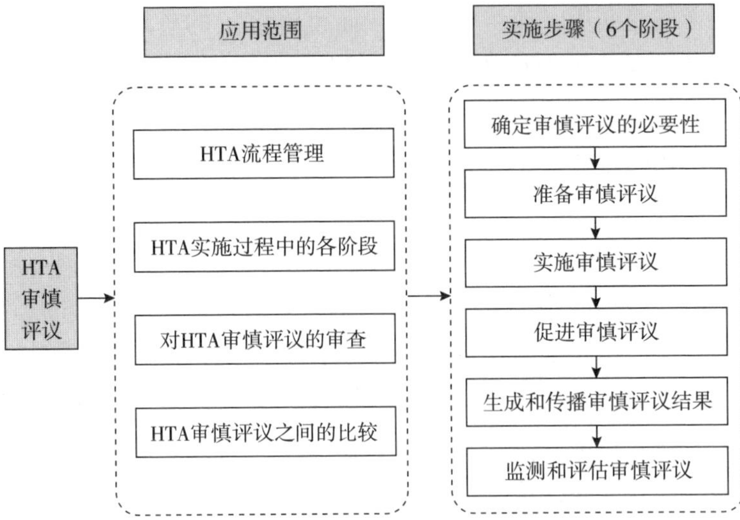

图 8-3　HTA 审慎评议的应用范围与实施步骤

建立或改进适合当地环境的 HTA 审慎评议提供了实用工具。这一工具不仅可用于对 HTA 流程的审慎评议，帮助制定 HTA 流程的管理方法，还可以用于对 HTA 过程中各个阶段的审慎评议，来管理 HTA 过程的各个环节，甚至还可用来对 HTA 审慎评议本身进行独立审查。不仅为制定有效 / 高效的审慎评议提供明确的指导意见，帮助监测与评估其质量，更使得设计和实施适合当地环境的 HTA 审慎评议程序变得更加可行。

进一步对该指南 / 清单的应用情况进行文献检索与筛选，检索数据库有中国知网、万方、PubMed、Web of Science。中文检索词为：卫生技术评估、审慎评议；英文检索词为：Health Technology Assessment、Deliberative Processes。检索时间为建库至 2023 年 7 月 13 日。不设置语言限制。筛选标准为：纳入应用该指南和 / 或清单进行 HTA 审慎评议的实证研究；发表时间为 2022 年 6 月至 2023 年 7 月 13 日；排除重复、无法获取全文的文献。筛选后发现该指南发布至今的一年中仅有 1 项实证研究。该研究由西班牙加那利群岛拉斯帕尔马斯大学发表于 2023 年，旨在分析西班牙药品 HTA 审慎评议的实施水平，通过遵循 HTA 审慎评议清单中的关键问题来评估西班牙 HTA 过程中审慎评议的整体情况，了解审慎评议的基本原则，并参照清单列出的关键问题对研究结果作了报告。然而该研究的主题仅为药品 HTA 审慎评议，对于其他类型的卫生技术尚未发现任何相关已发表文献。其次，该研究仅对清单中的关键问题作了报告，未形成完整的清单问题报告。因此我们认识到，有详细记录的HTA审慎评议仍在发展，在实践中因各种因素限制无法得到规范化的应用，或许也缺乏充分的观察与详细记录。

这可能与应用指南的一些局限性相关。HTA审慎评议的最终收益（包括决策、建议或推荐等）与可能的成本、管理能力以及决策的及时性密切相关。然而想要在审慎评议中保证一定程度的严谨性与规范性来达到预期目标，其代价/成本是非常高昂的，并且未必能够实现。各种环境因素可能阻碍实施审慎评议的可行性，并限制其对合法决策的贡献。此外，各国HTA及其审慎评议的能力建设均处在不断发展阶段，信息的交流与传播的及时性无法得到保障。因此在实际操作中缺乏完善的HTA审慎评议，对此我们呼吁已经实施了HTA审慎评议的机构/团体，积极通过各种渠道分享与传播经验，来帮助进一步优化该指南和附属清单，同时为那些准备使用该指南/清单的机构/团体提供参考与借鉴。

同时，该指南/清单也为我国HTA审慎评议的实施提供了综合考量各利益相关方观点的框架和系统指导，尤其是对社会公众和患者的价值偏好的考量，这为我们优化HTA政策安排，促进标准方法和质量控制措施的完善提供了可能的参考依据，未来我们应积极参考该指南/清单尝试开展HTA审慎评议工作，提高我国HTA的决策质量。

第五节　中医药卫生技术评估方法学指南的制定

一、中医药卫生技术评估方法学指南的必要性

HTA自20世纪90年代引入中国以来，在我国医疗决策中发挥着越来越重要的作用，但其进一步发展面临众多挑战，缺乏标准化的方法和质量控制措施是其面临的最重要的挑战之一。一方面，中医药作为我国医疗卫生健康行业不可或缺的重要组成部分，中医药HTA的发展备受关注。制定规范的中医药HTA实施与报告指南通则，对于帮助中医药科学决策，合理分配卫生资源，促进更加公平、高效和高质量的中医药卫生系统的发展至关重要。另一方面，我国HTA正处于从单纯的学术研

究向以政策或决策为导向转变的实践扩展阶段，在医保报销范围制定、支付标准确定和医保基金的预算管理方面发挥着越来越重要的作用，如 2017 年首次基于 HTA 报告更新了国家医保报销药品目录。然而，即使有丰富的医疗资源相关数据，采用合适的方法开展 HTA 来获得有价值的结果以支持决策也至关重要。因此，建立本土化的 HTA 方法，如中医药 HTA 方法学指南，以满足国家或地方需求是我国 HTA 当前发展的重要环节。

二、中医药卫生技术评估方法学指南的注册与前期基础

中医药 HTA 方法学指南已在国际实践指南注册平台（http://www.guidelines-registry.cn/）进行中英双语注册，注册号为 IPGRP-2021CN380。该研究依托于中国中医科学院科技创新工程（No. CI2021A00701-3），基于对国内外已发表卫生技术评估指南的系统检索与梳理，拟定中医药 HTA 实施和报告指南通则，旨在初步指导中医药 HTA 规范化实施，也为后续研发中医药某一具体卫生技术的 HTA 指南提供参考依据。

对于中医药领域的 HTA，本书主编团队已对中医药卫生技术的范围进行了界定，即中医药卫生技术可以包括但不局限于以下 4 大类：①中药类，包括中药材、中药饮片、中成药及中药制剂等；②中医适宜技术类，包括针刺类技术、推拿类技术、刮痧类技术、骨伤类技术等；③中医诊疗仪器设备类，包括诊断设备和治疗设备；④中医诊疗方案类，包括诊疗方案、临床路径、临床实践指南等。此外，指南的发布时间应精确到具体月份，更新时间与版本也应明确说明，以便相关者查阅。

结合国内外 HTA 方法指南的经验总结提示：①了解国家医疗卫生政策决策与临床实际应用需求，明确待解决的问题，选择合适的评估视角，并邀请患者代表参与；②参考国外已发表指南的基本结构，制定规范的 HTA 实施与报告的通用性指南，未来可针对具体疾病与卫生技术制定特异性的评估指标框架；③对于中医药领域来说，应充分考虑卫生技术与评估指标的特殊性，如针刺手法与穴位的选取和结局指标的选择等，制定体现中医药特色的 HTA 方法标准，为促进建立中医药科学证据体系、提高中医药高效决策能力提供方法基础。

三、中医药卫生技术评估方法学指南框架

中医药 HTA 方法指南基于前期对国内外 HTA 方法指南的梳理，基本框架参考国际 HTA 指南经验，包括利益冲突声明、评估目的、评估对象、目标用户、评估视角、评估步骤、评估指标、报告清单等。最终指南将会以文献的形式发表，届时请登录中华中医药学会官网（https://www.cacm.org.cn/）或中国知网（https://www.cnki.net/）查询指南详情。

四、中医药卫生技术评估方法学指南制定的困难与挑战

HTA 发展至今，国际上已经形成了相对完善的评估体系，针对不同卫生技术类型开发出了不同的方法指南，但目前仍存在卫生技术分类标准不一致、HTA 报告内容不统一、针对不同类型卫生技术的特异性指标未完善、评估视角的选择不明确等问题。在我国，近年来 HTA 在医疗卫生决策中发挥着越来越重要的作用，然而 HTA 的进一步发展与实施面临挑战，包括缺乏使用 HTA 支持决策的政策安排，HTA 工作人员和专业知识不足，数据可用性 / 可访问性较低，缺乏标准化的方法和质量控制措施，以及将评估、评价、推荐等多层次评估纳入审慎评议的挑战等等。中医药 HTA 方法指南的制定同样面临着这些挑战与困难，未来应加强对实际需求的了解，选择合适的评估视角，制定中医药 HTA 实施与报告指南，促进高质量 HTA 结果的产生，为各级决策者提供科学信息和循证依据，从而实现卫生资源的合理配置，提高有限卫生资源的利用质量和效率。

（廖　星　李　博　吴　雪）

第九章

国内外卫生技术评估组织机构和期刊

第一节　概述

一、产生和发展

关于卫生技术评估（HTA）方法学指南的描述已在前一章进行了详细的说明，建立本土化的HTA方法体系，提高HTA过程中各个步骤的实施质量，推动HTA研究成果的实际应用与转化，构建一套规范化、科学化的HTA决策转化机制，均离不开HTA机构部门的参与。HTA机构的有效运作，不仅能够加快推动这一过程的实施，制度化的评估体系更能够不断刺激高质量决策证据的产生。

1972年，美国国会颁布了技术评估法案，并据此建立了技术评估办公室（office of technology assessment，OTA），这是世界上第一家HTA机构，其经验被广泛借鉴。但由于对其性质的争论及来自医药企业的压力，OTA于1995年被国会停止资助并解散。目前，美国HTA组织主要是公立和私立部门并存的HTA合作方式，其中私营机构占主导地位，企业是HTA活动重要的投资者。当前美国共有HTA组织50多个，数量居世界首位。

随着HTA传播到世界各个国家与地区，1987年，瑞典卫生保健技术评估委员会（Swedish Council of Technology Assessment in Health Care，SBU）的成立。瑞典是开展HTA最早的国家之一，同时还是第一个建立国家级HTA机构的国家，即SBU。SBU的主要任务是为瑞典政府和县议会提供全面的医疗技术，尤其是新技术的价值评估，目的是改善效益和公平。1992年，SBU成为一个独立的公共机构，具有与政府机构相同的职责范围——为卫生保健决策者及患者的卫生保健干预措施提供公正科学的技术评估。

之后的20年里，HTA传播到几乎所有的欧洲国家，后又传播到中欧、拉丁美洲和亚洲的一些经济发达国家。在此过程中，HTA 组织机构如国际卫生保健技术评估学会（International Society of Technology Assessment in Health Care，ISTAHC）及其后的国际卫生技术评估（HTAi）、国际卫生技术评估网络（INAHTA）及《国际卫生保健技术评估杂志》（*International Journal of Technology Assessment in Health Care*，IJTAHC），欧洲卫生技术评估网络（EUnetHTA）等 HTA 组织机构发挥了重要作用。

2014 年，世界卫生组织（WHO）在第六十七届世界卫生大会上向全球所有成员国倡议建立卫生干预和技术评估体系，鼓励系统化使用独立的卫生干预和技术评估，以协助做出政策决策。截至 2018 年底，HTA 成为国际上普遍应用的政策分析工具，已被欧美和亚洲 50 多个国家的政府正式采用。

中国国家卫生计生委卫生发展研究中心也于 2016 年 12 月 6 日发起成立了中国卫生政策与技术评估研究网络。2017 年，国家医保药品目录准入谈判首次引入包括药物经济学等综合卫生技术评估方法，并延用至医保目录的 17 种抗癌药品谈判。2018 年 9 月，国家卫生健康委员会发文，为建立我国卫生技术评估体系，制定卫生技术评估实施意见，推动基本药物制度和卫生技术评估工作的开展，参照重点实验室管理机制，建立“国家药物和卫生技术综合评估中心”。

HTA 机构越来越多地参与卫生政策决策的过程，HTA 也逐渐成为一种制定报销和定价政策的强有力的工具。但由于决策对社会背景的依赖性，如不同背景下的政治、法律制度等，加快了对 HTA 机构网络的制度化建设。此外，“健康”的全球化意味着各个国家 / 地区的 HTA 组织在全球范围内的交流需求与日俱增，因此有必要以透明和系统的方式对其进行梳理和介绍。

二、世界卫生组织全球卫生技术评估调查报告简介

2020—2021 年，WHO 组织开展了全球 HTA 第二轮调查，以评估世界各国 HTA 的现况。调查的目的是跟踪各个国家 HTA 的实践和发展进程，建立 HTA 国家概况数据库，提高对 HTA 认知、培养 HTA 相关知识，并鼓励 HTA 的实践及其在循证决策中的应用。第一轮全球调查于 2015 年

进行。最新调查结果发布在WHO数据库中，数据将进一步完善、验证和更新，最新信息可从调查网站获得（https://www.who.int/teams/health-systems-governance-and-financing/economic-analysis/health-technology-assessment-and-benefit-package-design/survey-homepage）。

2020/2021年调查有127个国家积极响应，而2015年仅有111份调查。其中82%的受访者表示，2020—2021年曾在国家层面和/或地区层面系统进行正式的卫生决策。各国HTA提供的卫生决策信息主要包括：规划/预算（78%的国家和地区）、临床实践指南（75%的国家和地区）和卫生福利计划的设计（65%的国家和地区）；大约55%的国家/地区表示HTA为公共卫生方案的议定书、公共药品采购、护理质量指标制定和医疗技术定价的决策提供信息；仅30%的国家/地区使用HTA提供的资料来确定绩效薪酬方案的目标。

了解哪些利益相关者参与和考虑多方意见，对于制定公平决策过程至关重要。在选择优先事项和干预措施方面，66%受访者表示，这是由国家卫生服务部门完成的，其次是HTA委员会。关于评估过程的参与者，受访者表示医疗专业人员最常被纳入评估机构/委员会，其次是公共卫生专家或流行病学家。经济学家和政府官员通常也包括在内。来自患者群体、公众或其他弱势和边缘化群体的代表并不常见，这表明可以做更多工作让更广泛的人群参与其中。该调查还表明HTA在生产和传播中的主要阻碍因素是没有“意识到HTA的重要性”（36%）、尚未“制度化”（17%）、缺乏“政治支持”（11%）。无论是美洲、欧洲还是其他地区，没有“意识到HTA的重要性”都是主要问题，而尚未“制度化”则被视为非洲地区的一个重要障碍。

第二节　国内外卫生技术评估组织机构介绍

一、国际卫生技术评估组织机构

（一）卫生决策中心（Decide：Health Decision Hub）

由世界卫生组织主办的卫生决策中心是一个非正式的全球协作网，于2019年6月在日内瓦启动，并获得比尔和梅林达·盖茨基金会的支持。

Decide 通过卫生技术评估、经济评估、投资案例或开发促进卫生决策公平透明的任何其他程序，来支持多学科的数据和分析合作，以帮助决策者在第一时间做出最佳决定。Decide 同样支持循证卫生决策，通过合作项目在整个卫生系统范围内确保经济价值。

Decide 使广泛的合作伙伴能够在卫生决策中涉及卫生经济的专题领域开展工作，包括优先事项的确定、卫生福利方案的设计、HTA 及对卫生投资成本或基础设施的承包优化等。且 Decide 会员资格是免费的，官方网站即可申请。

（二）国际卫生技术评估协会（Health Technology Assessment International，HTAi）

HTAi 是一个全球性、非营利性的科学专业协会，面向所有进行、使用或面临卫生技术评估的团体或个人。其前身是国际卫生保健技术评估协会。HTAi 是一个成员驱动的组织，目前由来自世界各地 65 个国家的 82 个组织和 2500 多位成员个体组成，涉及对 HTA 感兴趣的众多利益相关者，包括研究人员、决策者、卫生服务提供者、政府机构及患者等，他们致力于在不同的实践领域和司法管辖区展开关于 HTA 的对话交流。HTAi 政策论坛有全球政策论坛、亚洲政策论坛及拉丁美洲政策论坛。官方期刊是《国际卫生保健技术评估杂志》。

（三）亚太卫生技术评估网络（HTAsiaLink）

HTAsiaLink 成立于 2010 年 9 月，是亚太地区 HTA 机构的合作研究网络。该网络最初的目的是在内部成员间共享 HTA 的信息、经验和资源，加强卫生技术评估的研究效率。HTAsiaLink 还致力于开发一种有效的方法，促进 HTA 的转化利用，并鼓励在全民医疗覆盖决策中遵循 HTA 证据。其具有代表性的学术活动是 HTAsiaLink 年会，目前已有来自 17 个不同国家约 30 个机构自愿加入该网络，共同目标是提高 HTA 能力。

（四）国际卫生技术评估机构网络（International Network of Agencies for Health Technology Assessment，INAHTA）

INAHTA 是一个由 51 个卫生技术评估机构组成的网络，为全球 32

个国家 10 亿多人的卫生系统决策提供支持。有 2100 多名工作人员和顾问在 INAHTA 网络中工作，他们将这些机构联系在一起，合作并分享关于制定、传播 HTA 报告的信息，以促进循证决策。

INAHTA 目前承担生产 HTA 数据库的责任，即国际卫生技术评估数据库（https：//database.inahta.org/）。该数据库免费提供有关世界各地卫生技术评估组织正在进行或已出版的卫生技术评估的书目信息，包括 INAHTA 成员和非 INAHTA 成员组织。

（五）欧洲卫生技术评估网络（European Network for Health Technology Assessment，EUnetHTA）

EUnetHTA 是一个由政府组织（如欧盟成员国、欧洲经济区和欧洲自由贸易区国家等）、区域相关机构及非营利性组织组成的网络，这些组织在欧洲致力于生产或传播 HTA。其职责是支持欧洲 HTA 组织之间的合作，为欧洲国家和地区的医疗系统带来附加价值，包括支持欧洲各国高效生产和使用 HTA；为欧洲各国的 HTA 机构提供一个独立且科学的平台，以交流和发展 HTA 信息与方法；提供一个与利益相关者沟通的接入点，以提高 HTA 的透明度、客观性、专业知识的独立性、程序的公平性等；发展 HTA 领域的合作联盟，以支持更强大、更广泛的循证 HTA，提高使用最佳证据的决策能力。

（六）美洲卫生技术评估网络（Health Technology Assessment Network of the Americas，RedETSA）

RedETSA 是一个卫生部、监管当局、卫生技术评估机构、泛美卫生组织 / 世界卫生组织的合作中心，以及美洲区域的研究和教育机构。该网络支持在线会议与在线教育项目。可通过意向书表达加入 RedETSA 的意愿。

RedETSA 目前包括 34 个机构代表的 17 个国家，旨在促进美洲的技术评估进程，加强 HTA 机构之间的信息交流，以支持关于此类技术的管理、合并、使用及更新的决策。其职责包括确定区域内国家、子区域及区域各级的 HTA 现状和优先事项，以便通过网络促进国家和机构之间的合作；通过 RedETSA 促进卫生技术信息获取；加强人力资源管理，包括评估小组和决策者在人力资源评估方面的能力；推广 HTA 的最佳实践；

促进各机构之间的技术合作；减少信息不对称，改善决策过程；促进当地 HTA 网络的整合及它们与 RedETSA 的协同作用。

（七）国际药物经济学和结果研究学会（International Society for Pharmacoeconomics and Outcomes Research，ISPOR）

ISPOR 是一个国际性、非营利性组织。该协会主要负责提供卫生经济学成果研究（HEOR）领域中科学会议的承办、同行评议和 MEDLINE® 索引出版物、良好的实践指导、教育、协作和工具 / 资源。该协会的成员包括来自世界 100 多个国家的 14 000 名个人和分会。该协会致力于通过促进卫生经济学和卓越成果研究，以改善全球卫生决策。

ISPOR 的卫生技术评估中心是提供卫生技术评估的资源 / 工具的综合储存库。HTA 中心帮助弥合 HEOR 与其他学科之间的距离，这些学科为 HTA 和卫生医疗决策提供信息。ISPOR 包括六大板块，即 HTA 概念介绍、HTA 新闻和活动、HTA 资源库、ISPOR 全球 HTA 治理、政策交换、培训和发展。协会成员的主要交流平台是 ISPOR 卫生技术评估圆桌会议。

（八）非洲南部卫生技术评估学会（Southern African Health Technology Assessment Society，SAHTAS）

SAHTAS 是一个面向所有在非洲南部生产、使用或面临 HTA 的个人 / 团体的组织。SAHTAS 包含的利益相关方有研究人员、机构、决策者、工业界、学术界、卫生服务提供者和患者 / 消费者，是在非洲南部开展合作，分享信息与专业知识的中立论坛。其任务是支持和促进在非洲南部发展、交流、了解和使用 HTA，是作为引进创新技术及有效利用卫生资源的一种循证决策工具。

（九）国际新兴卫生技术信息协作网（International Information Network on New and Changing Health Technologies，EuroScan）

EuroScan 是 HTA 机构的协作网络，于 1999 年成立。EuroScan 是 WHO 欧洲区域的区域小组，关于新的或新兴卫生技术适当使用和重新评估的国际信息网络。该网络旨在交流有关创新药物、医疗设备、卫生干预措施、医疗程序和其他卫生技术的重要信息，以支持决策并促进新技术的应用。其工作目标是评估和交流相关信息，拓展信息来源和渠道，研究早期技术评估方法，发布与早期识别和评估相关的信息，实现对新兴技术的早期认识和识别。

国际 HTA 组织的基础信息见表 9–1。

表 9–1 国际 HTA 组织的基础信息总览

组织名称		网址	成立年份
Decide: Health Decision Hub	卫生决策中心	https://decidehealth.world/	2019 年
Health Technology Assessment International（HTAi）	国际卫生技术评估协会	https://htai.org/	2003 年
HTAsiaLink	亚太卫生技术评估网络	https://htasialink2021.com/	2010 年
International Network of Agencies for Health Technology Assessment（INAHTA）	国际卫生技术评估机构网络	https://www.inahta.org/	1993 年
European Network for Health Technology Assessment（EUnetHTA）	欧洲卫生技术评估网络	https://www.eunethta.eu/	2005 年
Health Technology Assessment Network of the Americas（RedETSA）	美洲卫生技术评估网络	http://redetsa.org/wp/?page_id=402	2011 年
International Society for Pharmacoeconomics and Outcomes Research（ISPOR）	国际药物经济学和结果研究学会	https://www.ispor.org/	1995 年
Southern African Health Technology Assessment Society（SAHTAS）	非洲南部卫生技术评估学会	https://www.htasa.org.za/	2014 年
International Information Network on New and Changing Health Technologies(EuroScan)	国际新兴卫生技术信息协作网	https://www.euroscan.org/index.php/en/	1999 年

二、代表性国家卫生技术评估组织机构

（一）加拿大

加拿大的 HTA 机构形式、类型各不相同，如加拿大药品和卫生

技术局（CADTH）、国家卫生和社会服务卓越研究所（Institut national d'excellence en santé et en services sociaux，INESSS）等。

CADTH 成立于 1989 年，是国家级的非营利性 HTA 机构。主要开展药物、诊断试剂、医疗、牙科、手术的设备及程序方面的技术评估。CADTH 主要是为卫生系统的决策者提供以证据为基础的卫生技术信息，本质上是一种咨询服务。INESSS 于 2011 年 1 月 19 日由加拿大药物理事会、卫生干预技术和模式评估机构合并而成。主要目的是促进临床优化、有效利用卫生和社会服务资源。其评估对象包括在医疗和社会服务领域使用的卫生技术、药物和干预措施的临床获益与成本。

（二）法国

法国高级卫生局（La Haute Autoritéde Santé，HAS）于 2005 年 1 月 1 日开始运作。HAS 是一个向法国公共当局提供独立科学建议的咨询机构，是法国主要的 HTA 机构，其评估和评价对象是药剂 / 药品、医疗程序、医疗设备、诊断检测、人口层面的医疗干预措施等，为卫生部推荐意见的形成提供证据基础。HAS 职能包括制定临床实践指南、医疗技术的定价 / 定价谈判、护理质量的指标、健康福利计划的设计、公共卫生方案的议定书等。通常由 HTA 或决策机构的科学委员会、HTA 或决策机构的执行委员会、卫生部提名或选择要进行审查的干预措施。

HAS 注重医疗质量的提高和医疗费用的控制。通过科学的评估医疗服务、治疗效果和医疗报销制度的合理性，向政府和议会反馈医疗服务质量，鼓励参与者进行评估和协商，以验证信息的可靠性，确保人们从医疗服务体系中受益。

（三）德国

德国 3 家 HTA 机构为联邦联合委员会（Der Gemeinsame Bundesausschuss，G-BA）、卫生保健质量和效率研究所（IQWiG）、德国卫生技术评估局（Deutsche Agentur für Health Technology Assessment，DAHTA）。

G-BA 是卫生管理体系中的最高决策机构，负责组织和委托 HTA 项目。在联邦卫生部的监督下，G-BA 通过基于 HTA 的循证决策过程发布具有法律约束力的标准和指令，该过程规定了医疗程序、药剂 / 药品、医疗室设备、诊断检测、人口层面等干预措施。IQWiG 是 G-BA 成立的独立 HTA 组织。其主要职责是通过开展 HTA 评估，为 G-BA 的决策提供参考依据。评估内容包括药物成本效益评估，以及医疗设备、诊断和治疗方法、疾病预防和筛查等非药物医疗技术的干预项目评估。DAHTA 隶属于德国医学文献和信息学会。主要负责联邦资助的 HTA 项目管理，包括通过建立 HTA 信息数据库来支持国家卫生决策等。

（四）英国

英国作为最早开展 HTA 的国家之一，主要 HTA 机构有英国国家卫生与临床优化研究所（NICE）、国家卫生研究所（National Institute for Health Research，NIHR）、国家水平扫描中心（National Horizon Scanning Centre，NHSC），其中影响力最大的当属 NICE。

NICE 能够将 HTA 研究结果有效应用于卫生决策过程，通过实施 HTA 项目，NICE 支持政府制定医疗卫生政策，优化资源配置。NICE 是由国家卫生服务局（NHS）资助的国家研究机构。是英国立法授权成立并独立于政府运行的法定机构。NICE 主要负责医疗卫生服务的规范和标准化，以及为 NHS 制定社会卫生服务指南和质量标准。英国 HTA 基于有效性、经济性、安全性三大指标，对药剂 / 药品、医疗程序、医疗设备、诊断检测等卫生技术进行广泛评估并提出推荐意见。NICE 通过 HTA 来判断药物或技术的临床疗效和成本 – 效益，为 NHS 提供技术指导，并协助卫生部审查药物的使用情况；并通过制定临床指南，帮助患者了解疾病和合理用药，为医疗、公共卫生或社会服务领域的决策提供建议。

（五）澳大利亚

澳大利亚药品报销咨询委员会（Pharmaceutical Benefits Advisory Committee，PBAC）和医疗服务咨询委员会（Medical Services Advisory Committee，MSAC）是药品和医疗服务评估的权威 HTA 机构。PBAC 是一个独立的法定机构，职责是针对哪些药品可以报销，提供高质量、准确和独立的药品申报推荐意见，主要根据药品有效性和成本 – 效果评估结果。而MSAC是澳大利亚政府卫生部于1998年设立的一个独立的非法定委员会。主要针对由政府拨款资助的新型医疗服务，并利用现有的最佳证据，评估新型医疗服务的相对安全性、临床疗效、成本–效果和总成本，就是否应由政府拨款资助向政府提出建议。

阿德莱德卫生技术评估机构（Adelaide Health Technology Assessment，AHTA）成立于2001年，旨在开展循证应用研究，主要为政府/非政府组织的决策者提供信息。研究包括确定新出现的卫生干预措施，以及使用“最佳实践”方法评估新的和现有卫生干预措施的安全性、有效性和成本–效果。主要职能包括为制定政策和临床决策提供高质量的卫生技术评估；发展卫生技术评估方面的专业知识和能力；改善公共卫生，促成有效和公平的卫生系统。

（六）美国

美国是世界上首个开展HTA工作并建立HTA组织的国家。主要机构有医疗保健研究和质量机构（AHRQ）、临床与经济评论研究所（ICER）、以患者为中心的结局研究所（Patient-Centered Outcomes Research Institute，PCORI）、医疗技术政策中心（Center for Medical Technology Policy，CMTP）、美国卫生与公众服务部（U.S. Department of Health and Human Services，HHS）、蓝十字/蓝盾协会技术评估中心（Blue Cross/Blues Shield Association Technology Evaluation Center，TEC）。

AHRQ是负责改善美国医疗保健系统安全性和质量的主要联邦机构。AHRQ开发用来改善卫生保健系统的知识、工具和数据，并帮助卫生保健专业人员、决策者等做出卫生决策。ICER成立于2006年，是一个独立的、非营利性的研究组织，用来评估处方药、医疗检查和其他创新医疗保健服务的临床与经济价值。ICER审查所有可用的证据，以帮助调整医疗服务价格，改善患者及其家庭的生活。CMTP是一个独立的非营利组织，致力于开发一个医疗保健系统，旨在通过提高临床研究的质量、相关性和效率，使卫生保健更加有效和可负担，同时提高公众对研究的信任，减少日常医疗的不确定性等。TEC是在美国占主导地位的私立HTA机构，依靠雇主的资金资助和社会个人保险参保的项目成立。主要目的是为了节省成本和提高自身的竞争力。

（七）日本

药品和医疗器械机构（Pharmaceutical and Medical Devices Agency，PMDA）成立于 2004 年，属于政府组织，是日本开展 HTA 的主要机构。由国家健康科学研究所的药物和医疗器械评估中心、药物安全与研究组织、日本医疗设备先进协会的一部分组成，负责审查药品和医疗器械，监督上市后的安全性，并减轻对健康的不利影响。PMDA 的职能和目标主要包含 3 个方面，即通过对受到不良药物反应和生物制品感染的人群提供及时的救助来改善公共健康水平；提供从临床前期直至审批的有关药物和医疗器械质量、效果、安全性的指南和文献；收集、分析和提供药品及医疗器械上市后的安全信息。

（八）马来西亚

1995 年 8 月，马来西亚卫生技术评估部门（Malaysian Health Technology Assessment Section，MaHTAS）在卫生部医疗法案的背景下成立，该政策旨在确保卫生技术的安全、有效及具有成本－效益。主要通过开展卫生技术评估、技术审查、快速评估和对新兴卫生技术进行水平扫描来实现。主要职能包括制定临床实践指南、规划和预算、医疗技术的定价 / 定价谈判、健康福利计划的设计、药品的公共采购、公共卫生方案的议定书等。评估对象有药剂 / 药品、医疗程序、医疗设备、诊断检测、人口层面的干预措施等。

（九）韩国

健康保险审查和评估局（Health Insurance Review and Assessment，HIRA）和国家循证医疗合作局（National Evidence based healthcare Collaborating Agency，NECA）是韩国主要的 HTA 机构。HIRA 主要负责对卫生技术的经济性评估，审查医疗费用是否合理，评估医疗服务是否适当，以确保医疗服务质量。此外，HIRA 通过研究和国际交流与合作项目，为政府部门提供循证决策信息。NECA 主要负责评估医疗程序和诊断测试的安全性和有效性，并成立 HTA 中心，对新技术进行科学、系统的评估，为卫生服务提供者、决策者和民众提供信息，帮助他们合理选择新的卫生技术，以提高卫生服务质量，确保医疗安全。

（十）新加坡

新加坡卫生部于2015年成立了护理有效性机构（Agency for Care Effectiveness，ACE），旨在通过卫生技术评估、临床指导和教育，更好地推动卫生保健决策。ACE的使命是发布客观可信的医疗卫生指南，使利益相关方能够在有限资源内优化医疗利益，推进循证实践和适度医疗的价值观。信息传播对于最大限度地发挥ACE的影响力至关重要。HTA从评估到实施的过程中，ACE使用各种形式的策略，在关键节点寻求利益相关者的反馈和支持，包括范围研讨会、大规模简报和路演、一对一咨询、宣传册及在ACE网站上发布指南。

（十一）泰国

泰国主要的HTA机构是卫生干预和技术评估中心（Health Intervention and Technology Assessment Program，HITAP），是泰国公共卫生部下设的一个非营利性研究机构。HITAP通过对包括药剂/药品、医疗程序、医疗设备、诊断检测、人口层面的干预措施，以及疾病预防措施、社会卫生福利政策等卫生技术和项目进行评估，为决策提供依据和支持；通过HTA基础研究，开发和更新HTA方法指南、测量工具等。在HTA决策转化机制中，国家卫生安全办公室确定选题并拥有最终决定权。HITAP负责具体的评估工作，推广和传播评估结果及决策转化结果。

代表性国家HTA机构/组织的基础信息见表9–2。

表9–2 代表性国家HTA机构/组织的基础信息总览

国家	机构名称		网址	成立年份
加拿大	Canadian Agency for Drugs and Technologies in Health (CADTH)	加拿大药品和卫生技术局	http://www.cadth.ca/	1989年
	Institut national d’excellence en santé et en services sociaux (INESSS)	国家卫生和社会服务卓越研究所	https://www.inesss.qc.ca/	2011年
法国	La Haute Autorité de Santé (HAS)	高级卫生局	https://www.has-sante.fr/	2004年

续表

国家	机构名称		网址	成立年份
德国	Der Gemeinsame Bundesausschuss (G-BA)	联邦联合委员会	https://www.g-ba.de/	2004 年
	Institut für Qualität und Wirtschaftlichkeit im Gesundheitswesen (IQWiG)	卫生保健质量和效率研究所	https://www.iqwig.de/	2005 年
	Deutsche Agentur für Health Technology Assessment (DAHTA)	德国卫生技术评估局	https://portal.dimdi.de/hta/servlet/Gate?accessid=htaBasicSearch&lang=de	2000 年
英国	National Institute for Health and Care Excellence(NICE)	英国国家卫生与临床优化研究所	https://www.nice.org.uk/	1999 年
	National Institute for Health Research (NIHR)	国家卫生研究所	https://www.nihr.ac.uk/	2006 年
	National Horizon Scanning Centre (NHSC)	国家水平扫描中心	http://www.hsc.nihr.ac.uk/	—
澳大利亚	Adelaide Health Technology Assessment (AHTA)	阿德莱德卫生技术评估	https://health.adelaide.edu.au/adelaide-health-technology-assessment/	2001 年
	Pharmaceutical Benefits Advisory Committee （PBAC）	药品报销咨询委员会	https://www.pbs.gov.au/info/industry/listing/participants/pbac	1953 年
	Medical Services Advisory Committee (MSAC)	医疗服务咨询委员会	http://www.msac.gov.au/	1998 年
美国	The Agency for Healthcare Research and Quality (AHRQ)	医疗保健研究和质量机构	https://www.ahrq.gov/	1989 年
	Institute for Clinical and Economic Review(ICER)	临床与经济评论研究所	https://icer.org/	2006 年
	Patient-Centered Outcomes Research Institute (PCORI)	以患者为中心的结局研究所	https://www.pcori.org/	2010 年
	Center for Medical Technology Policy (CMTP)	医疗技术政策中心	http://www.cmtpnet.org/	—

续表

<table>
<tr><th>国家</th><th colspan="2">机构名称</th><th>网址</th><th>成立年份</th></tr>
<tr><td rowspan="2">美国</td><td>U.S. Department of Health and Human Services (HHS)</td><td>美国卫生与公众服务部</td><td>https://www.hhs.gov/</td><td>1979 年</td></tr>
<tr><td>Blue Cross/Blues Shield Association Technology Evaluation Center (TEC)</td><td>蓝十字 / 蓝盾协会技术评估中心</td><td>http://www.bcbs.com/blueresources/tec/</td><td>美国 20 世纪 30 年代大萧条时期</td></tr>
<tr><td>日本</td><td>Pharmaceutical and Medical Devices Agency(PMDA)</td><td>药品和医疗器械机构</td><td>http://www.pmda.go.jp/english/</td><td>2004 年</td></tr>
<tr><td>马来西亚</td><td>Malaysian Health Technology Assessment Section(MaHTAS)</td><td>马来西亚卫生技术评估部门</td><td>http://www.moh.gov.my</td><td>1995 年</td></tr>
<tr><td rowspan="2">韩国</td><td>National Evidence based healthcare Collaborating Agency(NECA)</td><td>国家循证医疗合作局</td><td>http://www.neca.re.kr/</td><td>2009 年</td></tr>
<tr><td>Health Insurance Review and Assessment(HIRA)</td><td>健康保险审查和评估局</td><td>—</td><td>—</td></tr>
<tr><td>新加坡</td><td>Agency for Care Effectiveness (ACE)</td><td>护理有效性机构</td><td>https://www.ace-hta.gov.sg/</td><td>2015 年</td></tr>
<tr><td>泰国</td><td>Health Intervenion and Technology Assessment Program (HITAP)</td><td>卫生干预和技术评估中心</td><td>https://www.hitap.net/splash</td><td>2007 年</td></tr>
</table>

注："—"表示未查询到明确网址或年份。

三、我国卫生技术评估组织部门

（一）国家药物和卫生技术综合评估中心

2018 年，我国正式发布《关于国家卫生计生委卫生发展研究中心承担"国家药物和卫生技术综合评估中心"工作的通知》，至此我国确立了政府部门的 HTA 中心。其主要职能是开展国家卫生改革和发展战略研究，参与卫生改革和发展实践；开展与国家卫生有关的公共卫生政策研究，为制定国家卫生政策提供意见和建议；在健康管理领域开展研究和实践；

开展卫生政策和技术评估的研究与实践；卫生经济与卫生管理的基础理论和方法研究及其实践工作。

（二）中国台湾地区卫生技术评估相关机构

中国台湾地区财团法人医药品查验中心（Center for Drug Evaluation，CDE）成立于 1998 年 7 月 13 日，在提高药物评估的效率和质量方面发挥着关键作用，其工作有助于促进公共健康和福利，包括推动创新药物的及时可及。该机构主要职能包括：协助卫生福利部门开展医药产品技术审评与卫生技术评估相关工作，促进医疗资源合理利用；参与起草符合国际发展趋势的技术规范与指南草案，并提供专业的法规与技术咨询服务，以支持药品研发与产业健康发展。

（三）国家卫生健康委卫生技术评估重点实验室（复旦大学）

1994 年上海医科大学成立了医学技术评估研究中心，2004 年经卫生部（现为国家卫生健康委员会）批复更名为卫生部卫生技术评估重点实验室（复旦大学），现为国家卫生健康委员会卫生技术评估重点实验室（复旦大学），是我国最早成立的卫生技术评估机构。该机构致力于开展卫生技术评估的科学研究、教育培训、技术服务和交流合作，为卫生、医疗保障等各级各类政府部门、医疗卫生机构及其他相关组织提供卫生技术评估证据，推动学科发展，促进政策转化。国家卫生健康委员会卫生技术评估重点实验室是一个多学科合作的平台，学科领域涉及社会医学与卫生事业管理、流行病学与卫生统计等学科，依托于复旦大学公共卫生学院。

（四）中国循证医学中心

于 1996 年在华西医科大学附属第一医院开始筹建，1997 年 7 月获我国卫生部（现为国家卫生健康委员会）认可。该中心旨在通过撰写、维护、传播和应用高质量的 Cochrane 系统综述，促进 Cochrane 在中国的发展应用。目标是通过研究、培训和传播，支持医疗卫生实践和政策决策，包括制定指南及监管和覆盖决策。中国循证医学中心还与 ISPOR 中国西部分会合作，开发并应用高质量的系统评价，以评估药物和医疗器械的使用效果，为监管和覆盖决策提供支持。

（五）中国人民大学卫生技术评估与医药政策相关研究基础

中国人民大学在卫生技术评估与医药政策领域已具备扎实的研究基础。该校公共管理学院于 2017 年筹备设立了卫生政策研究与评价中心（Center for Health Policy Research and Evaluation，Renmin University of China，HPRE），为相关研究提供了重要平台。学院依托该中心长期开展卫生政策、卫生技术评估、卫生经济学评价及决策模型等方向的研究工作。值得关注的是，该校曾于 2019 年计划在现有基础上筹建专门的“卫生技术评估与医药政策研究中心”，虽该中心后续未正式成立，但反映了学校对这一研究领域的持续重视及其在该领域的学术布局。目前，相关研究工作仍通过公共管理学院及卫生政策研究与评价中心持续开展，为推动卫生技术评估在国内的发展贡献力量。

（六）南通大学循证医学中心

南通大学循证医学中心成立于 2009 年 3 月，是循证医学教育部网上合作研究中心的成员单位。自成立以来，不断加强循证医学学科与梯队建设，积极开展循证医学教学与培训、卫生技术评估、医学信息技术及医学人工智能研究等各项工作，与位于江苏、浙江、安徽、上海的南通大学各附属和教学医院共同开展科学研究，共建平台，联合攻关。

我国 HTA 机构 / 团队的基础信息见表 9–3。

表 9–3　我国 HTA 机构 / 团队的基础信息总览

机构 / 团队名称		官方网址	成立年份	在职专家
National Center for Integrated Assessment of Medicines and Health Technology	国家药物和卫生技术综合评估中心	http://www.nhei.cn/	2014 年	赵琨等
Center for Drug Evaluation (CDE)	中国台湾地区财团法人医药品查验中心	https://www.cde.org.tw/	1998 年	—
NHC Key Laboratory of Health Technology Assessment，(Fudan University)	国家卫生健康委员会卫生技术评估重点实验室（复旦大学）	https://chta.fudan.edu.cn/	1994 年	陈英耀等

续表

机构 / 团队名称		官方网址	成立年份	在职专家
The Chinese Cochrane Center	中国循证医学中心	https://china.cochrane.org	1996 年	孙鑫等
Center for Health Policy Research and Evaluation, Renmin University of China	中国人民大学卫生政策研究与评价中心	http://spap.ruc.edu.cn/gywm/kydw/42e2b092584643ad897517a8d81d7ab4.htm	2017 年	—
Evidence-based Medicine Center of Nantong University	南通大学循证医学中心	https://ebm.ntu.edu.cn/	2009 年	耿劲松等

注："—"表示未查询到相关信息。

第三节　中医药卫生技术评估组织机构设立的必要性

20 世纪 90 年代 HTA 开始在我国得到传播和发展，国内先后成立了一批 HTA 相关研究机构，各机构和高校也形成了一批从事 HTA 相关学科的人才。我国 HTA 机构或部门的数量处于快速增长的趋势，然而我国各级 HTA 机构之间仍存在协作不充分，HTA 报告不公开、质量良莠不齐，且出现重复评估和评估结果不一致等问题。目前，针对中医药 HTA 机构网络的开发与协作机制尚未建立，各类中医药 HTA 研究成果无法形成系统框架。因此，建立和完善中医药 HTA 机构网络具有重要意义。

最早提及中医药 HTA 的文献来自 2002 年四川大学华西医院学者所发表的论述文。近年来，我国陆续发表了一些中医药 HTA 相关文献，如快速 HTA、mini-HTA、中医药 HTA 的 SWOT 分、基于 HTA 开展中医药临床综合评价、中医院 HTA，以及 EVIDEM 对中医药 HTA 的应用启示等。这个阶段，开展中医药 HTA 机构的基础建设，从职能范围、法律框架、制度安排、评估流程、监督机制等加以合理的限制和规定，不仅是中医药医保准入的有效路径，也是卫生决策的客观需求，对促进中医药的继承与发展具有深远的意义。

中医药 HTA 机构建设是中医药 HTA 能力建设的重要路径，而中医药 HTA 能力建立是中医药医保准入的有效路径。我国医保目录调整已经做出了从“专家定性评价”向“以证据支持的定量评价”的重要转变，HTA 可以为医保目录调整提供决策依据。《国务院办公厅关于改革完善医疗卫生行业综合监管制度的指导意见》（国办发〔2018〕63 号）指出，强化国家 HTA 支持力度，发挥 HTA 在医疗技术、药品、医疗器械等临床准入、规范应用、停用、淘汰等的决策支持。中药饮片与中成药医保准入开展 HTA 是必不可少的环节，有学者提出中医药需要开展 HTA，而中医药 HTA 机构则为中医药 HTA 的实施提供基础设施。

中医药 HTA 机构的建立是中医药卫生决策的客观需求。探索中医药 HTA 标准化流程以及证据转化的相关路径，帮助建立中医药 HTA 机制，为中医药卫生技术的转化、规范应用和有序发展提供有力支撑，为中医药循证卫生决策提供证据支持，是中医药 HTA 机构的职责和需要加强的能力。

综上，中医药 HTA 机构与能力建设迫在眉睫，建立和完善中医药 HTA 机构网络可以促进规范、科学地实施中医药领域 HTA 研究，支持中医药卫生决策。

第四节　HTA 领域相关的国际期刊介绍

The *International Journal of Technology Assessment in Health Care*（IJTAHC，https://htai.org/journal/）作为 HTAi 的官方学术期刊，创刊于 1985 年。IJTAHC 旨在为那些对卫生技术的经济、社会、伦理、医疗和公共卫生影响感兴趣的国际卫生技术评估相关团体成员分享想法、意见和活动提供一个交流论坛。IJTAHC 的目标受众包括参与评估卫生技术或卫生技术对患者和整个社会影响的医疗保健开发人员 / 创新者、提供者、决策者和研究人员。其内容涵盖卫生技术的开发、评估、传播和使用，及其对卫生保健系统和公共卫生的组织和管理的影响。除了一般论文和研究报告外，还定期出版有关技术评估报告和专题部分专栏。该期刊由剑桥大学出版社出版，出版周期为一年四次，且对 HTAi 成员免费开放。

Value in Health（https://www.valueinhealthjournal.com/）作为 ISPOR 的官方期刊，创刊于 1998 年。它为研究人员、医疗决策者和政策制定者

提供了将卫生经济学和结果研究应用于医疗决策的论坛。它刊登经济性评估（包括药物和其他卫生技术）、结果研究（“真实世界”治疗效果和患者报告结果研究）以及概念、方法和卫生政策方面的原创研究文章。其目标是推动卫生经济学和结果研究领域的发展，帮助医疗保健领导者做出循证决策。该期刊由 Elsevier 出版社出版，发表周期为每年 12 期。2012 年，ISPOR 推出了 *Value in Health* 的配套期刊——*Value in Health Regional Issues*（https://mc.manuscriptcentral.com/vihregionalissues）。它的职责是提供一个论坛，以促进和传播卫生经济学研究和与卫生相关的结果，包括几个特定地区人群的健康相关结果：亚洲、拉丁美洲、中/东欧、西亚和非洲。其主要目标是为这些地区的研究人员提供额外的发表渠道，发表周期每年 3 期。

International Journal of Hospital Based Health Technology Assessment（IJHBHTA，http://www.cybelepress.com/ijhbhta.html）是唯一一本致力于医院 HTA 的期刊，创刊于 2016 年，发表案例研究、对 HB-HTA 未来的看法、方法学发展、系统评价、mini-HTA 综述、成本 – 效果研究等类型的文章。该期刊的特点是快速报告所有治疗领域的综述、证据综合、原始研究和临床研究。IJHBHTA 由加拿大 CybelePress 出版社出版，接受英语和法语的文章，目前无固定周期。

Health Technology Assessment（https://www.journalslibrary.nihr.ac.uk/hta/about-the-hta-journal.htm）创刊于 1997 年。该杂志出版有关医疗技术的有效性、成本，以及卫生技术更广泛影响的研究，为英国国家卫生服务系统（NHS）中使用、管理和提供医疗服务的人员提供参考。同时，该杂志的技术评估报告也为 NICE 提供指导，相关 HTA 研究也是国家筛查委员会（NSC）政策决策的重要证据来源。评估内容即卫生技术，包括以促进健康、预防和治疗疾病、改善康复和长期护理为目的的干预措施等。该期刊的发表标准为：①英国国家卫生研究所（NIHR）HTA 项目资助的工作成果，并且经外部评审和期刊编辑的评议，具有足够高的科学质量；②该期刊只发表由 NIHR 资助的研究成果，因此不考虑投稿，也不向作者收取文章处理费或文章投稿费。该期刊由英国 NIHR 期刊图书馆出版。

Global & Regional Health Technology Assessment（GRHTA，https://

journals.aboutscience.eu/index.php/grhta/index）是一份国际性的、有索引的、同行评审的、开放存取的在线期刊，旨在促进全球和 / 或地区 HTA 和经济性评价，支持具有不同临床和经济结果的替代治疗方法和技术的决策。该期刊创刊于 2014 年，重点关注科技进步在促进更高的医疗保健标准方面的作用，以及各地区在分配医疗保健资源方面的内在局限性。该期刊由意大利 AboutScience 出版社出版，接受英语、西班牙语和意大利语的文章，发表周期为每年一期。

从 HTA 机构在国内外众多国家 / 地区的发展和应用情况可以看出，HTA 在各国的卫生决策中扮演着不同的角色。这些国家已经形成了包括政府、大学、研究机构和医院在内的多层次的 HTA 体系，并根据不同的政治和卫生体制发挥相应的作用。HTAi、INAHTA 及其他国际 HTA 组织在不断改进，以促进各国 HTA 机构之间及与制药行业之间的交流，促进循证决策的推广和实践。这些都为我国根据自身国情和医疗卫生体系的特点建立 HTA 体系提供了良好的经验。

考虑到 HTA 在政府卫生决策中发挥的作用愈发关键，应鼓励开展 HTA 多学科交叉合作，加强 HTA 机构与能力建设，促进 HTA 成果的转化与应用，加快建立规范化、科学化的 HTA 决策转化机制。中医药 HTA 机构建设的重点与挑战主要包括卫生服务需求的满足、HTA 制度体系的完善、HTA 机构的基础设施与能力建设，以及系统高效的 HTA 工作。

（廖　星　耿劲松　吴　雪）

第十章

中医药卫生技术评估

第一节 中医药卫生技术评估的概述

一、概念与范畴

中医药是我国的瑰宝，凝聚着中华民族的智慧，是中华民族的优秀传统文化，是我国卫生事业的特色和优势，是我国重要的卫生、文化和经济资源。近20年来，一系列政策的颁布实施，把中医药工作摆在更加突出的位置，支持并推动中医药事业迅速发展。2016年颁布的《中华人民共和国中医药法》，是我国中医药领域第一部综合性、全局性、基础性的法律，为中医药发展提供了根本的法律依据。《“健康中国2030”规划纲要》提出要坚持预防为主、防治结合、中西医并重，推动中医药和西医药相互补充、协调发展，提升健康服务水平。《中华人民共和国基本医疗卫生与健康促进法》指出，国家大力发展中医药事业，坚持中西医并重、传承与创新相结合，发挥中医药在医疗卫生与健康事业中的独特作用。《中共中央　国务院关于促进中医药传承创新发展的意见》指出，传承创新发展中医药是新时代中国特色社会主义事业的重要内容，坚持中西医并重，打造中医药和西医药相互补充协调发展的中国特色卫生健康发展模式。

卫生技术评估（HTA）是通过明确的方法来确定卫生技术在其生命周期不同阶段价值的一个多学科过程，其目的是为决策提供信息，促进更加公平、高效和高质量的卫生系统的建立。HTA在国家医保报销目录调整、高值耗材与高价药品谈判等宏观层面，医院处方集制定、按病种付费实施等微观层面均发挥着重要的作用。将HTA应用于中医药卫生技术安全性、有效性、经济性和社会适宜性的综合评价，可有助于提高中医药卫生资源的利用质量和效率，促进中医药发展。

中医药HTA是对中医药卫生技术的安全性、有效性、经济性、社会适应性（社会、法律、伦理、政治）等进行系统全面的评价，综合了中医学、循证医学、卫生经济学、卫生管理学等多学科知识和研究方法，围绕中医药卫生技术在生命周期中不同阶段的价值，为各层次的决策者提供合理选择中医药卫生技术的科学信息和决策依据，从而合理配置中医药卫生资源，促进更加公平、高效和高质量的中医药卫生系统发展。中医药卫生技术可归纳总结为5类：①中药类，包括中药材、中药饮片、中成药以及中草药制剂等；②中医适宜技术类，包括针刺类技术、推拿类技术、刮痧类技术、骨伤类技术等；③中医诊疗仪器设备类，包括诊断设备如脉诊仪、舌诊仪等，治疗设备如红外穴位治疗仪、磁疗治疗仪等；④中医诊疗方案类，包括诊疗方案、临床路径、临床实践指南等；⑤其他类，包括中医相关组织系统、中医相关的公共卫生计划等。

二、机遇与挑战

在卫生政策的大力支持下，国家加快推进医药卫生领域改革，HTA的理念与方法得到了强有力的支持和推动，其在药品目录遴选、医保报销决策、医疗设备配置、医院按病种付费的实施等领域均开展了诸多探索和应用。中医药领域引入HTA的方法，无疑是提升中医药发展的一个科学的方法与手段。中医药HTA目前仍处于萌芽阶段，未来需要通过加强顶层设计、提升认知和重视程度，推进人才培养和合作，加快符合中医药特色的评估标准的研制以促进中医药HTA的发展。

（一）加强顶层设计，提升中医药行业对HTA的认知程度

从20世纪90年代初期引入HTA的概念至今，我国HTA的发展逐渐步入正轨，其应用与发展得到了一系列政策的支持，在卫生决策领域也进行了许多有益的探索和经验的积累。这些都为正处于萌芽阶段的中医药HTA的发展创造了良好的政策环境。目前，中医药领域对HTA的认识在概念、范畴及内容等方面尚存在诸多不足。为此，需要自上而下和自下而上同时加强中医药行业HTA的发展。首先，需要从国家、卫生部门到中医医院不断支持和重视中医药HTA。上层部门的支持和推动，

有助于确立 HTA 在中医药领域应用的决策地位，保证稳定的项目和经费来源，形成科学客观的评估结果并提高其公信力。其次，需要尽快完善和强化相关政策、指南规范，从制度上建议采用 HTA 实施中医药卫生决策，并且将政策落实到实际应用中，在医疗机构引进新技术、开展药物评价等过程中使用基于 HTA 的多维度证据。除此之外，为了更好地促进中医药 HTA 的发展，应建立中医药 HTA 部门或专家委员会等专门机构，助力 HTA 和中医药领域的人才、资源、信息、技术整合，与国内外 HTA 机构协同合作，共同进步，推动中医药医疗体系的发展。最后，需要做好在中医药领域从业人员 HTA 知识的普及。不仅要提升中医药从业人员对于 HTA 概念和范畴的认识，更需要提高其基于证据决策的循证意识，让其认识到循证决策的重要性，从而有助于推动 HTA 工作的落地。

（二）加强 HTA 人才培养，增强多学科合作

人才建设是一个组织发展的重要维度之一，用好现有人才，引进必需人才，把各方面优秀人才聚集到组织建设中，能够更好更快地推动组织发展。国际上发展较好的 HTA 相关机构如英国国家卫生和临床优化研究院（NICE）的专家队伍，包括医生、护士、卫生经济学家、临床流行病学家、统计师和非卫生专业人员等；加拿大药物和卫生技术局（CADTH）的 HTA 团队成员，包括医学、药理学、流行病学、卫生经济学、生物伦理学、信息检索和知识转化等领域的专家。由此可见，HTA 需要多学科背景的团队合作。

中医药 HTA 人才建设应该从 3 个方面展开：①培养中医药领域青年骨干人才。鼓励青年骨干积极参与国内外 HTA 会议与培训，开展国际学术交流与合作，培养和选拔 HTA 创新人才和拔尖人才，尤其是具备中医药专业知识和 HTA 专业知识的复合型人才，提高研究水平，带动学科发展。②引进 HTA 专业人才。比如卫生经济学、临床流行病学、卫生管理学等学科人才，通过对 HTA 团队人员的科学配置，丰富团队组成，充分发挥学科骨干力量，加速知识创新，带动中医药 HTA 的发展。③增强与 HTA 专业机构（即第三方评估机构）的合作。第三方评估机构是指 HTA 项目承担方和委托方之外的第三方，比如英国的 NICE 和加拿大的 CADTH。这些机构具有专业化的评估队伍和专家队伍，熟悉评估业务，

具备独立性和专业性等特征，有助于确保评估的公正和客观，同时有助于中医药 HTA 领域专业人才的培养及其技术水平的提升。因此，加强与 HTA 机构的合作对中医药 HTA 的建设至关重要。

（三）加快标准研制，开展符合中医药特色的 HTA

要开展符合规范、透明、系统的 HTA，需要制定一套统一的评估标准和方法体系。目前国内尚无相关的 HTA 标准和实施规范，国际卫生技术评估网络网站（INAHTA）发布了 HTA 报告清单，可供开展 HTA 或使用 HTA 的研究者应用。当前，我国在药品临床综合评价领域里引入了 HTA 体系，并颁布了相关管理指南。如 2021 年 7 月国家卫生健康委员会发布了《药品临床综合评价管理指南（2021 年版　试行）》，探索建立并逐步完善国家药品临床综合评价机制，确定了统一的评价维度，为完善国家药物政策、保障临床基本用药供应与合理使用提供循证证据和专业性 HTA 支撑。HTA 的核心价值维度包括安全性、有效性、经济性和适宜性。中医药因其自身特点，很难直接套用现有的评价方法。如何凸显中医药的特色，将其体现在 HTA 的评价维度中，是目前需要考虑和攻克的难点问题，比如中医药辨证论治的核心治疗思想、中医药经典名方的传承等。因此，研制出适合中医药特色内容评价的标准势在必行。

第二节　中医药卫生技术评估机制制度化建立

HTA 在国家医保报销目录调整、高值耗材与高价药品谈判等宏观层面，医院处方集制定、按病种付费实施等微观层面均发挥着重要的作用。但同时也存在一些问题，表现在政策机制、评审制度、评估维度等方面。2015 年和 2021 年世界卫生组织（WHO）开展的 2 次 HTA 全球调查均显示，HTA 使用的阻碍因素之一就是缺乏制度化。制度化建设往往是改革性、试验性和探索性的，通过建立 HTA 制度化可以推动形成更趋成熟和定型的制度体系，促进 HTA 建设，助力医药卫生事业的发展。

WHO 于 2021 年发布了《卫生技术评估机制制度化的指导》，旨在促进和推动 HTA 机制制度化的建立。其将 HTA 机制制度化建立归纳为 5

个步骤：明确HTA机制的职能、明确法律框架、建立制度和管理方式、评估和评审所需的流程和证据、监测和评估HTA机制。每部分均列有实施清单，为在决策过程中考虑使用HTA作为工具，但需要一些实际指导的国家提供建议，以期促进更加有效的全民健康覆盖决策，并能带来更好的医疗结局。

中医药HTA起步较晚，尚处于萌芽阶段，更加需要在全球性标准文件的指导下开展相关工作，确保其规范、透明和公平。参考WHO指导手册，提出中医药HTA机制制度化建立的必要性和逻辑框架，有助于建立符合我国国情并适用于中医药领域的HTA机制制度化，为中医药HTA的研究提供科学指导，助力中医药卫生决策。

一、WHO机制制度化建立的步骤

（一）明确HTA机制的职能

WHO对HTA的定义是宽泛的，因为世界各国的HTA有不同的职能范围，包括有具体的职能，如澳大利亚药品福利咨询委员会（Australian Pharmaceutical Benefits Advisory Committee，PBAC）是为药物报销做出推荐；有广泛的职能，如英国国家卫生与临床优化研究所（National Institute for Health and Care Excellence，NICE）推荐报销的干预措施，并制定临床指南。HTA不只限于某一类型的卫生干预措施或技术，应涵盖已报销或考虑报销的所有干预措施，包括医疗设备、药物、医疗服务、外科手术、辅助设备、诊断、筛查、疫苗及其他卫生方案等。

因此，在建立HTA机制之前，首先需要明确其职能，还要考虑经费、能力及支持的问题。尽管建立HTA机制的费用较高，但是良好机制所带来的益处可以提高卫生支出效率，增加卫生效益。国家和有关部门应具备开展HTA的能力，独立于决策者，严格按照标准进行评估，管理任何利益冲突，提高其透明度。除此之外，还需要让有经验的机构和专家参与进来。从事HTA工作的机构和个人包括WHO卫生决策中心（Decide：Health Decision Hub）、国际卫生技术评估协会（HTAi）、国际卫生技术评估机构网络（INAHTA）、亚太卫生技术评估网络（HTAsiaLink）、欧洲卫生技术评估网（EUnetHTA）、美洲卫生技术评估网（Red de Evaluacion de las Tecnologias de la Salud en las Americas，RedETSA）、国际药物经济学与结果研究学会（ISPOR）、国际新兴卫生技术信息协作网络（EuroScan）等。其中，Decide 为 WHO 主办，旨在为所有 HTA 网络、从事 HTA 工作的学者以及在建立 HTA 时需要推荐和支持的国家提供一个平台，可使用位于该平台上的专家工具寻找合适的技术支持者。

（二）明确法律框架

数十年来，诸多国家应用 HTA 支持决策，并进一步鼓励决策者使用 HTA 加速卫生系统的发展。HTA 使利用经济和社会价值管理健康成为可能，这些价值激发了卫生技术选择的标准。在这种情况下，决策者往往忽视了一个重要的因素——法律的作用，这是成功实施 HTA 流程的关键。需要帮助决策者了解适用于 HTA 的法律概念，在建立 HTA 机制或加强现有机制的有效性时必须考虑。

建立法律框架需要从 3 个方面做起。

首先，帮助决策者掌握 HTA 机制制度化的法律环境。纵览法律制度，了解法律法规如何构成卫生系统的组织基础。明确 HTA 职能或机制与法律制度、所涉及的法律分支以及使用的法规、立法和条例的契合或可能契合处。描述 HTA 公共当局和机构以及权力、责任、角色和决策的下放。分析差距和瓶颈，找到应更新、调整、修改或修订的法律规范，以支持 HTA 改革。

其次，充分利用法律工具进行 HTA 改革。编制一套涵盖 HTA 改革所必需的价值观和原则的全面的法规，从评估职能到采购规则，包括数据保密及利益冲突的预防和管理等。制定明确的法律法规，确保其适用范围，避免宽泛的解释、重新鉴定或可避免的禁令。具有法律约束力的规则应涵盖基本领域，如透明度、咨询的独立性、数据的保密性、利益冲突的管理等。还需对判例法进行估量，预测界限、司法审查承认的责任或可能被司法机关推翻的潜在做法和决策。除此之外，还要预期司法审查所涉及的经费问题，以避免对预算规划产生不利后果。并且咨询利益相关方，确保所有利益相关方都按照法律要求进行协商。

最后，监督和调整新的法律法规。对不一致或过时的规范进行监督，可以维持一个符合目的且合法合理的HTA机制，即不易被行政或司法程序撤销的决策。保证持续的法律审查，使得HTA职能范围具有相关性，并能反映法律、政策和社会的演变。建立一个规范的体系，确保对HTA进行系统的监测和评估，收集利益相关方的反馈。

（三）建立制度和管理方式

HTA机制是一个有组织的实体或制度规划，以便在一个国家执行HTA职能和提供HTA结果。HTA机制的模式包括在国家、地区或地方各级运作的独立机构、组织、委员会或秘书处。其中一些机制包括技术评估和编制技术报告，而对报销决策的评估和建议则在其他地方进行。除此之外，还包括将技术报告转化为政策建议的规划，供决策者在决策报销时考虑。具体包括以下4个步骤。

第一步，构建制度规划。评估HTA机制的制度模型，以确定最适合所在国家的模型。确定HTA机制的适当位置、正在或应该就报销做出决策的公共机构，并对所有利益相关方进行分析，制定适当的策略，使其能参与建立HTA机制的每个步骤。

第二步，建设制度职能。HTA是一个多学科过程，评估和评审时需要多种职能，应分析现有职能和所需专业知识的差距，制订职能发展计划，以确保对评估模型的了解、评估工作的委托、在评估和评审过程中对利益冲突的预防和管理、对法律责任的了解等。在职能发展方面，可从全球HTA许多网络获得技术援助。

第三步，开展风险评估。详细考虑在一个国家建立HTA机制的障碍或促进因素相关的风险，并制订识别和管理风险、风险概率、风险水平以及应对风险的行动计划。

第四步，建立治理和运营结构。一旦完成了风险评估并确定了职能，需要建立涵盖所有职能管理方式的运营结构，通过适当的法律和法规下放权力，规划适当的人员、问责机制、财务资源和程序，落实制度规划。

（四）评估和评审所需的流程和证据

卫生干预措施的评估和评审应该循证、公平，并应得到所有利益相关方的认可。具体包括以下5个步骤。

第一步，成立评估委员会。建议各机构成立评估委员会，委员会成员包括常任委员和临时委员。常任委员需是维护广泛公共利益的人员，负责通过审议过程做出推荐。临时委员代表具体的利益相关方，可包括卫生部、财政部、国家健康保险机构、卫生专业人员、民间社会组织以及患者代表。评估委员会在 HTA 的过程中至关重要，并参与所有后续步骤。

第二步，界定范围。建议各机构进行范围界定，即从患者、非正式护理人员和卫生专业人员等角度对特定问题进行系统探讨。这一阶段应明确界定对决策者具有直接意义的政策问题，可以使用 PICOS 框架。其中，最重要的是干预措施和决策准则的选择。

第三步，评估。评估是指描述和分析一项卫生技术特性的科学过程，包括安全性、有效性、可行性和适用性、成本和成本效果，以及社会、经济和伦理后果。这一阶段，机构应根据确定的价值观和准则以及要解决的政策问题收集证据。

第四步，评审。评估委员会成员应仔细审查和解释在评估阶段收集的证据和其他信息，并做出推荐。

第五步，交流和申诉。HTA 机构应公布其论证，将决策准则和相关流程置于公共监督之下。提出可供申诉的选项，如要求重新考虑证据，并在推荐实施后组织监测和评估。由于决策所依据的证据会随着成本和流行病学的变化而变化，应确定一个重新提出干预措施的间隔时间，并定期对各项决策进行评审。

（五）监测和评估 HTA 机制

许多政策倡导者和利益相关方都参与了 HTA 机制制度化的构建。尽管决策是一个证据充分、透明、公平的过程，但利益相关方的侧重可能有所不同。监测和评估（monitoring and evaluation，M&E）是让 HTA 机制可靠的一个关键工具，HTA 政策倡导者和利益相关方通过 M&E 来跟踪 HTA 机制的进展。M&E 的一般方法对于 HTA 从业者和任何有循证医学背景的人员都是较为熟悉的。在制定 HTA 机制的 M&E 系统时，必须明确并考虑主要利益相关方的顾虑，定期、透明地交流 M&E 的结果并采取相应措施。具体包括以下 5 个步骤。

第一步，明确 HTA 机制职能与利益相关方，系统梳理 HTA 机制的各项职能，识别并界定参与其中的关键利益相关方及其角色。

第二步，构建逻辑框架模型，建立“投入—活动—产出—成效—影响”逻辑链，清晰展示资源投入、评估活动、直接产出、短期成效与长期影响之间的因果关系，为后续评估提供结构基础。

第三步，设定关键指标与监测周期。基于逻辑模型，选取可量化或可质化的关键指标，涵盖 HTA 机制建设、流程规范与报告质量三大维度，并明确各指标的监测频率与时间节点。

第四步，建立 M&E 系统的结构。开展现有评估资源扫描，明确数据收集、报告与传播机制，规划系统运行所需的技术与人力支持，确保评估结果可被理解并转化为实际行动。

第五步，开展定期评估。评估分为形成性评估与总结性评估。形成性评估依托常规监测数据，辅以利益相关方调研，用于持续优化机制运行；总结性评估可在 5 年、10 年等关键节点开展，综合评估 HTA 机制的中长期影响。

二、中医药 HTA 机制制度化建立的必要性

在中医药 HTA 的起步阶段，建立中医药 HTA 机制制度化，从职能范围、法律框架、制度安排、评估流程、监督机制等加以合理的限制和规定，不仅是中医药医保准入的必然要求，也是卫生决策的客观需求，对促进中医药的继承与发展具有重要的意义。

中医药 HTA 机制制度化的建立是中医药医保准入的必然要求。我国医保目录调整已经做出了从“专家定性评价”向“以证据支持的定量评价”的重要转变，HTA 可以为医保目录调整提供决策依据。《国务院办公厅关于改革完善医疗卫生行业综合监管制度的指导意见》（国办发〔2018〕63 号）指出，强化国家 HTA 支持力度，发挥 HTA 在医疗技术、药品、医疗器械等临床准入、规范应用、停用、淘汰等的决策支持。中药饮片与中成药医保准入开展 HTA 是必不可少的环节，有学者提出中医药需要开展 HTA，而中医药 HTA 机制制度化则为中医药 HTA 的实施提供法律框架、评估流程和监测机制等关键内容。

中医药HTA机制制度化的建立是中医药卫生决策的客观需要。探索中医药HTA标准化流程以及证据转化的相关路径，帮助建立中医药HTA机制，为中医药卫生技术的转化、规范应用和有序发展提供有力支撑，更重要的是为中医药卫生循证决策提供证据支持。高质量的卫生证据不仅可用于诊断、治疗等临床医学领域，也适用于卫生政策制定和管理决策，循证医学在卫生管理与决策领域发挥着至关重要的作用。基于最佳证据支持的HTA有助于降低卫生服务机构的管理成本，加强医疗服务成本的合理性，提高中医药卫生技术及相关卫生服务的安全性、有效性、经济性等，更好地提升中医药在医疗卫生与健康领域的治理能力和水平。

中医药HTA机制制度化的建立是对中医药现代化发展的创新之举。党的十九大报告中提出“坚持中西医并重，传承发展中医药事业”，开启了中医药传承发展的新时代。HTA能够从临床有效性、安全性、成本和经济影响、伦理、社会、文化和法律问题、组织和环境方面，以及对患者、家属、护理人员和人群的更广泛影响上对中医药卫生技术进行多维度与多层次的分析，通过系统、透明的评价过程，提供公正、科学、可信的中医药HTA研究报告。中医药HTA机制制度化的建立可以更加系统、规范地开展中医药HTA，促进中医药标准化、客观化，推动中医药循证决策，有助于中医药临床试验向高质量研究转型，从而助力中医药的传承与发展。

三、中医药HTA机制制度化建立的逻辑框架

鉴于中医药领域建立HTA机制制度化具有至关重要的意义和作用，参考WHO机制制度化建立的步骤，本研究团队提出中医药HTA机制制度化建立的主要逻辑框架，包括基础、过程、结果和影响4个方面，见图10-1，对应WHO指导手册中提到的输入、活动、输出和结局：①基础层面，需要明确中医药开展HTA的职能、法律法规、委员会等用于组织和说明活动的机制，并且获取所需的人力、物力、财力等资源支持；②开展具体的中医药HTA活动，包括选择主题、收集和分析数据、评审、定价、水平扫描以及申诉等；③HTA相关结果就是指由政策、计划或倡议的活动产生中医药相关的直接产出或服务，包括做出的推荐意见、

水平扫描报告、需求预测等，需要提供给目标群体或人群；④ HTA 的整个活动不仅将会对单个中医药卫生技术产生影响，还会对人群健康、医疗卫生系统的可持续性产生短期或长期的影响，比如改善健康状况、增加全民健康覆盖范围、增加获得医疗服务的机会等。

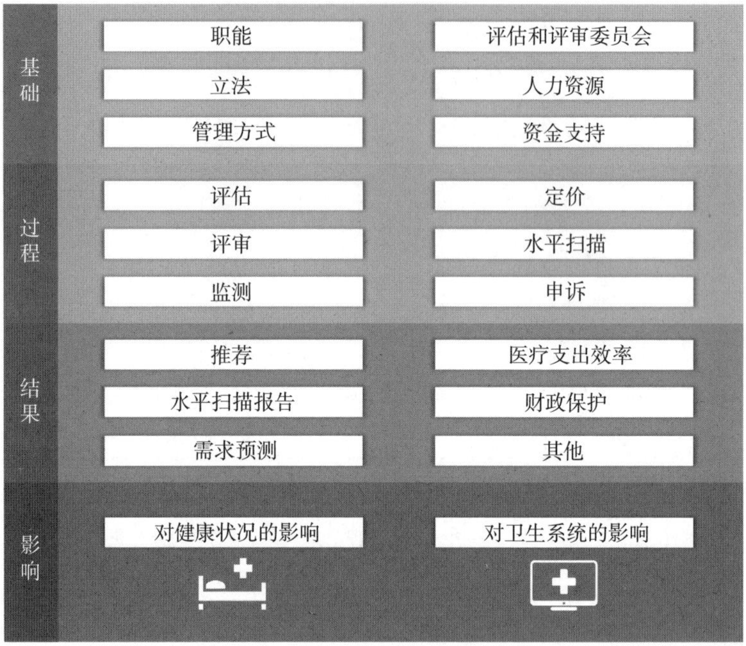

图 10-1　中医药 HTA 机制制度化构建的逻辑框架

第三节　中医药领域 HTA 现状分析

20 世纪 80 年代我国引入 HTA，至今已经取得较多进展和研究成效，相关政策文件的发布对我国 HTA 的发展也起到一定的推动作用。《关于加强卫生与健康科技成果转移转化工作的指导意见》强化了 HTA 在创新技术转移转化中的作用，明确提出建立卫生技术评估体系，开展创新技术的评估，为技术的合理、有序、及时转移转化提供决策证据。《国务院办公厅关于改革完善医疗卫生行业综合监管制度的指导意见》指出，强化国家卫生技术评估支持力量，发挥卫生技术评估在医疗技术、药品、医疗器械等临床准入、规范应用、停用、淘汰方面的决策支持作用。

目前，中医药 HTA 研究处于发展阶段。最早提及中医药 HTA 的是四川大学华西医院的学者，该学者认为有必要采用科学的研究方法和客观的疗效指标，对中医药进行严格评估，提供真实、可靠的客观证据。在 1999 年和 2006 年有国家分别针对针刺治疗慢性腰痛、中医药的有效性和安全性开展 HTA，为政府医疗卫生机构提供决策分析报告。近年来，在研究现状、快速 HTA 评价、临床综合评价、医院 HTA 等方面陆续发表了一些中医药 HTA 相关文章。

在中医药 HTA 研究现状和发展方面，有研究者开展 SWOT 分析显示，中医药卫生技术评估优势多于劣势，机遇大于威胁。但中医药 HTA 相关人才队伍建设、科技水平、基础性研究、特色评估指标体系建设等诸多方面仍需加强。有研究者认为中医与西医相比有其独特的特点，需要采取各种措施，应对挑战，抓住机遇，发展和完善中医药 HTA。有研究者提出中医药 HTA 机制制度化建立的必要性和逻辑框架，包括基础、过程、结果和影响 4 个方面，有助于建立符合我国国情并适用于中医药领域的 HTA 机制制度化，为中医药 HTA 的研究提供科学指导，助力中医药卫生决策。有研究者将证据与价值对决策的影响（EVIDEM）框架引入中医药 HTA 研究，认为该方法的使用具有方法可行性和实践可操作性，但尚需进一步融合中医药特色内容并进行优化，在理论研究有一定支撑的基础上以中成药为切入点开展试点研究，为中医药 HTA 的研究工作形成初步框架和实施路径，以期推动卫生决策与成果转化。

在中医药 HTA 实例研究方面，有研究者采用快速 HTA 的方法对中成药治疗便秘、功能性消化不良、功能性胃肠病、腹泻型肠易激综合征、非小细胞肺癌等疾病的安全性、有效性、经济性进行评价。研究者系统检索中英文数据库，纳入系统评价 /Meta 分析、RCT、临床对照试验（clinical controlled trial，CCT）、卫生经济学研究、HTA 报告等研究类型，以期为临床用药选择提供循证依据，为中成药的 RHTA 提供方法借鉴，为快速证据的产生提供实例参考。还有研究者采用 mini HTA 的方法对 5 种清热类中药注射剂（热毒宁注射液、喜炎平注射液、痰热清注射液、醒脑静注射液、血必净注射液）的必要性、安全性、有效性、经济性等进行评价。

在中医医院 HTA 研究方面，有研究者对中医医院开展 HTA 的现况进行调研，研究发现利益相关者对 HB-HTA 具有一定认知度，大多数人认为将来有必要在中医医院开展医院 HTA 的活动，但可能面对组织体系及制度的缺失和人才匮乏等挑战，需要一定的国家政策支持。有研究者提出中医医院 HTA 的发展思路和参考，建议所有主要利益相关者，包括国家政府部门、卫生部门以及医院管理者，支持和重视中医医院或中西医结合医院开展 HB-HTA。培育现有人才，引进必需人才，更好更快地推动组织发展，并建议在国家制定的 HTA 相关指导原则、指南规范的基础上，根据中医医院的试点评估过程中的实际情况，形成一套国内外认可的中医医院 HB-HTA 指导手册和工具包。此外，我们建议以中成药为切入点，开展 HB-HTA 试点研究，形成中医药领域 HB-HTA 的实施流程和框架。

在国家卫生政策的支持下，国家卫生健康委员会推动 HTA 在我国的发展和应用，中医药领域引入 HTA 的方法是提升中医药发展的一个科学的方法与手段，将为更好地服务于医疗卫生行业发展提供决策依据。

（刘建平　廖　星　戴泽琦）

第十一章

中医医院卫生技术评估

第一节　概述

一、中医医院开展卫生技术评估的必要性

在当前深化医改、强化医疗机构主体责任的背景下，医院卫生技术评估已成为医疗机构实现精细化管理、优化资源配置的重要工具。HTA作为一种多学科决策支持方法，通过系统评估卫生技术在全生命周期中的价值，致力于构建公平、高效、优质的卫生体系。随着医保支付方式改革（如DRG、总额预付等）的推进，以及第三类医疗技术准入审批的取消，医疗机构在技术引进、成本控制和质量提升方面面临更大自主权与压力，亟需科学评估工具支持决策。

中医医院作为中医药服务的主要提供者，其核心竞争力源于中医药特色技术。然而，中医医院发展面临双重挑战：一方面，中医服务项目价格普遍偏低，收入结构单一，“中医西化”现象突出，制约了特色优势的发挥；另一方面，中医药技术（包括中成药与针刺、艾灸、推拿等适宜技术）缺乏统一的疗效与安全性评价体系，高级别循证证据不足，影响其临床推广与合理定价。近年来，中医医院在机构数量、床位规模、医务人员、服务量等方面持续增长，与社会需求同步提升。然而，中医医院在资源利用效率、管理体系完善、技术标准化等方面仍存在不足。许多中医诊疗设备技术成熟度低、缺乏有效性与安全性证据，临床接纳度不高，导致中医药资源未充分运用，中医特色不彰。

因此，在中医医院开展HTA，不仅是为了应对普遍存在的管理挑战，更肩负着为中医药技术“构建证据、彰显价值”的特殊使命。需建立契合中医药理论与临床特点的评估框架，系统分析各项技术在临床、经济与特色方面的价值，为医院内部技术准入、目录调整、绩效管理以及外

部价格谈判与医保支付提供科学依据。此举既是中医医院提升管理效能、增强竞争力的内在需求，也是推动中医药传承创新、实现高质量发展的重要路径。

二、政策支持与实施价值

为促进中医医院的高质量发展，国家及地方层面已出台一系列扶持政策，如保留中药饮片加成、调整中医医疗服务价格、提升基层中医药服务能力等，旨在激励中医医疗机构突出特色、完善管理、优化服务。特别是《国务院办公厅关于改革完善医疗卫生行业综合监管制度的指导意见》（国办发〔2018〕63号）中明确提出，应强化卫生技术评估在技术准入、规范应用与淘汰等方面的决策支持作用，为中医医院引入HB-HTA提供了政策依据。

在相关政策扶持下，中医医院获得财政补贴持续增长，服务规模不断扩大。然而调查显示，大部分中医医院仍面临基础薄弱、特色不彰、服务能力不足等现实困境。国家中医药管理局对66家中医医院的调研发现，近75%的中医服务项目存在价格倒挂现象，针灸、拔罐、中药熏药等特色疗法普遍亏损，导致“以药养医”“中医西化”问题突出，与综合医院相比发展差距明显。

在此背景下，将HB-HTA引入中医医院具有三重核心价值：首先，为技术引进、设备配置与诊疗流程优化提供循证依据，提升资源配置效率与服务能力；其次，通过成本效益分析，为中医服务价格调整提供量化支持，扭转“价格低于价值”的现状，体现医务人员劳务价值；第三，增强医院精细化管理水平，推动中医药特色优势转化为持续发展的核心竞争力。

实践表明，HB-HTA能有效衔接政策导向与医院实际需求。例如针对75%服务项目亏损的现状，HTA评估可为价格调整提供科学依据，激活服务供给积极性。因此，推进中医医院HB-HTA不仅是落实国家政策的具体行动，更是破解发展困境、实现内涵式发展的战略路径。

第二节　中医医院卫生技术评估的内容与难点

一、药物遴选与评价

当前，中医医院的药物遴选主要遵循“安全、有效、经济”的基本原则，并依据《关于印发加强医疗机构药事管理促进合理用药的意见的通知》等政策导向，强调以国家基本药物目录为核心，优先选用国家集采和医保目录内的品种。传统遴选模式高度依赖药事管理与药物治疗学委员会的专家评审，虽能结合临床经验，但主观性较强，缺乏统一、客观的决策依据，难以系统评估中成药的综合临床价值。

为克服上述局限，建立科学、透明的药品评价与准入机制，卫生技术评估（HTA）的理念与方法日益受到重视。HTA 通过系统综合药品在安全性、有效性、经济性、创新性、适宜性及可及性等多维度的证据，为药物遴选提供循证决策支持。近年来，国内多家机构已积极探索并发布了一系列针对中成药的临床综合评价工具与技术指南（相关框架概述详见本书第十八章），旨在构建契合中医药特色的价值评估体系。然而，现阶段这些评价工具仍面临整合应用不足、方法学有待规范等挑战，尚未形成统一公认的标准流程和指标体系。不同工具在评分方法、维度侧重（如是否单独设置“中医药特色”或“传承性”维度）及应用场景（如适用于全院遴选或特定剂型评价）上存在差异。因此，如何在中医医院的药物遴选实践中，根据具体需求选择合适的评估维度与工具，推动评价工作的规范化与标准化，从而为用药目录优化、医保目录准入及临床合理用药提供高质量证据，是未来需要着力推进的关键方向。

二、中医药适宜技术遴选与评价

与中成药等药物技术的评价相比，针对针刺、艾灸、推拿、正骨、中药外治等非药物中医药适宜技术的卫生技术评估实践与研究相对薄弱，这与该类技术自身的特点及评估方法学的挑战密切相关。

1. 评估实践滞后的原因分析　中医药适宜技术评估的滞后，根源在于其独特的复杂性。首先，技术操作高度依赖实施者的个人经验与技巧

（即“术”的层面），存在显著的操作者依赖性，难以实现标准化，这为评估其真实疗效带来了巨大挑战。其次，许多技术的作用机制深植于中医整体观和辨证论治理论（即“道”的层面），用现代医学的还原论框架难以完全解读和量化，导致构建普适性评价框架困难。此外，与药物研究相比，适宜技术的临床研究更易受安慰效应和盲法实施困难的影响，且其治疗成本构成（主要为人力成本）与药物（主要为药品成本）截然不同，使得经济性评价需要独特的模型和方法。

2. 现有评估框架的局限性 当前，直接适用于中医药适宜技术的专用评估框架极为缺乏。虽然 ISPOR、EVIDEM 等国际通用的 HTA 框架提供了多维度评估的基本结构，但其评价维度（如安全性、有效性、经济性）相对固定。若直接套用，往往无法充分捕捉和衡量中医药适宜技术的核心价值，例如“治未病”的远期健康效益、患者在接受人文关怀式治疗过程中的体验改善（适宜性），以及技术背后所蕴含的文化传承价值（创新性）等。这种“削足适履”的评估方式，可能导致评估结果无法真实反映技术的自身价值。

3. 未来体系建设的方向 未来，推进中医药适宜技术评估，必须在借鉴普适性 HTA 框架的基础上，着力构建凸显中医药特色的专用评价体系。建议从以下方面着手：

（1）确立特色评价维度：在常规维度外，增设或强化如理论体系完整性、操作规范性、传承价值、患者体验与满意度等能体现中医药内涵的维度。

（2）开发特异性评价工具：针对不同技术（如针刺与推拿）的特点，开发具有针对性的评价指标和数据采集工具，例如基于视频分析的操作规范性评价量表，或能敏感反映治疗变化的患者报告结局（PRO）量表。

（3）鼓励医院层面先行先试：中医医院作为技术应用的主体，应积极探索建立院内中医药适宜技术准入与评估的快速评估（Mini-HTA）流程，为更高层次的评估积累实践经验和本土化证据。

通过建立科学、公正且贴合实际的评估体系，方能有效筛选和推广真正有价值的特色技术，引导资源优化配置，最终助力中医医院核心竞争力的提升。

第三节　中医医院卫生技术评估的发展与认知现状

一、发展概况

理论研究方面，早在 2002 年由四川大学华西医院发表的一篇文章中最早将 HTA 的概念与中医药结合起来，首次提出了中医药临床研究中存在的特殊性和局限性致使许多常规应用的中医药干预措施缺乏客观、科学的依据证明其疗效和安全性，难以在全世界推广应用，因此有必要引入 HTA 为其提供真实、可靠的客观证据。此后，研究者们相继发表了一些针对具体中医药卫生技术开展评估的文章，评估对象多是中成药、中药注射剂和针灸推拿等中医适宜技术，近年来尤以中成药和中医适宜技术关注度较高。除了评估实践的开展外，部分学者也开始关注用于中成药卫生技术评估的方法和工具并积极探索其应用价值，如 EVIDEM 框架。还有学者从技术的成熟性、技术特性、简便性、安全性、有效性及社会和伦理适应性等维度构建了中医适宜技术评估的指标体系。然而，总体来看，上述研究主要关注评价技术自身的应用价值，鲜有对其在应用主体，即在中医医院中的适配程度进行探讨。因此，中医医院卫生技术评估的研究仍处于起步阶段。

而在评估实践方面，国家医管中心于 2018 年开始启动 HB-HTA 试点项目，旨在帮助试点医院组建 HB-HTA 专家委员会和办公室。项目内容为对相关人员进行培训，为试点医院提供技术评估的申请表及报告模板，定期组织研讨会、邀请专家现场对试点医院进行指导。项目流程包括申请评估和评估项目遴选，开展 HTA、HTA 报告评价和评估建议撰写，评估结果应用及监测。具体评估的卫生技术覆盖了医疗操作、设备耗材及管理模式等。通过试点项目的开展，各试点医院进行了评估模式的探索，并就评估的技术产出了报告，为医院决策提供了循证的证据基础，提高了试点医院对 HB-HTA 的认知水平、理论基础和重视程度，另有部分试点医院已经计划申请组织成立专门的 HB-HTA 部门或小组。然而在试点探索中，中医医院尚未参与国家的两批试点项目。

二、认知现状

一项覆盖全国 34 个省级行政区，涉及多家中医医疗机构、高校和科研单位以及政府机构的现况调研结果显示，在 244 位调研对象中，超八成被调研者曾接受过临床流行病学、循证医学、临床研究、GCP 的相关培训，且具有一定循证医学知识的背景；近五成被调研者曾接受过 HTA 培训、对 HTA 有一定的认识。进一步的认知度调研结果显示，被调研者的日常工作均涉及 HB-HTA，且主要为针灸、推拿、敷贴等中医药特色治疗技术，与医疗器械的评价及卫生政策制定相关的内容则较少。港澳台地区的认知度低于其他地区，这可能与历史原因、港澳台特殊的医疗体系和环境有关。

在针对 HB-HTA 的主要内容调研中，经济学特性和社会适应性被普遍忽视，多数人关注的重点仍然是有效性和安全性，可能和被调研者多为中医临床医护人员有关，其在日常工作实际最关注的是治疗手段的有效性和安全性。仅四分之一的被调研者了解 HB-HTA 常见的组织管理模式，近三成被调研者了解 HB-HTA 的报告特点，说明被调研者虽然对 HB-HTA 有一定认知，但对其具体的方法流程、组织体系了解度还不够。

在针对 HB-HTA 的需求调研中，绝大多数被调研者认为开展 HB-HTA 具有必要性，凸显出相关从业者对引进 HB-HTA 抱有积极的态度；且多数被调研者认为应该首先对能凸显中医特色的中医适宜技术和中成药进行评估，而对化学药、生物药及新兴技术的优先度排名则较为靠后，在一定程度上反映了相关从业者认为中医医疗机构应该以中医药特色治疗手段的评估为主。评估信息需求最高的是有效性、安全性，中医药卫生技术的传承与创新性需求较低。

在制约中医医院卫生技术评估的发展因素的探讨中，缺乏专门的部门组织和规范的评估流程体系以及人才能力建设不足被认为是影响较大的因素，此外多数被调研者认为国家政策支持对于未来相关工作的开展至关重要。值得一提的是，在复旦大学 2016 年开展的中国 HTA 发展水平调研中，八个调研领域里评估维度的发展水平得分最高，其中又以临床有效性和安全性的小分类得分最高，证明了我国目前技术的评估阶段发展相对成熟，具备一定的实践基础。不足之处则是我国的制度化水平明显较低，缺乏完善的组织流程体系是未来需要完善解决的问题。

三、思考与讨论

无论是理论研究还是评估实践，中医医院卫生技术评估几乎属于空白领域。然而随着科技的进步和中医学的发展，新的中医医疗设备和治疗技术正在逐渐涌现，例如智能通络治疗仪、舌象信息采集设备、中医经络治疗仪等。中医医院在引入和淘汰各种卫生技术的临床决策中，需要科学的证据来支持，在中医医院开展相关评估活动，有助于提升其运营水平，节约医疗成本，提高医疗服务能力。因此，一方面，国家及地区应当进一步出台相关政策，从宏观层面积极鼓励中医医院开展 HTA 活动，建立专业机构及制度体系，加强能力体系建设；另一方面，中医医院的行政管理人员也需加强循证管理理念，积极与相关的高校或者有开展经验的医院建立合作，学习相关的理论知识和方法工具，主动开展评估实践。

第四节　中医医院卫生技术评估与医院卫生决策

一、循证管理理念

循证医学的核心是生产、传播和使用高质量的临床证据。在传统 HTA 主要关注技术本身特性（有效性、安全性）的基础上进一步融入循证理念，并结合卫生经济学等相关多学科的原理和方法，可对卫生技术进行系统、全面的评价，并为卫生决策提供综合建议。循证方法学的指导可推动临床研究的设计更加严谨、结论的可信度进一步提高；同时，基于文献综述和系统评价的大量合成信息能够为 HB-HTA 的开展提供更科学的证据支持。尤其是循证中医药学概念的提出，将进一步推动中医药循证评价实践的进步，为中医药领域产生科学严谨的证据提供了方法学层面的支持。

医院作为新技术引入的第一线，在各种技术准入、定价的过程中会面临着管理难题。应注重对中医医院管理者循证管理理念的培训和渗透，提高他们对医院卫生技术评估的重视，加强决策者的循证决策意识，使其积极组织参与评估过程，并利用评估结果进行科学决策。医院管理者的支持与参与不仅有助于评估过程的顺利进行，也有利于评估结果的转化应用，最终构建基于循证的医院管理体系。

二、评估机构与政策法规

为促进中医医院的发展，国家中医药管理局及各地出台了一系列鼓励政策，如保留中药饮片加成政策、调整中医医疗服务价格政策、基层中医药服务能力提升政策等，从不同角度激励中医医疗机构充分发挥中医药的特色优势，引入现代医院管理制度，优化医疗服务，吸引患者就医。但遗憾的是目前尚无开展中医医院卫生技术评估的权威评估机构。未来还需由国家中医药管理局牵头，通过下设中医医院卫生技术评估部门，从国家层面成立专门的中医医院卫生技术评估机构，从政策层面对各级中医医院卫生技术评估的开展进行宏观管理。成立由专家、医院相关人员、政府人员等利益相关方组成的专门中医医院卫生技术评估协会，促进该领域的交流与合作，加强人才、信息、资源的整合。中医医院层面也应该成立卫生技术评估部门，负责该医院各项卫生技术的评估项目，与国家或者学术机构对接活动。同时配套建立和完善该领域的相关法律法规，以保证评估过程的合法性和规范性。

三、评估模式与人才体系建设

中医医院卫生技术评估领域尚处于起步状态，仍待探索适宜的评估模式。在开展实践工作过程中，应积极与专业的国内外专家合作，汲取对自身开展有用的经验，结合中医药自身特色，积极探索适用于中医卫生技术的评估方法和工具，例如对中医适宜技术构建适用的评价指标，探索中药汤剂的评估模型等，逐步形成成熟的评估模式。与此同时，注重培养中医医院卫生技术评估专业人员以完善对应的人才供给体系建设，具体措施包括在高校开展相关课程，将卫生技术评估的理念和方法作为中医学子的通识教育；积极开设讲座、论坛、培训班等，对参与开展相关项目的人员进行信息检索能力、统计分析、沟通协调及团队合作能力的培养等。

（刘建平　廖　星　景城阳）

第十二章
中医药卫生技术评估实施规范

第一节　中医药卫生技术评估实施规范的研制背景和内容介绍

HTA 的有效实施既需要方法学指南的技术规范，也依赖于政府卫生部门与专业 HTA 机构的多层级协作。当前我国在机构建设与运行机制的完善方面尚存提升空间，亟须借鉴国际经验构建本土化评估范式。中医药 HTA 现处于起步阶段且发展缓慢，其理论体系强调的整体观与辨证施治特征既构成临床诊疗优势，又导致评估对象界定困难。复方药物的多靶点作用机制与动态配伍特性，使得活性成分识别及技术分类标准化成为核心难题。当前中医药 HTA 面临的障碍，主要源自缺乏符合中医药特点的量化指标体系，疾病谱系变迁凸显的慢病管理需求，以及专业人才储备不足等结构性矛盾。虽然在政策上，为保障人才基础、政府与社会投入，加强融资渠道支持，增强中医药 HTA 发展动力、中医药 HTA 制度建设，相关部门提供了有力支持；但是，相关规范指南的研制与发布迫在眉睫。因此，基于 HTA 方法指南与机构建设的国内外经验，当前中医药 HTA 发展需要建立统一技术分类标准，明确界定评估对象；参考已有 HTA 指南的基本结构，建立中医药 HTA 通用框架，为进一步针对具体疾病制定个性化 HTA 方案提供基础；了解国家医疗卫生政策决策与临床实际应用需求，明确待解决的问题，选择合适的评估视角，让患者参与；实施过程中注意多级评估模式的职能划分，明确各参与部门的参与流程与分工，促进高质量评估结果的产生。在充分考虑中医药卫生技术与评估指标特点的基础上，制定体现中医药特色的 HTA 实施规范，可促进中医药科学证据体系的建立，为提高中医药高效决策能力提供方法基础。基于此，《中医药卫生技术评估实施规范》应运而生。

为使医疗工作者在开展中医药 HTA 时，更加明确中医药卫生技术的分类（评估对象）、实施步骤、评估领域与指标、报告清单条目及数据来源等内容，《中医药卫生技术评估实施规范》（T/CACM 1621—2024）作为中华中医药学会团体标准于 2024 年 11 月正式发布，将为中医药卫生技术评估提供方法学指导。该规范用于评估中药类、中医适宜技术类、中医诊疗仪器设备类、中医诊疗方案类等中医卫生技术的临床价值，从而辅助临床实践指南、发展规划和财务预算、医疗技术的定价与谈判、护理质量的评估、绩效薪酬方案的设计、健康福利计划的设计、药品公共采购、公共卫生方案的议定等多方面的卫生决策。该规范适用于国家及地区政府或卫生部门政策制定及决策者、国家及地区卫生技术评估组织机构、卫生技术评估研究人员、生产制造商，以及临床医生、患者、公众等相关利益方。

一、中医药卫生技术的分类

中医药卫生技术是指用于中医药卫生保健和医疗服务系统的特定知识体系和诊疗方法，涵盖中药、中医适宜技术、中医诊疗仪器设备、中医诊疗方案等技术形态，即所有在疾病预防、筛查、治疗和康复领域用于促进健康、提高生存质量和延长生存期的中医药技术手段。基于此，本团队将中医药卫生技术的评估对象界定为以下四种范畴：①中药类：中药材、中药饮片、中成药等；②中医适宜技术类：针刺类技术、推拿类技术、刮痧类技术、骨伤类技术等；③中医诊疗仪器设备类：诊断设备（如脉诊仪）、治疗设备（如艾灸仪）等；④中医诊疗方案类：诊疗方案、临床路径、临床实践指南等。

二、中医药卫生技术评估的实施步骤

中医药 HTA 实施步骤与评估框架见图 12-1，步骤分 10 步展开，包括 1 个可选步骤（步骤 1），9 个必需步骤（步骤 2~10）。

中医药 HTA 实施步骤遵循系统化实施路径。在前期工作阶段，由利益相关方基于中医药领域决策需求发起评估申请，或自主选题。然后在主题遴选阶段依托跨部门 HTA 专家委员会（由中医药管理部门、专业机

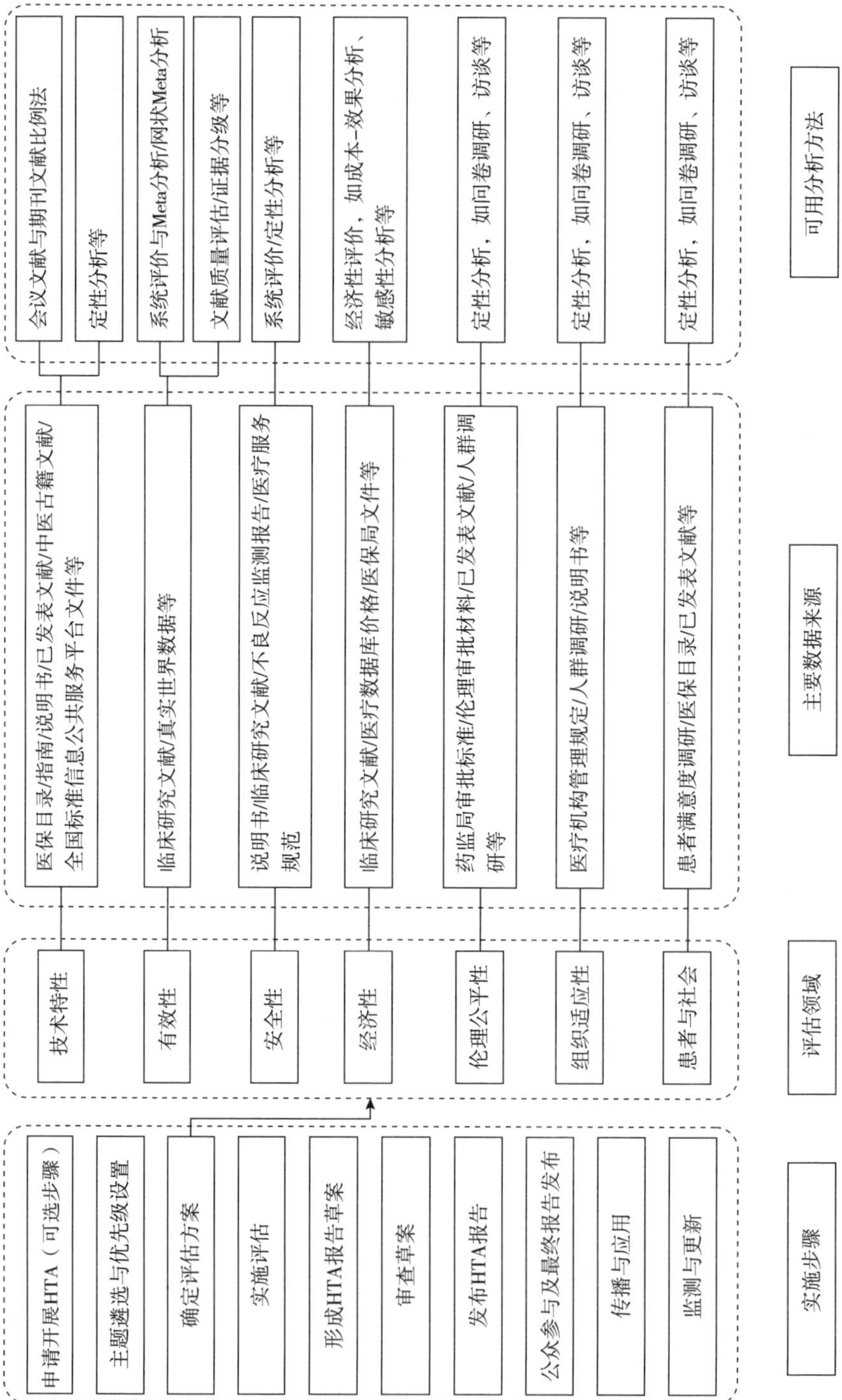

图 12-1　中医药 HTA 实施步骤与评估内容

构及利益相关代表构成），针对多个中医药相关主题，对候选主题进行公共卫生价值评估与技术应用现状分析；自主选题项目则可参照德尔菲法组建专家共识组的方法，组建学科覆盖完备的专家委员会。评估方案设计环节，强调学科适配性，组建4~8人的核心团队（包含1~2名主要负责人，1~2名循证/HTA方法学专家，以及副高级职称以上或博士学位的主题领域专家）。团队基于预设评估问题，明确评估的范围、对象与对照、相关指标、数据来源与分析方法，最终形成详细评估方案，经专家委员会审议通过后执行。

实施阶段将开展涵盖技术特性、有效性、安全性、经济性、伦理公平性、组织适应性、患者与社会7大领域的系统评估，在突发公共卫生事件等紧急情形可启动应急评估程序，适当简化相关流程。评估过程由专家委员会提供监督与指导，经专家委员会审查并给出推荐意见，形成评估结果。HTA报告编制阶段，评估团队总结评估过程、方法、结果、结论，形成报告草案。该草案须经过双重质量控制：首先由团队开展内部质量评估，继而提交专家委员会进行同行评审，团队根据评审意见修订后，形成HTA报告。随后，HTA报告由专家委员会审批后发布在相关网站或新媒体上，如中华中医药学会的官网、相关专业学会网站等，或以文章形式发表。此轮报告发布后，公众可通过联系评估团队（建议设置4~6周反馈窗口期），或由评估团队通过问卷调研等形式主动邀请利益相关方参与反馈。通过意见回复和修改并提交专家委员会再次审查，终审通过后方可发布正式版本。

HTA报告正式发布后，评估团队需积极推动报告的传播，包括但不限于在权威期刊上发表、学术会议报告、新媒体推送等，以提高HTA形成的推荐和决策影响力。与此同时开展审慎评议。需要注意的是，HTA作为辅助决策的一种形式，其所产生的推荐建议不具有约束力，决策者可以根据证据强度和实际需求裁量是否采纳。最后，团队及利益相关者监测报告的发布是否实现了预期目标，如跟踪报告的引用量、开展相关研究调查报告的影响、收集问题反馈，并定期审查更新（建议周期为2~3年）。

本规范构建标准化流程体系，通过质量控制保证严谨性，对接国际HTA标准框架的同时，有机融入传统医学整体观方法论，最终形成多维动态评估的结构化决策支持体系，为中医药卫生技术管理提供评估范式。

三、评估领域与指标

本规范确立的卫生技术的评估维度包含技术特性、安全性、有效性、经济性、伦理公平性、组织适应性、患者与社会共7个领域，其中一级评估指标7个、二级指标19个、三级指标37个。使用定性与定量相结合的方法开展科学、规范、全面的证据整合与分析，为卫生决策提供循证支持。

（一）技术特性

该领域的评估对象涵盖具有特性的目标技术（单体或技术集群）与对照技术，包含二级指标1个，目标技术与对照。三级指标4个，通用指标（适用于所有技术类别）包括对照技术的选择、技术成熟度、使用条件。针对中医诊疗仪器设备/诊疗方案类技术的特异性指标为参考值/参考标准。

对照技术的选择指的是对照技术的选择标准与方法、技术名称、技术类型、目标疾病等。技术成熟度指的是对技术生命周期阶段的判定，包含创新阶段（研发/导入期）、成熟阶段（标准化应用期）与衰退阶段（技术替代期），如药品或医疗器械的上市前、上市后等。使用条件指的是技术应用规范，明确组成、适应证范围、规格、功效/作用或操作标准等技术说明书要素。参考值/参考标准指的是诊断参考标准（即“金标准”）或治疗参照基准（如临床指南推荐的标准化方案）。

（二）安全性

安全性是指使用某项中医药卫生技术造成的任何有害结局，包括患者安全和其他应用安全。安全性包含二级指标2个，患者安全、其他应用安全。三级指标6个，通用指标包括不良事件/不良反应、相对安全性、安全监测、职业安全、环境安全，针对中医诊疗仪器设备/诊疗方案类技术的特异性指标为使用该技术产生的假阳性/假阴性结果和偶然结果。

患者安全包括不良事件/不良反应、相对安全性、安全监测、使用该技术产生的假阳性/假阴性结果和偶然结果。不良事件/不良反应指的是公开可获取的目标技术的不良事件或不良反应的监测结果。相对安全性指的是与对照技术相比，目标技术的个体/群体不良事件或不良反应例数、严重事件数、处理与转归情况、说明书信息的更新情况等。安全监测指的是可能的危害来源、禁忌证、药理/毒理作用、风险注意事项等。使用该技术产生的假阳性/假阴性结果和偶然结果主要针对诊疗仪器设备/方案类技术的监测结果。其他应用安全包括职业安全、环境安全。职业安全是指目标技术与对照技术对应用的从业人员可能产生的危害与处理方法；环境安全指的是其在生态环境中可能的危害与风险管理方法等。

（三）有效性

有效性是指对目标技术与对照技术的临床疗效进行综合分析与评价，判断其实施对象是否有重要的健康受益。有效性包含二级指标 3 个，疗效分析、诊断–治疗链、诊断准确性。三级指标 5 个，包括通用指标 2 个，即临床疗效相关指标、健康相关生活质量评估指标（可选指标），针对中医诊疗仪器设备/诊疗方案类技术的特异性指标 3 个，即是否存在对所诊断疾病有效的治疗方案、准确性测量、诊断准确性的影响因素。

临床疗效分析是指分析目标技术与对照技术的疗效，即基于已发表临床文献数据或进行临床研究，评估其对健康结局的真实效果，以及对健康相关的生活质量的影响等。诊断–治疗链，即是否存在对所检测/诊断的疾病有效的治疗方案，诊断有效性通常需要有针对目标病症的有效治疗方法，并能为患者所用。诊断准确性包括准确性测量（灵敏度或特异度等）、确定诊断准确性的影响因素（可借助评估工具如 ROC 曲线/AUC 曲线量化分析）。

（四）经济性

经济性是指对目标技术和对照技术的成本和结局进行综合比较分析。中医药卫生技术评估中，经济性评估的目标是通过获取有关成本、健康相关结局和经济效益的信息，为中医药卫生技术是否具有经济性优势提供判断依据。经济性评估主要包括成本分析和成本结局分析。需要注意的是，不同评估视角（如医院 / 全社会 / 卫生体系）估算的成本不同。经济性包含二级指标 2 个，分别是成本分析和成本结局分析。三级指标 4 个，均为通用指标，包括单位成本、总成本、预算影响（可选指标）、技术与对照之间成本与结局的差异。

成本分析包括单位成本、总成本、预算影响（可选指标）。单位成本是指使用目标技术及对照技术耗费的资源类型、数量、单位价格等最小单位成本，及其价格数据来源等。总成本包含所用资源总成本的计算方法与估计值。预算影响作为可选指标，指的是在某种新医药技术纳入卫生体系并在诊疗中运用时，这种新技术会对相关医疗费用产生多大的影响，需要多少额外的预算才能满足其费用要求。成本结局分析，即通过选择合适的卫生经济学评价方法（如最小成本分析、成本 – 效果分析、成本 – 效用分析、成本 – 效益分析等），分析目标技术相比于对照技术的成本与结局的综合差异，判断目标技术是否具有经济性优势等。

（五）伦理公平性

伦理公平性指的是符合与人有关的社会和道德规范 / 价值观，以及在评估卫生技术时需要考虑的法律和法规。它受到社会政治、文化、法律、宗教和经济差异的影响，旨在保障患者的权利和利益。伦理公平性包含二级指标 4 个，自主权、尊重与隐私、公平、法律法规。三级指标 8 个，均为通用指标，包括对弱势群体使用该技术的权利和理由、知情同意、对他人尊严的影响、对患者道德 / 宗教 / 文化信仰的影响、是否侵犯了患者 / 用户的隐私、获得该技术的机会是否平等、是否影响基本人权、是否造成新的伦理挑战。

自主权的评价目的为尊重患者自主选择权，也包括对弱势群体使用该技术的权利和理由、知情同意。对弱势群体使用该技术的权利和理由指的是对于未成年或不健全个体，明确谁有权替他们做决定，以及决定权的法律依据，还应评估该技术是否值得这类人群使用；知情同意指的是患者了解病情和技术使用 / 不使用可能的好处与危害后，自主选择是否接受技术的权利，患者有知情权和投诉权等。尊重与隐私包括对他人尊严的影响、该技术的使用对患者道德 / 宗教 / 文化信仰的影响、是否侵犯了患者 / 用户的隐私。对他人尊严的影响，如应用于自主能力较差的人的技术（儿童/智障者/重病患者），使用对象可能不被尊重；该技术的使用对患者道德/宗教/文化信仰的影响指的是技术可能会妨碍或有可能妨碍患者按照自己的道德、信仰、价值观、偏好生活，例如向无法接受动物药的患者提供蜈蚣制药等；是否侵犯了患者/用户的隐私是指使用该技术过程中其隐私部位、病史、身体缺陷、特殊经历、遭遇等隐私是否不受任何形式的外来侵犯，可说明相关政策和程序的法律要求。隐私权可能在网络和现实中受到侵犯，应充分保障患者的信息数据/个人隐私权。公平即获得该技术的机会是否平等。患者享有平等获得每项技术的权利。法律法规的指标设立目的为评价技术应用的合法性，包括是否影响基本人权、是否存在新的伦理挑战。是否影响基本人权指的是保障患者作为“人”所享有的当前法律规定的基本人权；是否存在新的伦理挑战指的是说明使用该技术的相关法律法规是否公平和完善，技术的使用是否可能引发新的伦理问题。

（六）组织适应性

组织适应性是指实施一项技术时的基础设施需求、配套条件、培训要求等，及其可能对医疗机构及服务体系产生的影响。组织适应性包含二级指标 4 个，分别为医疗服务流程、医疗系统程序、实施技术所需基础设施、技能培训和信息。三级指标 6 个，包括对当前医疗服务模式的影响、技术相关的患者/参与者流程、应用机构的水平要求、确保患者获得新技术的程序、为使用技术和对照的设备/程序等基础设施用品、专业人员的技能要求/培训。

医疗服务流程包括技术相关的患者/参与者流程及其对当前医疗服务模式的影响。技术相关的患者/参与者流程指的是描述患者/参与者的治疗途径，如医院门诊、诊所等；当前医疗服务模式的影响指的是描述当前医疗服务常规流程，说明使用技术对该流程的调整与后续影响。医疗系统程序包括该技术实施的医疗机构水平、确保患者获得技术的程序。该技术实施的医疗机构水平指的是描述技术实施需要的医疗机构水平，不同医疗机构（初级医疗 – 二级医疗 – 三级医疗）卫生设施水平会因医疗系统而异。确保患者获得技术的程序指的是描述患者/用户对该技术的可获得性、可及性与可负担性等。实施技术所需基础设施即为使用技术和对照的设备/程序等基础设施用品。目标技术和对照技术应用的特定设备或环境，如脉诊仪、舌诊仪等，以及所需的所有消耗物品，如针灸针、艾条等，不涉及成本估算。技能培训和信息即专业人员的技能要求/培训及相关信息说明。使用技术可能需要新的专业人员或现有人员增强相应知识储备和技能，因而需要进行相关培训，说明培训形式和材料，如课程形式、次数和时间长度、人数和资格证书等。

（七）患者与社会

患者与社会一方面指的是患者与健康、疾病、服务和治疗的经验、态度、偏好、价值观和期望相关的独特观点；另一方面指的是国家对目标技术的社会福利保障等。本领域包含二级指标 3 个，分别为患者观点、沟通方面、社会保障。三级指标 4 个，均为通用性指标，包括获得该技术的阻碍因素、患者满意度、为提高依从性进行的解释与沟通、医保报销情况。

患者观点包括获得该技术的阻碍和患者满意度。获得该技术的阻碍是指患者出于对疾病和负担的看法不倾向于使用该技术，或在技术选择过程中存在不同程度的困难和挑战，如交通不便、工作性质不支持该医疗服务方式等；患者满意度用以描述患者对技术使用价值的总体看法以及对治疗的满意度，如果一项技术可以重复使用，还可以询问患者是否愿意再次使用这项技术。沟通方面即为提高技术依从性而进行的解释与沟通。考虑患者是否有良好的信息来源辅助理解病情和治疗方案，是否存在帮助患者与医务人员共同决策的决策辅助工具，患者是否以充分和适当的方式参与其中，从而提高患者的依从性。社会保障即医保报销情况。考虑目标技术和对照技术的国家医保报销情况。

（八）数据来源

数据来源包括各类临床研究文献、中医古籍文献、疾病指南、国家政府发布的通知文件、国家药品监督管理局数据库、国家药品不良反应监测系统、全国标准信息公共服务平台发布的操作规范文件、医疗数据库、最新使用说明书/价格、患者观点调查问卷、医疗机构管理规定、临床专家意见、生产企业提供的资料等。

其他特殊来源，如在技术特性领域中，要确保选择的对照技术与目标技术的疾病/适应证相同、功效相似、使用途径相同等。或在经济性领域中，成本数据可来自国家医疗保障局公布的卫生服务价格、医保目录公布的价格、公认医药数据库所记录的价格、医院实际价格数据等；成本结局分析中涉及的疗效与健康相关生活质量数据可来自有效性领域评估结果。

四、报告清单

为了促进评估结果的科学性和规范性报告，以便评估结果的传播和推广应用。本团队拟定了中医药卫生技术评估报告清单并包含在该规范中，包括以下 16 个条目，具体内容见表 12–1。

表 12–1　中医药卫生技术评估报告清单

条目序号	报告条目	条目内容
1	封面	中英文标题、作者、所属机构、完成研究报告的时间
2	免责声明	免责声明
3	专家组、评估团队及资助者信息	专家组、评估团队及资助者信息。包括内部或外部专家组及评估团队成员姓名、所属机构/单位；项目名称、编号、来源，资助者姓名与所属机构/单位
4	基本信息	作者信息、研究人员贡献说明、书目引文格式、利益冲突声明、致谢、版权所有、发布机构
5	目录	重要章节、文中图表等目录
6	缩写词表	所有缩写词表，按照首字母 A-Z 的顺序陈列
7	摘要	背景、技术特点、目标受众、临床/政策问题、目的、方法、结果、讨论、结论、推荐意见、政策建议；关键词
8	背景	描述临床健康问题（流行病学和人口统计学方面）、说明评估的技术和对照技术、相关结局指标，以及相关政策问题：①评估的发起者/委托人；②评估的原因（新/旧技术的变化、旧技术的新适应证、新发现、结构/组织上的变化、安全问题、伦理问题、经济问题等）；③支持的决策（投资决策、市场许可、纳入/排除报销目录、能力建设、最佳实践指南、未来研究的投资等）；④报告的主要受众（政治决策者、第三方付款人、医院管理人员/行政人员、临床医生、公众/患者等）

续表

条目序号	报告条目	条目内容
9	研究问题和目标	TICO 原则：目标技术的名称和类型（technology）、该技术的预期用途及目标疾病（indication）、对照（comparator，相关对照技术的名称和类型，可以是目前使用的另一种技术或该技术的另一种适应证）、结局（outcome，预期通过使用目标技术将获得的利益，可能与患者、工作人员、组织或成本的直接或间接利益有关）
10	研究方法	HTA 方案说明、评估过程、评估领域、涉及指标、数据来源与处理 / 分析方法、质量评估方法等
11	结果	根据评估方案，报告技术特征、安全性、有效性、经济性、伦理公平性、组织适应性、患者与社会 7 个领域，19 个二级指标、37 个三级指标的评估结果与主要发现
12	讨论	结果总结与解释、对医疗服务的影响、研究局限性、结果的外推性、知识空白、未来研究建议
13	结论	主要结论
14	推荐意见 / 政策建议	专家评审后的推荐意见，及对临床实践、服务和研究的影响
15	参考文献	所有参考、引用文献列表
16	附录	报告中使用的所有附件，如 HTA 方案、文献检索策略、使用的质量评估工具、纳入研究证据表、组织和时间表、专家咨询 / 评审情况和人数、注册登记表、更新计划等

五、HTA 实施过程的质量控制

评估过程的质量控制是 HTA 实施的重点和难点，主要体现在以下几个方面：其一，数据来源方面，应秉持来源明确、信息检索全面且充分，同时信息资料公开、透明、可获取等原则，以确保证据质量基础；其二，专业团队方面，专家委员会的组成应参考当前德尔菲法共识组成员的遴选方法严格筛选，共识过程的质量控制应参考当前 HTA 审慎评议规范，评估团队的组成合理性，以及实施过程是否受到专业委员会的严格指导与监督，以保证评估过程的专业性与规范性；其三，质量评价工具方面，应使用国际公认的评价工具（如 PRISMA、GRADE）对证据和数据进行质量评价，以保证结果的可靠性等。因此，评估团队需要确保证据质量和团队专业性，选择合理的质量评价工具，从而保证 HTA 的实施质量。

第二节　中医药卫生技术评估实施规范的构建与解读

中华中医药学会 2024 年发布的《中医药卫生技术评估实施规范》（T/CACM 1621—2024），是目前国内唯一一个针对中医药领域如何开展 HTA 的指导性文件。历经广泛调研、文献系统评价、专家共识以及同行评议后发布。该规范包括实施步骤 10 个（可选步骤 1 个、必需步骤 9 个），评估领域 7 个（一级指标 7 个、二级指标 19 个、三级指标 37 个；其中针对中医诊疗设备与方案类卫生技术的特异性二级指标 2 个、三级指标 5 个），报告清单条目 16 条。该实施规范具有规范性、科学性、兼容性，以及符合中医药 HTA 实施特点。为了更好地指导和规范使用者对该规范的应用，有团队对实施规范进行了详细的介绍和解读。

该规范是在系统评估了国内外 HTA 相关指南、规范、标准的基础上，遵循了中华中医药学会团体标准研制流程研制而成。值得一提的是，该规范在研制之初，已在国际实践指南注册与透明化平台进行了方案的双语注册，注册编号 IPGRP-2021CN380。

一、规范研制的科学性

该规范使用文献分析法，全面系统地检索了国内外 8 个常用数据库、13 个指南数据库、10 个国际 HTA 机构 / 组织网络，以及 20 个代表性国家的 31 个 HTA 网络或政府卫生部门官方网站，筛选后获得 HTA 指南 41 篇。参考标准与报告规范制订流程，对指南的实施步骤、评估领域与指标、报告清单、综合价值计算方法等内容进行了统计归类，再经过 4 次小范围专家会议，梳理出中医药 HTA 初步实施规范，包括实施步骤 11 个，评估领域 10 个（一级指标 10 个、二级指标 40 个、三级指标 110 个），报告清单条目 18 条。最后通过德尔菲法，选择从事中医药、HTA 等相关专业领域且工作 10 年及以上的 13 位专家对初步实施规范进行意见咨询，获得诸多专业修改意见。函询小组充分考虑所有专家意见对初步实施规范进行合并、修改与完善，并逐条回复详细的修改说明，两轮咨询后形成了完整的中医药 HTA 通用实施规范，包括实施步骤 10 个（可选步骤 1 个、必需步骤 9 个），评估领域 7 个（一级指标 7 个、二级指标 19 个、三级指标 37 个；其中针对中医诊疗设备与方案类卫生技术的特异性二级指标 2 个、三级指标 5 个），报告清单条目 16 条。中医药 HTA 通用实施规范的形成过程参考标准规范流程，遵循规范化和公开透明化原则，具有良好的规范性、科学性与合理性。

二、规范的普适性与兼容性

国家药物和卫生技术综合评估中心立足于我国临床重大疾病防治基本用药需求，制定并发布了《药品临床综合评价管理指南（试行版）》（以下简称“管理指南”）。该管理指南规定药品临床综合评价需遵循“以决策需求为导向，统筹协同、由利益相关主体多方参与，建立信息公正透明的科学规范体系”。其实施流程包括主题遴选、评价实施和结果应用转化 3 个基本环节；评估内容聚焦安全性、有效性、经济性、创新性、适宜性、可及性 6 个维度。临床综合评价是我国特有的概念，指建立以基本药物为重点的临床综合评价体系。与之相比，中医药 HTA 实施规范具有以下特征差异：评估范围更广，评估对象不仅局限于中药，还涉及其他中医药卫生技术；维度扩展，该实施规范与管理指南在基本原则方面相似度很高，均以辅助决策为目的，主张多方利益相关者共同参与等；实施步骤方面，该实施规范涵盖以上 3 个基本环节；评估内容方面，该实施规范评估领域主要是技术特征、安全性、有效性、经济性、伦理公平性、组织适应性、患者与社会 7 个方面，相对于管理指南中的 6 个维度，增加了伦理、组织、患者方面的内容评估，同时，该实施规范在技术特征、患者与社会等方面涵盖了管理指南中的创新性、适宜性、可及性维度的评估内容。而且，对评估指标进行了通用指标与特异性指标的划分。

2022 年，中华中医药学会基于管理指南发布了《中成药临床综合评价指南（2022 年版试行）》，其总体内容与管理指南一致，同时结合中成药的特点对各维度指标进行了具体说明。中医药 HTA 实施规范即参考该中成药指南，同样对各领域评估指标的内容进行了适用于中医药领域的修订与说明，适用于多种中医药卫生技术的评估。

总的来说，本团队建立的实施规范是基于文献的通用规范，它不仅适用于所有四大类中医药卫生技术，涵盖了我国当前药品综合评价体系中的大部分内容，还明确说明了针对中医诊疗设备与方案类卫生技术等个别特异性评估指标，因此具备普适性与兼容性，可以灵活运用于各种中医药卫生技术的评估。

三、规范的中医药特点

首先，实施规范的中医药特点主要体现在评估对象和评估内容方面。与国际卫生技术（检测、设备、药品、疫苗、程序、方案或系统等）相比，中医药 HTA 的评估对象如中药类（中药材、中药饮片、中成药及中药制剂等），其药味组成更复杂，作用机制与用药原则自成体系；而其他中医药适宜技术如针刺、推拿类属于中医特色医疗项目，诊疗方案需基于中医辨证论治原则，讲求“望闻问切”四诊合参，也不同于一般卫生技术。因此，在评估内容上，本团队对评估指标进行了适用于中医药领域的应用解释，如应说明中药类技术的药物组成、适用证型，是否含有动物药以适应患者价值观需求等；对目标疾病的中医证型要求、证候表现说明；针刺、推拿等适宜技术的经济性评估应考虑医疗服务费、取穴、治疗周期等的要求；中医诊断与治疗设备类技术的评估参考标准应尽可能选取西医诊断金标准等。同时，更偏重评估患者的主观感受，各领域指标的评估多纳入患者意见，以降低中医经验医学的医者主观性，强调诊疗过程带给患者的实际风险与收益，促进提高中医药临床运用效率和患者满意度。

其次，中医药 HTA 特色还体现在证据来源方面。中医古籍是中医药知识的重要载体，是和现代临床研究证据同等重要的中医药研究证据来源之一。对来自古代经典名方的中药、针刺、推拿、诊疗方案等技术的评估，在缺少临床文献证据和真实世界研究证据的情况下，需追溯其来源与历代演变过程，基于人用经验和中医古籍证据开展评价。当前，中医药研究院所已开发出众多中医古籍信息平台，如中华医典数据库、中国中医古籍数字资源库、古今医案云平台等，大大提高了古籍资料的查阅效率，也为中医药 HTA 的实施扩充了证据来源与基础。

最后，实施步骤结合了我国 HTA 的多级评估模式，根据专家意见，考虑到国内高校与研究所的自主选题模式，将申请开展 HTA（步骤 1）设置为可选步骤，可由 HTA 委员会进行申请与提名，也可由除患者和制造商外的利益相关群体根据决策需求自主选题；在主题遴选与优先级（步骤 2）设置说明中加入了自主选题内容等。

四、规范的实际运用

为使拟定的中医药 HTA 实施规范符合临床决策需求，研究团队率先开展了 2 种中医药卫生技术的实证研究：芍麻止痉颗粒治疗儿童抽动障碍的 HTA、针刺治疗继发性痛经的 HTA。通过实证研究，一是验证了中医药 HTA 实施规范的可行性；二是发现了该实施规范在实际运用时可能存在的问题，从而进行了合理的修订与完善，提高其可信度、促进其推广应用；三是为芍麻止痉颗粒治疗儿童抽动障碍、针刺治疗继发性痛经的相关医疗决策提供了循证证据基础；四是为后续该实施规范在中成药、针刺等中医药卫生技术中的实践运用，提供了有针对性的评估路径。

（廖　星　刘建平　吴　雪）

下篇

第十三章

卫生技术评估在医保决策中的应用

作为公共医疗基金管理方和医药服务最大采买方，医保部门在风险防控和基本保障原则框架下，如何合理高效地配置有限资金、发挥医保基金战略购买作用，确保医保基金高效使用，并有效平衡医药服务质量与支付标准，是决策者面临的核心挑战。国际经验表明，面对医疗新技术广泛应用、费用持续增长及支付制度改革等共性难题，卫生技术评估（HTA）已成为诸多国家和地区广泛采用的循证决策工具，为创新技术、药品和设备进入临床及医保支付提供关键技术支持，英国、加拿大等国甚至通过立法确立了 HTA 的法律地位。随着 HTA 理论研究与实践经验的日臻成熟，其作为国际通用医疗保障决策工具的价值日益凸显。因此，在我国深化医疗保障制度改革的进程中，开展具有中国特色的 HTA 理论研究与实践应用，不仅具有现实紧迫性，更蕴含巨大潜力。

第一节　国际上 HTA 应用于医保决策经验介绍

欧美及亚太地区的多个国家在 HTA 的应用研究中已积累了丰富的实践经验，形成了较为完善的方法指南体系和管理运行机制。这些国家通过系统的评估方法，为医保报销和药品定价提供了科学依据，确保有限的医保资金能够被精准地投入最有效的医疗技术和药品之中，从而提高整体医疗系统的运行效率和公平性。本章选取部分典型国家和地区在医保报销中应用 HTA 的具体流程和作用，以期为 HTA 的应用提供参考。

一、加拿大

加拿大实行联邦与省分权管理的医疗服务体系，各省在医保报销政策制定上拥有自主权。其卫生技术评估（HTA）体系以国家层级的加拿大药物及卫生技术局（CADTH）和省级 HTA 机构为核心，并包含大学、科研院所及医院附属机构。作为独立的非营利组织，CADTH 由联邦、省（除魁北克）及地区卫生部门代表组成的委员会管理，紧密联系卫生行政部门，代表国家利益开展 HTA 工作并协调各省机构以减少评估重复。其主要职能是为卫生决策者提供循证支持，涵盖药物评审、HTA 结果传播、方法学发展、指南制定以及新兴技术甄别等。CADTH 的评估流程包含主题遴选、HTA 小组专业评估及专家委员会审议与推荐三个关键环节，通常耗时 1~2 年；为提升效率，CADTH 等机构亦开发应用了快速评估模型。评估主题主要由卫生行政部门确定，以确保与决策需求紧密衔接。自 2003 年起，加拿大实施统一药物评审（common drug review，CDR），由联邦卫生部委托 CADTH 进行。CDR 主要评估新药相较于现有疗法的临床效果与成本效益，据此提出是否纳入报销的建议，各省份可基于此建议自主决定是否将其纳入本省医保药品目录。

二、英国

英国自 2014 年起实施基于药品价值的定价（value-based pricing，VBP）机制，核心在于药品价值评估，以此指导定价和医保准入决策，相关工作由英国国家卫生与临床优化研究所（NICE）承担。NICE 成立于 1999 年，是经立法授权成立、独立于政府运行的法定机构，负责制定英国国民健康服务体系（NHS）的卫生服务标准。其主要职能包括评估新药和医疗技术，为 NHS 药品目录提供决策依据，并拥有决定药物与技术是否纳入医保支付的法定权限。NICE 还实施上市后再评估与持续评估，作为调整药品报销价格及范围的重要依据。其评估流程分为三类：①多项技术评估（MTA）：适用于评审同一治疗领域的多种药物或具有多个适应证的单一药物，周期约 60 周。②单项技术评估（STA）：适用于评审单一药物或单一适应证药物，周期约 40 周。③快速通道评估（FTA）：适用于增量成本效果比（ICER）低、预期在质量调整生命年（QALY）内具有高效用的药物，周期约 32 周。

三、澳大利亚

澳大利亚政府主要通过医疗福利计划（medicare benefits schedule，MBS）、药品福利计划（pharmaceutical benefits scheme，PBS）及私人健康保险补贴资助医疗服务。卫生技术评估在确保政府补贴用于安全、有效且经济的医疗服务方面至关重要。澳大利亚卫生部设有专门的技术评估行政机构，统筹 HTA 项目并负责联络药品福利咨询委员会（Pharmaceutical Benefits Advisory Committee，PBAC）。PBAC 是法定的独立专家机构，核心职责是就新药是否纳入 PBS 报销提出建议。PBAC 下设经济小组委员会（Economic Sub-committee，ESC），负责从临床和经济学角度审阅HTA结果。近年来，ESC评审HTA证据时更注重综合价值，核心考量维度包括相对健康产出、相对成本效果、患者可负担性及预算影响分析等。澳大利亚实施药品价格谈判制度，PBAC 形成推荐意见所依据的 HTA 证据（成本、效益、风险）对最终谈判价格的形成起着关键作用。

四、美国

在美国，卫生技术评估在医疗保险和医疗补助服务中心（Centers for Medicare & Medicaid Services，CMS）的医保报销决策中扮演着核心角色。作为联邦政府的重要机构，CMS 负责管理和监督覆盖约 1.17 亿老年人、低收入人群和残疾人的医疗保险（medicare）和医疗补助（medicaid）项目。在决策过程中，CMS 通常会委托其内部部门或外部独立的 HTA 机构，对医疗技术的安全性、有效性、成本效益及社会影响等方面进行综合技术评估。基于这些 HTA 报告的结论，CMS 审慎决定是否将新技术纳入医保报销目录，确保仅科学验证且具备明确临床价值的技术获得报销资格。此外，HTA 提供的成本效益分析是 CMS 设定合理报销比例和支付标准的关键依据，这既有助于控制医疗费用的不合理增长，也引导医疗服务提供者优先选用性价比较高的技术和方案。然而，值得注意的是，美国开展 HTA 的主体高度依赖私营机构，占比高达 81%，公立 HTA 组织仅占 19%。与此同时，美国拥有庞大的商业健康保险市场，覆盖约 66% 的人口。这些商业保险公司在决定其保险计划涵盖哪些医疗技术时，同样需要进行评估以确保报销项目的性价比。通常，保险公司会自行设立部门或雇用私营 HTA 机构进行成本及成本效果分析。这些分析结果是保险公司制定报销范围、设定自付额和共付比例等决策的重要基础。但不同于公共部门的 HTA，此类由商业保险公司主导或委托进行的 HTA 结果通常被视为商业秘密，不予对外公开，仅供内部决策参考。

五、荷兰

荷兰建立了成熟的 HTA 医保决策整合机制，由荷兰医疗保健研究所（Zorginstituut Nederland，ZIN）、国家卫生研究与发展组织（ZonMw）及大学医院协作完成。其核心流程包括：政府或 ZIN 委托专家筛选需评估的技术；ZIN、ZonMw 或研究团队依据严格的“四项优先原则”（有效性、必要性、可行性、成本效益）和“四大标准”（疗效与安全性为基础门槛、创新水平评估增量价值、卫生经济学评价分析成本效益与预算影响、伦理可接受性保障公平）开展评估；专家委员会审核结果；审核通过的 HTA 结论直接用于制定医保准入、覆盖范围及支付标准。荷兰模式的显著特点是高度透明，评估报告及结论在政府官网公示。这套制度化、多机构协作的机制，基于科学严谨的评估和公开透明的流程，有效支撑了医保决策的科学性，助力控制医疗成本，并促进医疗服务质量和效率的提升，同时保障了公平性。

六、新加坡

新加坡卫生技术有效性中心（Agency for Care Effectiveness，ACE）是其国家级 HTA 机构，由卫生部于 2015 年成立，旨在通过 HTA 支持临床与行政管理决策。ACE 的药品评估流程主要包括主题遴选、价值评估和决策三个步骤，形式分为快速评估和完整评估。评估形式的选择主要基于药品的预期预算影响和临床价值。完整评估：通常适用于高成本药品（预估年预算影响＞200 万新加坡元，约合人民币 1000 万元），或预期相比现有标准疗法有显著临床改进、对群体健康影响重大的药品。快速评估：适用于预算影响较小的药品（年预算影响＜ 100 万新加坡元，约合人民币 500 万元），或已有仿制药上市的药品。预算影响适中（年预算在 100 万 ~200 万新加坡元之间）的药品，则根据其临床疗效和成本估算的不确定性程度，选择快速或完整评估。大多数评估由 ACE 内部技术团队主导完成，临床专家和制药企业提供技术与数据支持。ACE 制定了详尽的 HTA 方法学指南，涵盖主题遴选、临床疗效评估、经济学评估及预算影响分析等关键环节。

第二节 HTA 在医保领域应用的必要性

卫生技术评估是支撑医保科学决策的关键工具。随着国家医保药品目录调整等工作的常态化与机制化建设，HTA 从理论研究向实践应用的转化需求日益迫切。为切实发挥 HTA 辅助医保循证决策的核心价值，其应用过程必须紧密贴合医保实际决策需求，立足医保管理现状，并强化研究结果的传播与政策转化。

一、与医保管理需求保持紧密性

HTA 的核心价值在于通过安全性、有效性、经济性、创新性及公平性等多维度综合研判卫生技术的价值，为决策提供循证依据。为确保 HTA 在医保决策中的可持续应用，在科学运用评估方法的基础上，必须以现实的医保决策痛点和需求为出发点，确保评估工作与决策目标紧密衔接。从深化医疗保障制度改革的目标看，HTA 可为医药服务管理、支付方式改革等多项关键举措提供直接的技术支撑。以国家医保药品目录调整工作为例，随着医保药品管理政策向精细化、多样性方向发展，药品价值判断需要在安全、有效、经济的基础上进一步涵盖创新性和公平性视角，并辅以明确的数据来源、可量化的评审标准和科学的评价方法，以提高医保药品决策的科学性和前瞻性。再比如，中成药是我国特有的医疗资源，具有独特的理论体系和实践经验，随着越来越多的中成药申请纳入医保支付范围，如何确定中成药支付标准就日益成为医保决策的难点。HTA 可以发挥多学科融合优势，在 HTA 规范流程的基础上，结合中成药治疗疾病的辨证特点，根据其治法治则及遣方用药的规律，构建具有我国特色的医保中成药 HTA 评价体系，为中成药医保报销政策的优化完善提供解决思路和技术支撑。

二、与医保管理发展现状相融合

国际经验表明，HTA 在医保领域的应用发展是一个逐渐融合、互为促进、相辅相成的过程，与所处医保管理体系的发展阶段息息相关，脱离医保管理现状的 HTA 研究不仅应用范围受限，往往也间接影响学科发展。在英国、加拿大等欧美国家，由于其医保筹资水平相对较高、医保管理体系发展相对较为成熟以及患者医药需求多样化，其医保管理链条逐步从临床用药治疗延展至健康管理，相应其 HTA 方法学体系和医保决策考量因素也从单一经济维度扩展至对健康价值和社会价值的深入考量。在泰国、印度尼西亚等发展中国家，受限于医保基金压力和医保管理水平，往往医药产品的成本效果分析结果和医保基金预算冲击影响等经济维度是医保决策的唯一考量，优点是简单易行、可操作性强。上述两种做法没有孰优孰劣，都是基于各自医保管理发展阶段的现实选择。我国医疗保障体系以基本医疗保险制度为主，突出特点是“广覆盖、保基本”，这既是基于当前我国经济社会发展水平的现实选择，也是医疗保障事业发展的必经阶段。所以 HTA 在医保领域的相关应用研究，也需基于我国处于社会主义初级阶段这一最大国情，在借鉴国际 HTA 理论和做法的基础上，基于我国医保管理发展现状进行相应的调整改造，在数据收集、标准制定、组织流程等方面进行具有我国特色的 HTA 研究探索。例如，在 HTA 经济维度分析中，将增量成本效果比（ICER）与阈值标准进行比较是判断评估对象是否具有经济性的重要考量，若 ICER 小于该阈值，则具有经济性，若 ICER 大于该阈值，则不具有经济性。由此可见，ICER 阈值的设定，对于经济性评估结果至关重要。目前，我国对于 ICER 的阈值尚无统一的标准，根据世界卫生组织的推荐意见，ICER 的支付阈值参考范围为 1 倍至 3 倍的人均 GDP。各国在实际操作过程中，多数基于各自经济发展水平和医保基金承受能力，自行设定适宜的支付阈值。所以，我国在进行药品等技术的评估时，在保障基金安全的基础上，要因对象而异制定与医保基金承受能力相匹配的阈值标准，这既是医保管理的现实选择，也是我国基本医保“保基本”原则的体现。

三、提高 HTA 向医保决策的转移转化

尽管近年来 HTA 研究发展迅速，但其效能的充分发挥最终取决于对决策的有效支撑。提升 HTA 向医保决策的转化程度和水平，需要研究者与决策者共同推进。研究者应在保证科学性的同时，增强成果的实操性，提供易于操作和复制的实践指南，以及贴近真实应用场景的循证证据。决策者则需提升循证决策意识，掌握证据的研判与应用能力，并提高决策透明度。HTA 在我国医保决策领域的应用虽处于起步阶段，但其学科特性与医保决策需求高度契合，未来具有广阔应用前景。借鉴国际经验，HTA 发展模式多样且服务于多元主体需求。我国医保管理体系独特，不能盲目照搬国外模式，需在实践中探索符合国情的医保 HTA 应用路径。医保 HTA 的持续发展有赖于政府部门的机制化建设。医保部门可结合国家医保药品目录调整等改革任务，积极探索 HTA 体系建设，推进评估标准与方法学研究，构建专家库，开展国际合作，探索评估证据向决策转化的机制，并整合医疗机构、高校、科研机构、行业协会等多方 HTA 力量参与医保循证决策，逐步形成中国特色的医保 HTA 发展模式。

四、探索医保决策真实世界研究

真实世界研究（RWS）通过对真实世界数据（RWD）的系统分析生成真实世界证据（RWE），已成为对传统随机对照试验（RCT）的重要补充。在卫生技术评估（HTA）框架下，RWE 正被全球多个医保体系探索性地应用于药品准入与定价决策，以更精准地实现“医保价值购买”。典型案例是英国 NHS 的“疗效协议”：对于 HTA 初期证据（尤其是长期安全有效性）不足的高价值创新药，允许其有条件纳入报销；若上市后在真实患者群体中的疗效未达预设目标，企业需向医保返还部分收益。这

体现了利用 RWE 进行动态 HTA 评估和风险共担的创新模式。

我国国家医疗保障局成立后，医保目录实现了动态化调整（周期缩至每年一次），显著加速了新药可及性。然而，快速纳入也意味着部分药品在纳入时基于传统 HTA（主要依赖 RCT 和短期数据）的长期价值证据尚不充分。因此，急需在药品医保准入后，融合 RWE 开展持续性 HTA 评估，系统监测其在广大人群中的实际安全性、有效性和经济性。

这种基于 RWE 的 HTA 对于科学制定与动态调整医保支付标准、优化药品目录管理、最终实现可持续的“价值购买”至关重要。为实现这一目标，需在借鉴国际经验（如英国的疗效协议机制及其 RWE 应用）基础上，结合中国实际，构建支持 HTA 决策的医保药品 RWE 研究体系，包括：统一的数据标准与治理规范、严谨的 RWE 研究方法学指南、明确的研究发起与评估应用流程，以及跨部门协同的工作机制。这将为 HTA 提供更全面、贴近临床实践的长期证据链，支撑更科学的医保决策。

第三节　在我国医保领域应用 HTA 的现状和展望

国家医疗保障局自 2018 年成立以来，持续推进医疗保障制度改革，对医保治理能力、治理模式及技术标准的科学化、专业化与透明度提出了更高要求。2020 年 2 月发布的《中共中央　国务院关于深化医疗保障制度改革的意见》明确提出，需健全医保目录动态调整与准入谈判机制，将临床价值高、经济性评价优良的药品、诊疗项目和医用耗材纳入医保支付范围，并建立相应的评价规则、指标体系及退出机制。实现这些目标亟须科学、成熟且可操作的工具方法辅助决策。然而，当前我国 HTA 应用仍处于初期快速发展阶段，尽管政府重视程度不断提升，但在法规制度、专业人才、评估体系建设及结果转化应用等方面，与国际先进水平相比仍有显著差距。因此，亟须借鉴国际经验，探索 HTA 在我国医保决策中的应用路径与改进措施，以提高医保基金使用效率、优化医疗资源配置并促进医疗技术合理应用。结合国际实践，HTA 能够为医保目录调整等关键改革提供坚实的技术支持。

一、应用现状

近年来，HTA 在我国的应用范围持续拓展，已从药品领域逐步延伸至医疗器械、医疗技术等多个领域。在药品领域，HTA 在医保目录调整中被广泛应用，为决策提供了关键科学支撑。在医疗器械领域，HTA 正逐步融入创新产品医保准入流程。在医疗服务领域，HTA 则应用于价格项目管理，助力价格更精准地体现医务人员技术劳务价值。此外，HTA 在突发公共卫生事件管理、战伤救治能力评估等方面也发挥了重要作用。虽然 HTA 在其他场景的应用尚处起步阶段，但其模式与流程多借鉴药品领域经验，因此持续优化药品 HTA 的工作流程与方法学具有重要的示范意义和战略价值。

国家医疗保障局核心职能之一是制定并动态调整医保目录（涵盖药品、医用耗材、医疗服务项目及设施等）及支付标准，并组织目录准入谈判。截至 2024 年底，该局已连续七年开展药品目录调整工作，累计新增纳入 835 个药品。借鉴国际经验，目录调整工作深度融入了 HTA 理念，对拟纳入药品的安全性、有效性、经济性、创新性及公平性等多维度进行综合价值评估，据此实现目录内药品的年度动态更新与优化。尽管 HTA 在药品评估领域与药物经济学内容高度融合，但在综合评审与价格测算环节，HTA 可进一步整合药品相关多维信息（超出核心维度），并通过调增调减因素反映在最终评估结果与价格标准中。当前国家医保药品目录调整主要包含准备、申报、专家评审、谈判、公布结果五个阶段。HTA 在专家评审与谈判环节作用尤为关键：

1. 专家评审环节 由药学、临床、药物经济学、医保管理等专家组成的评审团队，基于多准则决策分析（MCDA）对药品综合价值进行研判。专家依据主适应证领域的临床用药现状，为谈判药品确定参照药品并进行比较评级（突破、改进、相当、不及），通过评审者方可进入谈判。

2. 价格谈判环节 企业提交包括关键药物经济学报告在内的补充材料。国家医疗保障局组织药物经济学测算组和医保测算组“背靠背”独立工作，验证分析企业资料并测算医保支付标准（谈判底价）。此阶段 HTA 的核心应用在于药物经济学评价，即计算增量成本效果比（ICER）并与预设阈值比较，判断经济性。ICER 高于阈值时，可反向推算药品达到经济性所需的价格。若模型验证通过，此价格可成为测算基准。需强调的是，药物经济学评价非唯一标准。谈判药品的国际参考价、目录内同类药品价格、最低挂网价及省级采购价等市场因素，均构成测算基准价格的重要考量。最终，在综合分析药物经济学评价与市场价格的基础上，结合价格调整因素，形成医保支付标准的建议。

二、应用机遇

（一）国家医保药品目录调整

2020 年 7 月《基本医疗保险用药管理暂行办法》明确要求，组织医学、药学、药物经济学、医保管理等专家进行药品评审及谈判 / 竞价工作。鉴于药品定价的高度复杂性、广泛关注度和深远影响，未来目录调整工作可深度融合 HTA 学科优势，推动评审模式由经验主导的定性判断向循证支撑的定量评估转变，实现基于安全性、有效性前提下，对药品性价比及其他必要价值维度的综合研判。例如，在医保基金有限性与鼓励创新需求并存的背景下，亟须基于最优证据精准识别性价比最优的新药，而非照单全收其商业报价。值得注意的是，2021 年国家医保药品目录调整工作已迈出重要一步：在原有评审框架基础上，系统构建了涵盖安全、有效、经济、创新及公平五大维度的定量评审指标体系。该体系明确了证据来源与等级要求，并确保了与上游申报、下游价格测算环节的逻辑一致性与信息同步，为医保药品的“价值购买”提供了有力的技术支撑。展望未来，应持续巩固和深化这一模式，充分发挥 HTA 在提升医保目录调整科学性、精准性和透明度方面的核心作用。

（二）医用耗材报销管理

2020 年 6 月，国家医疗保障局发布《基本医疗保险医用耗材管理暂行办法（征求意见稿）》，旨在规范医用耗材医保准入与支付管理，明确提出将组织多学科专家（临床、耗材管理、医保、HTA、经济学等）依据评价规则与指标体系进行评审，并探索准入价格谈判。展望未来，HTA 可在保障基本、满足合理临床需求和规范管理的前提下，紧密结合耗材分类及特性（如植入介入类、高值耗材等），构建科学评审体系。该体系可围绕临床价值（适用人群、疗效改进、不良反应变化）、产品特性（性能改进、技术创新）及经济价值（成本效益改进）等核心维度展开，并明确定义指标、数据来源及证据等级要求。优先对创新产品及具备临床/经济改进的耗材开展多维度综合价值评估试点，为后续同类或功能相近耗材的标准化评审积累经验、提供借鉴。

（三）医保支付方式改革

2019 年 10 月，国家医疗保障局发布《国家医疗保障 DRG 分组与付费技术规范》及《国家医疗保障 DRG（CHS-DRG）分组方案》，标志着以 DRG/DIP 为主的多元复合支付方式改革全面推开。此改革驱动公立医院管理重心由“创收”转向“控本”，促使医疗机构管理者聚焦于遏制不合理支出、构建更具成本效益的服务体系。在此背景下，医院卫生技术评估（HB–HTA）因其专注于提升院内资源配置效率、辅助识别和淘汰低效技术，正成为医疗机构应对支付改革综合挑战的关键工具。HB–HTA 的优势在于能高效（耗时短、易操作）地为医院决策层提供引入或淘汰某项技术的多维度影响评估（涵盖患者安全、临床结局、组织管理、成本经济等），且其目标（提升成本效益）与医保支付改革及医院管理诉求高度契合。另外，HTA 方法学可为 DRG/DIP 等宏观支付政策的实施效果提供系统性评价框架。基于真实世界数据，HTA 可开展多层次评估：宏观（政策整体成效，如基金效率、医疗行为引导）、中观（医疗机构运行变化，如成本结构、服务效率）、微观（病种/病例管理优化空间）。这种贯穿政策全周期的“事中–事后”效果评价，对优化支付政策设计、完善配套机制具有重要的决策支持价值。

三、应用挑战

（一）缺乏政府直属的 HTA 专业机构组织

与国际经验相比，我国尚未建立直接服务于国家医保决策（如目录准入）的独立、常设性 HTA 专业机构。目前模式依赖医保目录谈判测算阶段的临时性专家团队对企业提交的评估报告进行审核验证。由于企业报告来源分散（高校、科研机构、咨询公司等），导致 HTA 研究成果质量参差不齐，且缺乏统一的质量控制标准。

（二）评估流程的时限性与充分性矛盾突出

1. 评估周期高度压缩 相较于 NICE（英国）、CADTH（加拿大）等机构通常耗时半年至两年的完整 HTA 流程，我国需在约半个月内完成全部谈判 / 竞价药品的评估工作。以 2023 年为例，168 种谈判药品意味着百余份药物经济学报告需在此极短时间内完成专家验证。

2. 压缩周期导致验证不足

（1）模型 / 报告来源单一且潜在偏倚：HTA 模型与报告均由企业自主提交，其内容可能倾向于呈现有利结果。

（2）专家验证时间严重不足：面对百余份报告，专家团队仅 10 余天可用于模型验证与修改。对于存在严重缺陷的模型，既无充足时间修正或重建，也难以及时为未提交模型的企业构建新模型。

（3）关键环节衔接紧张：综合评审结束与企业最终谈判材料提交截止时间间隔通常不足一个月。若评审专家指定的参照药品与企业预设不同，企业缺乏足够时间进行全面的证据整合与再评估。

（三）同适应证药品的评估标准不统一

在 HTA 分组评估（通常按疾病类别分组）中，同适应证或同治疗机制的药品常被纳入同一评估框架。然而，在现行企业自主申报模式下，药品的价值信息、评估模型及方案均由企业自行构建和提交。这很可能会导致：①模型与方法学异质性高：不同企业提交的技术评估模型在结构、关键假设、参数选择等方面存在显著差异。企业倾向于采用策略性选择（如选择有利的参照药品、假设或模型结构）以优化自身药品评估结果。②结果可比性与可靠性受损：模型和方法的异质性直接导致评估结果缺乏一致性、可比性，并引入潜在偏倚。③评审效率与负担加重：评审专家需耗费大量精力理解和验证多样化的模型与方法，极大地增加了评审的复杂性与工作量，影响评估效率与质量。

（四）价格调增调减幅度缺乏量化标准

在价格测算阶段，药物经济学专家在确定药品基准价格的基础上，会依据药品特性（如综合评审评级、适应证人群、预算影响等）设置价格调增调减因素。例如以“突破性”或“改进性”评级、罕见病用药、儿童用药等作为调增因素；以医保预算占用过高等作为调增因素。核心挑战在于对于各类调增调减因素（如“突破性”评级具体意味着多大溢价、预算占用“过高”的量化阈值），缺乏明确的量化标准或调整幅度区间规定。这种标准的缺失会使自由裁量空间过大，即不同专家在应用同一种因素时，可能采用差异显著的调整幅度，同时药品间价格调整幅度的差异若缺乏客观依据支撑，易引发对评审过程公平性和结果一致性的质疑。

（郭武栋　廖　星　胡　晶）

第十四章

卫生技术评估在医疗器械监管中的应用及实例

根据2016年中国医疗器械行业数据，中国医疗设备购买成本已达到1100亿元人民币，占据我国卫生总费用的2.3%。在有限的医疗卫生资源情况下，我们面临着两个主要挑战：一是如何保证医疗资源的有效利用，以提高医疗设备与器械的可获取性和承受性；二是如何促进诊疗技术的合理应用，避免其过度使用。这些都是在医疗设备与器械审批、监管和全周期管理过程中亟须解决的问题。卫生技术评估（HTA）是一项用来确定卫生技术在其生命周期中不同阶段价值的多学科合作过程与活动，旨在为决策提供信息，以促进更加公平、高效和高质量的卫生系统。HTA主要目标是为卫生健康领域技术的相关政策制定提供循证信息，以便筛选和推广更具成本效益的新技术，同时避免或限制使用卫生经济价值不足的诊疗技术。

第一节　卫生技术评估与医疗器械监管

一、医疗器械的定义

2017年5月，国务院修改了《医疗器械监督管理条例》，其中明确定义医疗器械为直接或者间接用于人体的仪器、设备、器具、体外诊断试剂及校准物、材料以及其他类似或者相关的物品，包括所需要的计算机软件。

2020年《中共中央　国务院关于深化医疗保障制度改革的意见》中明确提到需将临床价值高、经济性评价优良的药品、诊疗项目、医用耗材纳入医保支付范围；健全医保目录动态调整机制，完善医保准入谈判制度；制定直接调出和建议调出规则。同期，《基本医疗保险医用耗材管理办法》也指出，医疗机构应当对医用耗材的临床使用进行评价。根据相关法律法规、技术规范等，建立评价体系，对医用耗材临床使用的安全性、有效性、经济性等进行综合评价，促进医用耗材合理使用。国务院医疗保障行政部门综合考虑医用耗材的功能作用、临床价值、费用水平、医保基金承受能力等因素，采用准入法制定基本医疗保险医用耗材目录并定期更新。在地方层面，上海市自 2009 年探索对医用耗材实行目录管理，逐步形成了上海市高值医用耗材编码库，也在一定程度上促进了医疗器械卫生技术评估的不断发展。

二、医疗器械的分类

我国对医疗器械的风险划分为低风险、中风险及高风险，对于低风险的医疗器械采取备案管理，而对中、高风险者采取注册管理的方式。

目前，对医疗器械细分市场的划分没有统一的标准，根据其使用类型可划分为工具型医疗器械和治疗型医疗器械。①工具型医疗器械主要辅助医护人员的诊疗行为，对短期的临床结果影响较明显，主要影响医院成本和患者短期成本。②而治疗型医疗器械直接在诊疗活动中起相应的诊治作用，主要影响中长期的临床结果，对医疗保险资金具有长期影响。

三、医疗器械开展卫生技术评估的意义

自 20 世纪 70 年代产生以来，卫生技术评估作为卫生体系决策的主要依据，广泛应用在药品、医疗器械、设备及技术程序等领域，其主要运用经济学、医学及循证医学的相关理论，在熟悉相关技术临床信息的基础上，系统全面地评估医疗器械的技术特性、临床安全性、有效性、经济学特性，进行临床综合评价，为政府及临床决策和社会采纳提供参考依据。

医疗器械与药品的作用机制不同，医疗器械对人体的影响并非通过药理学、免疫学或代谢过程产生效果。因此，评估医疗器械时，不仅需考虑使用者（实际操作者）的影响，而且，在评估其效果时也需要考

虑相关影响因素和权重的分配。医疗器械的评估涉及两个层面：①宏观HTA，指用于社会和卫生服务系统的决策；②微观HTA，指用于医院决策。与药品评价相比，医疗器械评价常借助真实世界研究方法。大部分医疗器械评价都在产品上市后，在医院使用过程中进行真实世界评价。然而，由于医疗器械更新换代快，评估报告难以转化为临床和政策决策。此外，医疗器械评价往往缺乏高质量的证据来源，在一定程度上影响了卫生技术评估工作的展开。

在医疗卫生资源有限的情况下，对医疗器械进行卫生技术评估能为政策优化决策提供证据支持，帮助实现科学的决策过程，同时也可辅助指导医院管理者引进和管理医疗器械。从宏观视角看，通过该评估能更好地优化资源配置和使用。例如，对于某种疾病的治疗，可能存在多种干预措施，涉及各种医疗器械和药物治疗，但最后决定哪种治疗手段纳入医保报销目录，应基于社会视角下最大化卫生资源使用效率的综合考虑。对于医院管理者来说，主要考虑的是医疗器械的引进和使用能为医院诊疗水平提升带来的获益。同时，医疗器械的卫生技术评估也能帮助医疗设备与器械制造商更好地进行新设备、新器械的研发和产品定价。

2010年以前，关于医疗器械的HTA评价报告非常有限。英国国家卫生与临床优化研究所（NICE）2011年发布了针对医疗器械技术评估的HTA方法指南；自2011年起，医疗器械的HTA评估应用得以快速增长。但医疗器械因其治疗结果可用性、使用技术与操作方法、临床研究证据产生过程、产品全生命周期等诸多方面与药品有很大的不同，亦缺少足够的高质量RCT临床试验或真实世界研究数据，这使得医疗器械HTA工作仍非常具有挑战性；目前国际上尚没有成熟统一的医疗器械HTA方法。

四、评估视角

在进行卫生技术评估时，首要且最为重要的因素是HTA评估工作所依赖的研究视角。因为不同的评估视角会关注不同的因素，考量的重点也存在显著差异。例如，某种干预手段从社会角度来看，可能是具有成本效益优势的方案，但从某个个体患者角度来看，其所带来的效用并不一定最佳。比如，某种诊断设备能减少住院天数，社会角度看是积极的，但从医疗机构管理人员角度，或许并非最佳。另一方面，在进行经济学评价时，不同的评估视角考虑的成本和结果也不同。例如，在患者视角下的经济学评价，只需要考虑患者的自付费用。而从医保角度，需要考虑医保的支出。而从社会角度，则需要考虑直接的医疗成本（患者自付、第三方支付），同时还需包括直接非医疗成本、间接成本和无形成本。因此，评估视角是极其重要的考量因素，是评估工作成功与否的关键要素。

五、评估框架

目前，国际社会对卫生技术评估已进行深入研究，并基于不同的研究视角研制了差异化的评估框架，不同研究视角的价值评估框架具有不同的评价方法、价值评估要素与使用人群，但其目标均为比较不同治疗方案的综合价值，以此为医疗卫生决策提供参考依据。基于目前国际主流价值评估框架的适用范围，可以将其分为通用性价值评估框架和疾病特异性价值评估框架。其中，通用性价值评估框架主要包括 ISPOR 价值评估框架、HTA Core Model、ICER 价值框架等，这三种框架的对比分析，详见表 14–1。

表 14–1　通用性价值评估框架

研究视角	ISPOR 价值评估框架	HTA Core Model	ICER
地区	美国	欧盟（EUnetHTA 开发）	美国
决策背景	医疗保健系统层面，用于准入、定价与报销决策	支持成员国卫生技术评估，用于人群层面的决策	为支付方、临床指南制定者及医患共同决策提供信息
疾病领域	不限	不限	不限
主要视角	综合视角（医疗系统、患者、社会）	综合视角（临床、经济、伦理、组织等	成本效果与可负担性视角
方法	多维度价值框架，包含定量与定性要素	结构化的多维度评估模型	基于证据的计分卡与成本效果阈值分析

续表

研究视角	ISPOR 价值评估框架	HTA Core Model	ICER
价值要素	核心要素：净成本、QALY*s 其他要素：生产力、科学溢出价值、不确定性、公平性等 9 个维度	核心领域：健康问题、技术特性、安全性、临床有效性、成本与经济评价、伦理、组织、患者与社会、法律	核心要素：临床效果（增量健康获益）、安全性、证据质量（certainty of evidence）、其他获益与语境因素、长期成本效果（ICER 值）、可负担性

* 注：质量调整生命年（quality-adjusted life year，QALY）。

1. ISPOR 价值框架 国际药物经济学与结果研究学会（ISPOR）在结合以往美国价值评价框架的基础上，遵循微观经济学的基本假设条件，以美国公私混合健康保险体系的适用性为出发点，以市场为导向对价值要素进行整合和分类。ISPOR 价值框架将公平性放在要素之外，从经济学角度定义价值的概念，认为“总价值”是行动主体愿意为一种经济商品或干预支付的金额，“净成本”则是减去可获得总价值的机会成本。从社会角度评估价值和经济效率时，福利（效用）和成本措施都应该包括所有受行动影响的人的结果产出。在充分考虑可能相关的利益主体如患者、健康管理者、服务供给者、专业技术人员、政府监管机构以及社会层面后，ISPOR 价值框架尤其关注患者的价值视角，认为患者不仅是关键利益相关者，也是健康保险的购买者。ISPOR 价值评估框架应用于医疗器械的评估过程中，综合考虑医疗器械的社会需求、临床价值、医院需求、经济价值、生产企业因素、医院管理特征、评价科学性以及医疗器械特性等多维度因素。ISPOR 价值框架具体展示，见图 14-1。

2. HTA Core Model 是用于产生和共享 HTA 信息的方法框架理论，HTA Core Model 的评价价值要素包括领域、主题和问题，涵盖有效性、安全性、经济性及组织机构、患者、社会和法律等领域，可供世界范围使用。

3. ICER 价值框架 是经与医生、患者、企业及其他利益相关者讨论，以有效性、安全性、证据的质量、证据的一致性和可负担性为价值要素，得出的增量成本效果比（ICER）计算框架，通过统计学方法来测量医疗成本和临床收益，进而评估治疗方案的价值，旨在通过建立明确的评估方法对干预方案的价值进行评价，为相关决策提供参考依据。作为协助卫生资源合理分配的评估工具，ICER 评估框架建立了以价值为基

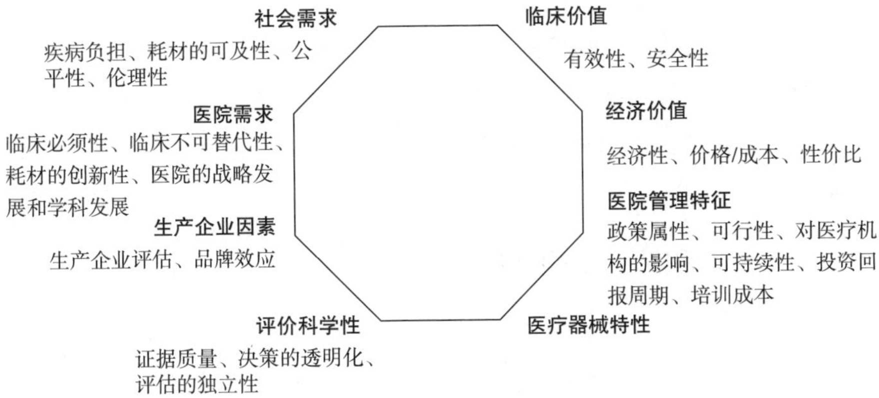

图 14-1　ISPOR 价值框架

础的支付意愿阈值，若新治疗方案 ICER 得分低于标准方案则不满足经济性。

六、评估方法

（一）安全性与有效性评价

安全性代表了对卫生技术风险可接受程度的价值判断。风险是指人体健康伤害的可能性及严重程度的测量指标，可定义为在特定使用条件下，特定人群中患有特定疾病的个体接受医疗保健技术服务后，发生不良反应或意外损害的概率及其严重程度。

世界卫生组织将有效性定义为医疗服务措施（服务、治疗方案、药物、预防或控制措施）的效益和效用。有效性可以从效力和效果两个角度测量。效力是在技术的理想使用条件下，特定人群中患有特定疾病的个体接受医疗保健后可能获得的效益；而效果是在现实环境中，特定人群利用医疗保健后可能的效应。

安全性与有效性的常用评估方法有临床前期评价法、非正规的临床评价法、流行病学与统计学评价法、临床试验评价法与正规综合法。

（二）经济性评价

经济性是指卫生技术使用的成本（费用）以及由于技术对疾病的作

用所产生的效果与效益的比较。在经济学分析中不仅要研究卫生技术的直接成本，还要研究其间接成本，甚至无形成本。同时也要研究直接效益、间接效益与无形效益。常用的经济学评价方法主要有五种：成本分析、最小成本分析、成本－效益分析、成本－效果分析和成本－效用分析。

（三）伦理和社会影响评价

伦理可被认为是“对责任、义务、权利、平等观念、善与恶”等若干方面的总体认识与行为规范。社会影响是一项技术发展或进步所引起的社会环境变化，包括社会、伦理、理论和法律影响。评价卫生技术社会影响的方法多种多样，一般属于社会科学领域，常用定性研究方法。

第二节　可穿戴式心律转复除颤器卫生技术评估实践案例

心源性猝死（sudden cardiac death，SCD）是由于各种心脏病因引起的以意识丧失为特点的急性症状，且症状发作后一小时内发生的非创伤性、意外的致命事件。SCD 是心血管疾病死亡的主要原因之一，其发病迅速，较难提前识别和干预。心搏骤停（sudden cardiac arrest，SCA）是世界范围内 SCD 主要的发病和死亡原因之一，SCA 发生时必须立即治疗以避免 SCD 或不可逆的神经损伤。在大多数情况下，SCA 的直接原因是室性心律失常，即室性心动过速或心室颤动。伴有左室射血分数（left ventricular ejection fraction，LVEF）降低的心肌梗死（myocardial infarction，MI）后患者发生 SCD 的风险在 MI 后初期显著增加。

药物治疗、血运重建术和除颤器对预防和治疗 SCD 至关重要。电除颤是唯一有效的致死性室性心律失常的治疗方法；如果在病人晕倒后 5 分钟内开展电除颤治疗，心脏复苏的抢救成功率最高。植入式心律转复除颤器（implantable cardioverter defibrillator，ICD）是预防 SCD 的最为有效的首选治疗措施，它集抗心动过缓起搏、抗心动过速起搏、低能量心脏转复和高能量电除颤等多重功能于一体，能有效终止危及生命的室性心律失常，显著降低猝死风险。但 ICD 治疗经常因暂时移除设备而中断，通常是由于ICD感染而拔除，直到临床状态允许ICD再植入，往往需要间隔数周。因此，临床上仍有部分SCD高风险人群，因ICD植入禁忌证或不符合植入适应证，处于未经治疗的SCA高风险状态。多项预防SCD的临床研究显示，对MI后患者的前40天恢复期并不推荐使用ICD进行SCA的一级预防，但药物治疗在满足实践及有效剂量的条件下仍不能够提供足够的SCD保护。因此，MI后患者SCD的预防性诊疗措施仍存在诸多争议。可穿戴式心律转复除颤器（wearable cardioverter defibrillator，WCD）是一种外部穿戴式设备，可连续监测心脏节律，并在检测到室性心律失常时发出电击，因其穿戴简单方便、可充电反复使用等优点，可作为上述患者预防SCD的替代治疗措施。

1998年美国食品药品监督管理局（US Food and Drug Administration，USFDA）批准了第一个WCD上市前研究，并于2002年首次获批应用于临床；对于没有ICD植入指征的SCD高风险患者，可作为安全有效的临时性SCD预防性手段，如用于MI后的早期阶段或暂不适宜ICD的患者。ZOLL Medical Corporation出品的LifeVest系列WCD，由一件可拆卸的弹性背心、三个非黏性除颤电极、四个安装在胸部的非黏性传感心电图电极以及腰部的监护单元组成。与传统的ICD工作原理类似，WCD在电击之前使用心律失常检测算法；在检测到室性心律失常后，WCD会通过振动、LED信号和声音警告来警报提醒患者，使患者有时间通过按下监护单元的响应按钮来消除即将发生的冲击；如果患者未及时按下响应按钮，WCD将通过从背心内的电极挤出凝胶，并对患者的心脏进行电除颤治疗。

WCD治疗的安全性和有效性逐年得到验证。Chung等纳入3569例SCD高风险患者的WCD研究显示，WCD首次除颤率达100%，无器械相关不良事件发生。2021年6月中国医学科学院阜外医院牵头开展WCD的中国临床观察性研究，并在国内首次应用WCD。研究报道中国患者WCD使用前三位适应证是急性MI早期（40天内）伴LVEF下降的心力衰竭、等待心脏移植且具有高危SCD发生风险和因感染等原因暂时不能植入ICD，但早期入组的54例患者的平均穿戴天数仅有51 ± 34天，患者穿戴依从性仍有待提高。每日穿戴时间＞20h，是保证WCD有效预防SCD的重要因素；目前患者主要因担心设备误放电、夜间不恰当报警及穿戴式背心影响睡眠等问题，明显降低夜间 WCD 穿戴时间与依从性。以下围绕 WCD 开展 HTA 的实例展示。

WCD HTA

（一）有效性评价

VEST 随机对照试验、多项回顾性研究及前瞻性研究提供了 WCD 对 SCD 患者的有效性证据。发现使用 WCD 可降低 MI 后 SCD 高风险患者的死亡率。

VEST 试验是迄今为止唯一一项评估 WCD 在伴有 LVEF 降低的 MI 后患者中预防心律失常和全因死亡率疗效的随机对照试验。在 2302 例 MI 后且 LVEF ＜ 35% 的患者中，WCD 的使用与减少心律失常相关 SCD 未发现统计学上的显著相关性。入组患者按照 2 ∶ 1 比例随机分为 WCD 和指导药物治疗患者（干预组）和仅接受指导药物治疗的非 WCD 患者（对照组）；研究主要终点（心源性猝死或室性快速性心律失常所致死亡）不受 WCD 的显著影响（1.6% vs. 2.4%，$P = 0.18$），而作为次要终点的总死亡率，WCD 组显著低于对照组（3.1% vs. 4.8%，$P = 0.04$）。因研究中入组患者 WCD 的相对较低的穿戴依从性与日穿戴时间，可能降低了证明 WCD 预防 SCD 生存益处的概率。尽管研究者在试验方案中假设 WCD 依从率为 70%，但该目标仅在研究前两周内达到或超过该目标值；研究中，WCD 依从性患者的比例逐渐下降到 40%。值得注意的是，在 VEST 研究中，干预组的大多数死亡事件（48 例死亡中的 36 例）发生在未佩戴 WCD 的患者身上。然而，在评估早期停止使用 WCD 对 SCD 影响的 ITT 分析（受到因果偏差和坚持倾向的混淆影响）中，与未使用 WCD 相比，MI 后患者前 3 个月使用 WCD 与 SCD 相对风险降低相关。尽管 VEST 研究的主要研究终点未能显示 WCD 的临床获益，但最近的荟萃分析证明了 WCD 在终止 SCD 高危患者致死性室性心律失常方面的临床疗效。

一项纳入了 289 例使用 WCD 患者的回顾性研究，对于选取有症状的伴有 LVEF ＜ 30% 的心力衰竭患者或 MI 后或搭桥手术后的 SCD 高风险患者，WCD 治疗的除颤成功率为 75%。

一项用于评估 WCD 使用期间致死性心律失常风险的美国大型前瞻性研究（WEARIT- Ⅱ）数据显示，高风险患者持续室性心动过速的发生率极高（3 个月达 3%），WCD 可预防临时移除 ICD 患者的 SCD 发生；且与未使用 WCD 的对照组相比，WCD 降低 SCD 高风险患者的全因死亡率（3.1% vs 4.9%；$P < 0.05$），这表明对于有 SCA 风险的患者，WCD 使用是安全有效的。研究中发现，LVEF ＜ 35% 的 MI 患者在经皮冠状动脉介入治疗（percutaneous coronary intervention，PCI）后的早期死亡率显著高于晚期死亡率，WCD 可在 MI 后风险评估期间更安全地保护患者；在 WCD 使用结束时（冠状动脉血运重建后），41% 的患者在 MI 后 30~90 天出现 LVEF 改善，不需要 ICD 植入。

一项美国关于已移除 ICD 且存在 SCA 风险的 8058 例成年患者 WCD 复苏治疗研究中，在 406 例室性心律失常事件中，有 348 例患者接受 WCD 电击，WCD 的有效率为 86%。基于 10058 例患者的注册表的结果显示，由 WCD 引起的不适当电击发生率约为 2%。

（二）经济学评估

常用的卫生经济学评估方法有成本效果、成本效用、成本效益及最小成本类研究。目前关于 WCD 的经济学评价多为成本效用及成本效益评价。研究视角包括支付方视角、社会视角、医疗系统视角、医院视角等，其中支付方及医疗系统视角较多。在已开展的除颤器类相关经济学评估中，对 WCD 的经济性研究较少。

在现有研究中，研究效果指标主要为 WCD 心搏骤停生存率、患者生存率、心脏复苏成功率、心搏骤停监测率、死亡率，大多数的成本效用类研究以质量调整生命年（QALY）为标准阐明健康结果，用以衡量 WCD 有效性，称为健康状态的效用值。成本指标从不同的视角略有差别。Giuseppe Boriani 等在一项关于 WCD 成本最小化分析的研究中从支付方角度进行了成本测算，主要包括直接医疗费用、WCD 的价格，以及对照住院治疗及标准护理成本可能节约的成本。Xinchan Jiang 等在一项关于调查 WCD 的潜在成本效益中从中国公共医疗服务提供者的角度进行成本分析，研究设定每年贴现利率为 3%，采用 2017 年国内人均 GDP 的 3 倍作为支付意愿阈值（57315 美元）。由于当时中国暂无 WCD

日费用可供参考，因此作者以美国 WCD 日费用（96 美元）为标准，以 25%、50%、75%、100% 四个成本水平进行分析。在确保敏感性检验结果稳定后得出，在 ICD 拔除和再植入术之间的 8 周等待期间，WCD 组预期死亡率最低。WCD 组的 QALYs 最高（3.0990 QALYs），其次是医院组（3.0553 QALYs）和家庭组（3.0132 QALYs）；与家庭组相比，WCD 组和医院组的 QALYs 分别高出 0.0858 和 0.0421。当 WCD 日费用为 24~72 美元（≤美国成本的 75%）时，WCD 组是 ICERs 低于 WTP 阈值（57315 美元 /QALY）的首选措施，即如果中国 WCD 日费用为美国费用的 75% 或更低，则 WCD 的 ICERs 低于 WTP 阈值（57315 美元 / QALY），此时 WCD 是具有成本效益优势的首选方案。此外，研究还识别出对高费用 WCD 的 ICER 影响最显著的因素，包括：WCD 的成功复苏率、ICD 的效用值以及导线功能障碍的发生率。WCD 对 QALYs 增加的关键影响是由 WCD 有效率（86%）和无 WCD 出院回家（23.7%）之间复苏率的相对差异产生的。当 ICD 再植入术获得的 5 年 QALY 减少（如果 ICD 的效用低于基准值）时，WCD 与出院至家中获得的 QALY 的差异缩小，导致 WCD 的 ICER 更高。

从临床和经济的角度看，WCD 对 MI 后患者 SCD 预防及治疗具有更好的成本效益。但个别研究结果也有较大差异。Giovanni Luca Botto 等基于意向性治疗分析（ITT）的研究认为，WCD 是更有效但更昂贵的治疗方法。但 Giovanni Luca Botto 等人综述自 2015 年至 2017 年发表的 3 项研究表明，虽在纳入的患者人群、环境、时间范围、研究视角和数据类型的使用方面存在差异，但都体现了 WCD 良好的卫生经济学价值。Sanders 等人进行的经济评估表明，与美国其他普遍接受的治疗方法相比，使用 WCD 可以降低 LVEF 下降的 MI 后患者恢复期间的 SCD 发生率，并在经济上似乎更有吸引力。另两项研究认为，即使预期 WCD 在适当选择的患者中降低成本并改善患者预后，WCD 治疗的成本效益仍有待证实。一项关于植入 ICD 术后感染患者的 WCD 成本最小化研究显示，在基本情况下，WCD 治疗被证明不仅具有成本效益，而且节省成本；除了 WCD，几乎没有任何替代方案可以充分保护患者，规避 SCD 的高风险。目前，从经济学角度评价 WCD 是否适用于所有 SCD 高风险患者还有待商榷。

（三）模型分析

Giovanni Luca Botto 等基于随机临床试验结果（Vest 研究）和多项队列研究的 MI 后患者 WCD 临床概率数据构建马尔科夫决策模型，比较 WCD 与药物治疗措施在治疗 90 天以内 LVEF＜35% 的 MI 后患者的成本－效益。研究者通过估算 MI 后心源性死亡及重大并发症发生率、ICD 植入及术后并发症发生率、WCD 与 ICD 治疗无效及费用等变量，评估患者生存期和健康相关生存质量（HRQoL）及与其健康状况相关的费用，计算 WCD 与当前标准治疗措施的增量成本效益比（ICER）；模型结果显示，以偏保守的 VEST 研究意向性分析数据为基础病例分析结果得出，WCD 比单独药物治疗获得 0.19QALY 与 0.24 个 LYs 的改善，导致每个患者的成本增加 9048 欧元；其 ICER 为 47709 欧元 / 质量调整生命年（QALY），远低于意大利国家 HS 机构所接受的 6 万欧元阈值。

Patrick D. Evers 等构建了 3 个月的马尔科夫决策分析模型，以比较扩张性心肌病儿童中住院病人、居家佩戴 WCD、居家未佩戴 WCD 三种模式的成本－效益分析。研究计算了每种模式的增量成本效益比（ICER），并与 QALY 的 5 万美元的社会支付意愿（WTP）阈值进行比较。模型结果显示，与居家无 WCD 组相比，居家使用 WCD 组的 ICER 为 20103 美元 /QALY；单向敏感性分析表明，只有当 SCA 发生率低于 0.2%/ 周，WCD 治疗 SCA 的成功率低于 9.8%，或未佩戴 WCD 的 SCA 生存率增加两倍时，居家无 WCD 是具成本－效益的策略；而基于现有循证研究结果，在支付意愿阈值之内，儿童 DCM 患者居家使用 WCD 是一种具有成本－效益的诊疗策略。

Xinchan Jiang 等根据纳入标准为包括 SCA 或持续性室性心律功能障碍、并需要重新植入 ICD（主要用于缺血性 / 非缺血性心肌病或二级预防）为基本参数，建立了一个 8 周的决策分析模型用于模拟三种治疗策略（家庭组、WCD 组、医院组）的结果。结局指标是死亡率（从 ICD 移植到再植入术期间）、直接医疗成本、质量调整生命年（QALY）和每 QALY 节省的增量成本（ICER）。模型输入来自文献和公共统计数据，在 WCD 的四个费用水平上进行基本病例分析。模型结果显示，WCD 组、医院组和家庭组的 8 周死亡率分别为 7.3%、8.1% 和 9.4%；WCD 组 QALYs 最高（3.0990 QALYs），医院组次之（3.0553 QALYs），家庭组次之（3.0132 QALYs）。WCD组是具有成本效益的治疗选择，ICERs低于支付意愿（WTP）阈值（57315美元/QALY），WCD每日费用≤48美元。在概率敏感性分析中，在10000次蒙特卡洛模拟中，每日成本为24美元、48美元、72美元和96美元的WCD组的成本效益分别为100%、94.16%、22.08%和0.16%。

对于短期SCD高风险的心脏病患者，WCD是一种安全有效的治疗手段，并可降低医疗成本；但对于降低长期SCD风险，其治疗获益仍不确切。基于HTA框架的医疗器械评价体系，有助于新器械、新技术临床应用推广与诊疗策略优化，并指导医患共同决策，有利于更多创新医疗器械在多方监管协作下更早地惠及病患。

（于　洋　魏　艳　卫茂玲）

第十五章

卫生技术评估在药品临床综合评价中的应用及实例

第一节　卫生技术评估与药品临床综合评价

一、背景

药品临床综合评价以人民健康为中心，以药品临床价值为导向，坚持需求导向、统筹导向、科学规范公正透明的基本原则，利用真实世界数据开展药品实际应用评价，组织对药品供应保障各环节的信息进行综合分析，探索建立并逐步完善基于政策协同、信息共享，满足多主体参与、多维度分析需求的中国药品临床综合评价机制，为国家药物政策制定与调整、保障临床基本用药供应与规范使用提供循证证据和专业性卫生技术评估支撑。在此背景下，药品临床综合评价具体包含哪些内容，从什么维度进行评估，以及如何进行评价设计，具体设计方法包括什么内容，都具有学习的重要性和必要性。

二、评价内容与维度

（一）评价内容

药品临床综合评价是对主体应用多种评价方法和工具开展的多维度多层次证据的综合评判，从而提出国家、区域和医疗卫生机构等疾病防治基本用药供应与使用的政策建议。评价所聚焦问题从技术评价和政策评价两条主线，和安全性、有效性、经济性、创新性、适宜性、可及性6个维度出发，开展科学规范的定性定量数据分析和综合研判。主要工作内容为：开展相关药品临床使用证据、药物政策信息收集和综合分析，组织实施技术评价、药物政策评估和撰写评价报告等。

（二）评价维度

1. 安全性评价

（1）定义：安全性评价是系统评估药品在上市前后全生命周期的安全风险，是综合评价的基础。其核心在于平衡药品的疗效与风险，为临床合理用药和监管决策提供证据支持。

（2）安全性评价主要内容

1）上市前安全性：综合药品临床试验阶段的安全性数据（主要来源于药品说明书），重点关注常见不良反应、严重不良反应的发生率与特征。

2）上市后安全性：监测与评估药品在真实临床实践中大规模使用后的安全性信息，尤其关注罕见、迟发、长期用药的不良反应，以及药物相互作用等。

3）相对安全性：将目标药品与同药理分类或相同适应症的其他活性药物进行对比，分析其在不良反应谱、发生率及严重程度等方面的差异。

（3）评价指标：评价指标应遵循可用性、可靠性和相关性原则进行构建。不良事件及不良反应的发生率是主要评价指标，根据不良事件通用术语标准（Common Terminology Criteria for Adverse Events，CTCAE）5.0 版，将药品不良事件按不同系统和级别分为五级，安全性评估考虑总体不良事件发生率和三级及以上不良事件发生率两类指标。评估还建议纳入影响药物安全性的药品质量及药品疗效稳定性指标，参考国家药品监督管理局的相关指导原则选择指标。还建议按照可用性、可靠性、相关性等原则，针对具体药品建立安全性评估的核心维度和指标，数据来源及收集方式可参考表 15-1。

表 15-1　安全性评估参考指标

安全性信息	具体内容	来源
不良事件 / 反应发生率	常见药物不良反应（adverse drug reaction，ADR）及发生率、新发 ADR 及发生率、严重 ADR 及发生率（参照 CTCAE 5.0 标准）	国家 ADR 监测中心数据、文献系统评价、国家药品监督管理局公告等信息、合理用药国际网络中国中心组临床安全用药监测网、医院病案数据等

续表

安全性信息	具体内容	来源
质量监管	产品召回及原因	国内外药品监督管理部、局网站、政府发文(官网)、文献数据库
	撤市原因与时间	
	增加警告以及内容项	
	说明书修改以及内容项	
	质量抽检以及情况	
相对安全性	比较同类或同一适应证不同类别药品的不良反应风险比或发生率差异	文献数据库、专家/患者咨询

（4）评价方法：安全性评价应采用多种方法相互印证。系统评价与Meta分析：用于综合上市前后研究证据，定量比较相对安全性。真实世界研究：利用医疗机构数据、医保数据、疾病登记系统等真实世界数据，评估药品在真实临床环境下的远期安全性、特殊人群安全性等。研究设计应遵循《真实世界研究支持药物监管决策技术指导原则》等规范。重点关注：在评价中需特别关注严重不良反应、可能导致停药或剂量调整的不良反应，以及不同亚组患者的安全性差异。

2. 有效性评价

（1）定义：有效性评估是药品使用后对患者疾病状况改善程度进行科学评估的过程，包括疾病的预防、诊断和治疗。通过定量分析，对药品的临床效果进行大人群测量，判断是否获得重要的健康收益。

（2）评价指标：有效性的核心指标主要包括：生存率、控制率、疾病进展，以及用于计算质量调整生命年（QALY）的生活质量指标，还可使用疾病效果指标或结合实际临床药品应用的数据（真实世界数据）定义其他可测量的效果指标。开展临床效果分析的数据应来源于所有当前可获得的质量最佳的相关研究证据和真实世界数据，必要时应分析亚组患者效果数据，同时重视参比药品的选择及效果比较分析。综合利用现有国家大型数据库等真实世界数据资源，规范开展基于真实世界数据研究的分析测量，利用规范严谨的方法，在可接受的不确定性范围内实现临床实际用药效果的测量及判断。

指标选择可依据国家卫生健康主管部门及专业学（协）会出版的疾病治疗指导原则、指南、规范等，按照简明性、可操作性和可比性等原则，根据主要临床治疗效果、次要临床治疗效果情况，选择相应结局或中间指标，构建核心指标体系，定义数据来源及收集方式。

有效性评估的指标主要以患者用药后的实际疗效为依据，根据试验目标与设计决定的首要的、决定临床试验终止的指标和参数，设立主要临床结局、次要临床结局和患者报告结局指标。优先选取能够反映患者长期获益及用药后整个生命进程疾病转归等相关指标作为主要临床结局，其他可准确测量的临床指标等作为次要临床结局。

（3）评价方法：有效性指标的测量应基于可获得的最佳证据，并从临床疗效或实际效果指标中选优。对于新药，当随机对照试验（RCT）的疗效数据 / 证据可获得并适用时，优先选择其作为临床疗效数据 / 证据；对于已上市多年的药品，建议考虑使用 RWS 中的实际效果数据 / 证据。

推荐优先考虑基于中国人群开展的大样本、多中心数据 / 证据或含有中国人群的国际多中心数据 / 证据。如选择含有中国人群的国际多中心 RCT 数据 / 证据，建议尽可能地对中国亚组人群的特征进行描述和分析；当无法获得含有中国人群的数据 / 证据时，可以使用基于其他国家或地区人群的数据 / 证据，但需要清晰地解释使用这些数据 / 证据的合理性，强调人群之间潜在的差异，并针对关键参数进行不确定性分析。推荐优先选择待评价药品与对照药品头对头直接比较的实效性临床试验（pragmatic clinical trial，PCT）和 RCT 数据 / 证据。当缺少直接比较数据 / 证据时，可选择间接比较或网络荟萃分析的数据 / 证据。同时，重视对现有可获得的长期队列数据的分析，以反映患者长期生存情况与药品的远期疗效，鼓励开展前瞻性研究以收集患者长期用药情况和生存状态数据。

3. 经济性评价

（1）定义：经济性是综合运用流行病与卫生统计学、决策学、经济学等多学科理论及方法，分析测算药品的成本、效果、效用和效益等，综合判断药品临床投入产出比，强化增量分析及不确定性分析，必要时进行卫生相关预算影响分析，全面判断药品临床应用的经济影响及价值的评价。

（2）评价指标与方法：经济性评价需使用健康产出指标和成本指标，前者包括效果 / 疗效、效用、效益、健康产出贴现等，后者包括直接成本、间接成本和隐性成本等。

（3）评价方法：根据药品决策的具体需求，可选择开展成本 – 效果分析（CEA）、成本 – 效用分析（CUA）、成本 – 效益分析（CBA）、最小成本分析（CMA）等，在条件允许的情况下优先推荐开展 CUA。充分利用基于二手证据的系统评价结果构建分析模型、选择适宜的参数，必要时可开展原始研究支持经济性评价开展。

1）成本效用分析：临床产出指标相同和不同的药品之间的比较分析均适用。通常采用 QALY 作为 CUA 的健康产出指标，既体现治疗方案对患者生存时间的影响，也体现对生命质量的影响，尤其适用慢性病治疗药品的经济性评估。但不同的生命质量测量方法、测量工具以及效用积分体系均会对效用值产生影响，建议评估报告具体阐述效用值的测量方法。

2）成本效果分析：适用于比较相同临床产出的不同治疗方案的评估，通常以健康产出指标为临床效果指标。当疾病治疗方案的产出指标只体现或主要体现在某一个临床产出指标时，可考虑使用 CEA。当疾病治疗效果有多个测量指标时，建议采用对疾病治疗或患者最为重要的效果指标。

3）成本效益分析：当健康产出指标可以无争议地转化为货币时，或者当研究目标产出指标本身就是投入所获得的收益时，可采用该方法。CBA 的成本和健康产出均采用经济指标衡量，可将健康产出通过意愿支付法或人力资本法等方法转换为货币指标，进而计算净效益。在评估中需要解释健康产出转换成货币值采用的所有步骤和方法，并使用不确定性分析验证主要假设。

4）最小成本分析：当有证据显示待评估的药品及其对照药品的重要临床产出无统计学差异或无临床差异时，可选择 CMA 方法。在证明不同药品临床产出无差异时，统计学无差异和临床无差异均可接受，当存在公认的临床无差异标准时，以临床无差异为准。

5）增量分析：CEA 和 CUA 是按照增量分析结果进行决策，在干预药品和对照药品之间进行成本和健康产出两个维度的比较，主要是计算两方案之间的增量成本效果比（ICER）或增量成本效用比（ICUR），即成本之差和效果 / 效用之差的比值，意为额外得到一个健康产出所需额外投入的成本。若存在多个对照方案，可参考国际做法以排名形式（league table）比较干预方案与对照方案间的成本及产出，剔除处于绝对劣势（dominance）和延伸绝对劣势（extended dominance）的药品，从剩余药品中根据决策环境选出最具有经济性的药品。ICER 对比支付意愿（WTP）阈值，决定干预药品相较于对照药品是否更加经济。

6）不确定性分析：不确定性分析包括方法学不确定性、参数不确定性及模型不确定性等。

方法学及模型不确定性多用情境分析。研究者应当明确定义不同情境下的分析方法和研究假设，并对不同情境分析的结果之间的差异进行合理解释。参数的不确定性可以采用单因素、多因素分析法等确定性敏感性分析，也可以采用蒙特卡洛模拟（monte carlo simulation）进行概率敏感性分析。

参数敏感性分析用于研究系统对单个或多个输入因素变化的敏感程度：如药品价格、转移概率等，按因素取值确定与否可分为确定性敏感性分析和概率敏感性分析。参数敏感性分析范围需要有充分依据，来源于文献报告的 95% 置信区间、最大值和最小值，或者同类研究中参数估计的高值和低值。应尽可能纳入较多参数，对于参数分布等需给出合理说明。

单因素不确定性分析可用暴风图表示，明确各个不确定因素对结果影响的大小。需注意对暴风图坐标轴产出指标、分析变量等进行说明（图 15–1）。同时，建议使用成本效果可接受曲线或成本效果散点图，展现概率敏感性分析结果。本研究中，成本 – 效果可接受曲线显示，随着支付意愿阈值的提高，干预方案（WEB）被判定为具有成本 – 效果的概率相应增加。成本 – 效果散点图则表明，与对照方案相比，该干预方案在多数模拟结果中会产生增量成本，同时带来增量健康收益。

7）预算影响分析：可根据情况，选择是否针对特定药品的经济性开展预算影响分析。预算影响分析的实施可参考下文“三、评价设计与方法”中“（三）模型研究”下的“2. 预算影响分析模型”相关内容。

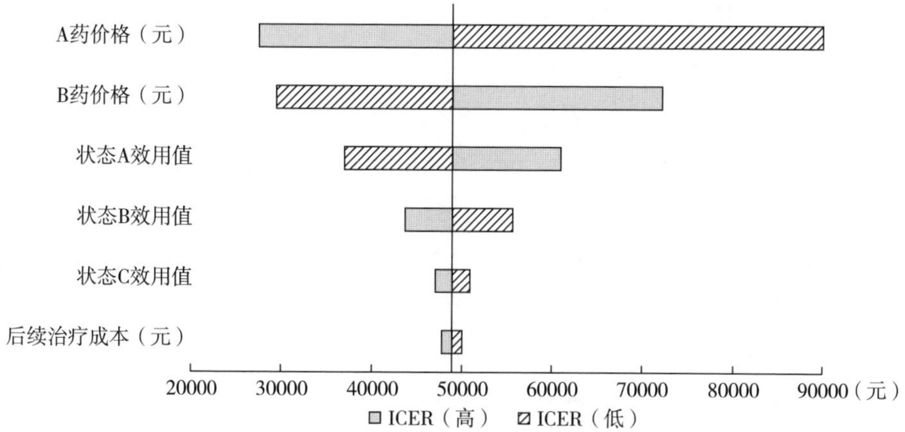

图 15-1　单因素敏感性分析暴风图示例

4. 创新性评价

（1）定义：创新性评估是指运用技术手段对药品属性满足患者用药的需求程度进行科学评估的过程。

（2）评价指标：创新性的指标包括临床创新性、服务创新性和产业创新性。

（3）评价方法：上述三个创新性指标对所评估药品创新性程度得出差异性意见。例如：将创新性推荐等级分为三类，分别为强烈推荐、一般推荐和不推荐。此外，抗肿瘤药品的创新性评估亦可参照《化学药品注册分类改革工作方案》中对创新药的定义。创新性指标的测量可以通过专家问卷的形式实现量化，具体问卷设计、调查流程、计算方法可参见《问卷设计手册：市场研究、民意调查、社会调查、健康调查指南》。

5. 适宜性评价

（1）定义：适宜性是指在适宜处方的指导下，通过适宜的方式，精确地将药品作用于目标人群。

（2）评价指标：适宜性评价重点包括药品技术特点适宜性和药品使用适宜性。

（3）评价方法：药品技术特点适宜性可从药品标签标注、药品说明书、储存条件等方面进行评价；药品使用适宜性主要包括患者服药时间间隔是否恰当，用药疗程长短是否符合患者、疾病和药品药理特点，临床使用是否符合用药指南规范等。同时从分级诊疗等卫生健康服务体系的视角研判上下级医疗机构药品衔接和患者福利及社会价值的影响。

6. 可及性评价

（1）定义：可及性评估是指运用药物流行病学及药物经济学方法对药品供应能力、患者负担情况等进行综合科学评估的过程。

（2）评价指标：参考世界卫生组织（WHO）和国际健康行动机构（Health Action International，HAI）的专家学者提出的评估基本药物可及性的标准调查法（WHO/HAI standardized approach），主要涉及药品价格水平、可获得性和可负担性三个方面。

（3）评价方法：药品价格水平可由国内药品采购价格与最近一年国际同类型药品价格比较获得，必要时应了解医保报销情况以判断患者实际支付水平。可获得性可由医疗机构药品配备使用情况或有无短缺情况等反映。可负担性可由人均年用药治疗费用占城乡居民家庭年可支配收入比重（%）体现。根据评价需要可从不同渠道获得相关支持信息，如药品生产、供应相关信息，医疗机构药品使用数据，居民和患者代表意见等。

三、评价设计与方法

药品临床综合评价的完整流程包括主题遴选、评价实施和结果应用转化三个基本环节，评价实施包括项目委托、质量控制、结果递交及验收（图 15-2）。

药品临床综合评价组织管理和技术实施机构应协同加强工作统筹、信息沟通和技术交流，推动建立主题遴选、质量控制、专家咨询和结果转化等工作制度，因地制宜组织开展所承担评价的具体任务。充分发挥各级各类医疗卫生技术机构、科研院所和行业协会等的专业优势，研制评估技术规范，加强业务培训，探索建立跨省份、多中心真实世界数据规范采集和平行技术评估机制。评价主题主要包括国家重大疾病防治基本用药、区域重要疾病防治基本用药和医疗卫生机构用药等，兼顾特殊用药等其他主题。国家重大疾病防治基本用药主题由药具中心联合评估中心进行遴选，区域重要疾病防治基本用药主题由省级卫生健康部门进行遴选。鼓励医疗机构自主或牵头搭建工作团队，建立技术咨询和专题

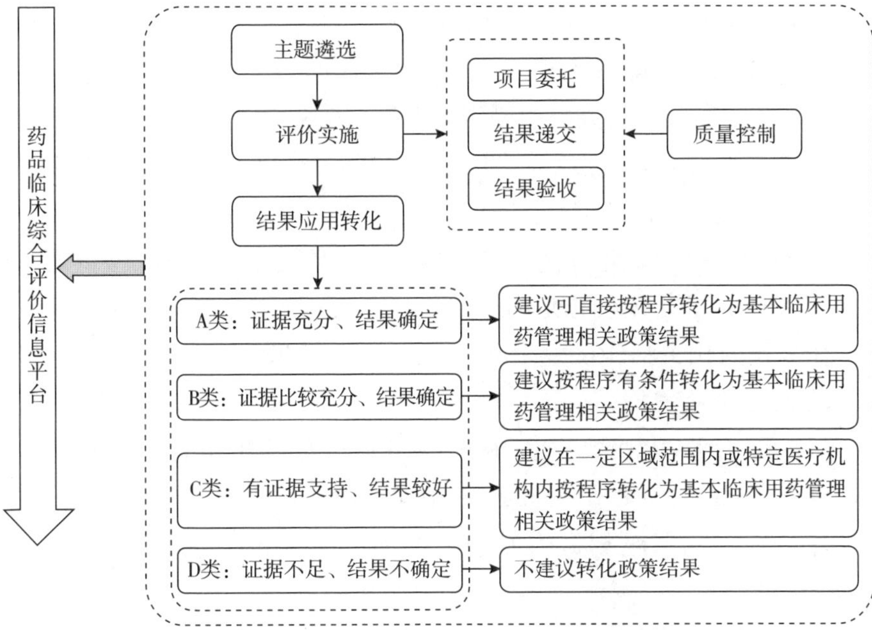

图 15-2　药品评价流程

培训制度，组织开展药品临床综合评价工作。牵头单位依托评价协作网络，结合基础积累和技术特长，汇总疾病负担、基本用药需求、药品费用、分级诊疗服务体系影响等综合信息，并与国家、区域主题相衔接，确定主要选题及其相应参比对象，经参与医疗机构同意后按程序启动评价主题立项及评价工作。

药品临床综合评价主要使用的方法包括：系统性文献综述、真实世界研究、模型研究及其他设计方法与调研方法。

（一）系统性文献综述

系统性文献综述可以采用系统评价 /Meta 分析的方法，若同时比较多种干预措施，建议采用网状 Meta 分析方法；若针对同一主题已有多个相关系统评价 /Meta 分析发表，则建议开展系统评价再评价或伞形评价，进行评价分析。

1. 确定研究问题　建议参照 Cochrane 干预措施评价手册的 PICOS 原则，提出明确、可解答的临床问题，并根据问题来源，分为诊断、病因、治疗、预后、预防及不良反应等类型，根据推荐的每类问题对应的最佳证据和证据分级，确定证据收集要求。

2. 建立纳入、排除标准 根据综述关注的研究领域、目标人群、评价药品、结局指标、研究类型等相关因素，建立合理的纳入和排除标准，对文献进行筛选。同时按照题目 / 摘要初筛、全文筛选和证据等级评价的排序，对检索到的文献资源进行筛查。

3. 检索文献 研究者至少检索国内大型数据库、国外大型数据库权威报告、药品说明书、注册资料、临床试验注册网站等，以便了解是否有正在进行的相关临床试验，可否获取未发表的临床试验结果。资源范围应包括：

（1）综合性文献数据库资源：如 PubMed/MEDLINE、EMBASE、Cochrane Library、Web of Science 和中国生物医学文献数据库等。

（2）与研究课题相关的专题数据库：如 Allied and Complementary Medicine。

（3）在研的研究检索：如世界卫生组织国际临床试验注册平台、中国临床试验注册中心和 Clinicaltrials.gov 等。

（4）会议论文与学位论文检索：如中国知网、万方数据知识服务平台、国家科技图书文献中心等。

（5）手工检索：未被电子数据库收录（数据库收录时间以外）期刊以及未被电子化的会议论文汇编。

（6）其他：已发表系统评价 /Meta 分析纳入研究的参考文献、相关网站、主要的在线书目。

（7）经济学评价数据库：有 NHS Economic evaluation database（NHS EED）、Health Economic Evaluation Database（HEED）和卫生经济学数据库，可参考英国约克大学评审与传播中心（Centre for Reviews and Dissemination，CRD）官网等。

检索途径。推荐使用主题词检索与自由词 / 关键词检索相结合的方式进行检索，并使用逻辑运算符“OR”将主题词检索结果与自由词 / 关键词检索结果连接。

二次重复检索。当证据检索周期较长时，建议在生成报告时再次按原有检索策略对证据资源进行检索，并尽可能将有价值的新研究纳入分析与报告。

4. 筛选文献与提取数据 文献筛选。为了保证文献筛选的准确性，至少两名评价员独立进行，可降低相关文献的误排率，若有意见分歧可讨论解决，二者的一致性程度可通过 Kappa 值检验。必要时需与第三位评价员讨论协商确定。文献的遴选步骤参照 Cochrane 系统评价评价指导手册。

数据提取。提取的内容主要包括：①纳入研究的基本信息：文献题目、第一作者、发表时间、发表国家和文献来源等；②研究方法及可能存在偏倚：分组方法、分组方法是否隐藏、是否采用盲法、是否对失访与退出进行描述、是否存在选择性报道等；③研究对象特征：入选及排除标准、例数、年龄、性别等；④干预措施：名称、给药途径、剂量、治疗时间、对照方式等；⑤结局指标：终点事件发生率、不良反应发生率等；⑥结果：表示形式有分类变量、连续性变量，注明每个研究的样本含量、失访人数、可信区间精确度及亚组分析情况等；⑦混杂因素：基金来源、作者得出的关键性结论、作者对混杂因素的评价、其他研究对混杂因素的评价等。

5. 偏倚风险评估 对基于系统评价的证据质量评价包括两方面内容，一是对纳入系统评价的单个研究的偏倚风险评估；二是对总体证据的质量分级，详见证据质量评价与分级。针对不同临床问题的系统评价所纳入的原始研究的设计类型和实施方法不相同，其质量评价工具和方法也存在差异，具体参照 Cochrane 系统评价指导手册。

对偏倚风险评估，推荐参考使用 Cochrane 随机对照试验偏倚风险工具和 Cochrane 非随机干预研究偏倚风险工具。

系统评价和 Meta 分析采用 AMSTAR-2 工具评估其偏倚风险。AMSTAR-2 由 16 个领域组成，其中 7 个为关键领域。评估领域内容涉及系统评价研究问题的构建、研究方案的制定、研究设计的选择、文献检索、筛选、数据提取和分析、异质性解释等系统评价制作的各个流程。若≤ 1 个非重要领域存在偏倚，则该系统评价被评价为“低偏倚”；若≥ 2 个非重要领域存在偏倚，则被评价为“中等偏倚”；若 1 个重要领域加或不加非重要领域存在偏倚，被评价为“高偏倚”；若超过 1 个重要领域加或不加非重要领域存在偏倚，被评价为“极高偏倚”。

随机对照试验采用 Cochrane 质量评估工具（Cochrane Handbook

V.5.1.0）对纳入随机对照试验进行偏倚风险评估。该工具共包括七个条目，涉及随机方法、盲法、分配隐藏及选择性报告等方面的评估。评估结果分为“低偏倚风险”“高偏倚风险”和“不明确偏倚风险”。当所评估的七个条目的偏倚风险都为“低偏倚风险”时，该研究被评为“低偏倚风险”；当七个评估条目中的一个或多个为“高偏倚风险”时，研究被评为“高偏倚风险”。在其他情况下，研究被评为“不明确偏倚风险”。

6. 证据整合与证据质量评价和分级 Meta分析方法。在数据分析过程中，建议注意：

（1）效应指标选择：对于二分类资料，可以选择比值比（odds ratio，OR）、相对危险度（relative risk，RR）和率差（rate difference，RD）等作为效应量；对于连续型资料，可以选择均数差（mean difference，MD）/权重均数差（weight mean difference，WMD）和标准化均数差（standardized mean difference，SMD）；对于等级资料，在实际分析中，较长的分类等级资料被处理成连续性变量，较短的分类等级资料被处理成二分类变量进行分析；对于计次资料，稀有事件计次资料分析可使用率，多发事件计次资料常与连续性资料处理方法相同。

（2）异质性的来源与处理：异质性分为临床异质性、方法学异质性和统计学异质性。在实施数据合并前，首先分析和识别纳入研究的临床和方法学异质性，只有临床和方法学特征具有足够相似性方可进行合并。针对异质性的处理，可参考Cochrane系统评价指导手册提供的流程进行处理。

（3）统计模型选择：统计模型分为固定效应模型和随机效应模型。在临床和方法学同质的情况下，只要具有统计学同质性的资料就可使用固定效应模型进行合并；反之，凡具有统计学异质性的资料则采用随机效应模型进行合并。随机效应模型是用以处理具有统计学异质性资料的一种统计模型，但不能消除研究间的变异。

证据质量评价和分级。针对总体证据的质量评价和分级，推荐使用GRADE证据质量和推荐强度分级系统对证据质量进行评价。采用GRADE方法开展质量分级时，建议说明升级、降级的标准。

7. 系统评价/Meta分析报告与评价 针对随机对照试验系统评价/Meta分析，可采用PRISMA清单；针对网状Meta分析，可采用PRISMA-

NMA 清单；针对观察性系统评价 /Meta 分析，可采用 MOOSE 清单；针对定性研究系统评价，可采用提高定性研究合成报告透明度的指南（the enhancing transparency in reporting the synthesis of qualitative research，ENTREQ）。偏倚风险评价，可采用 AMSTAR-2 量表和 ROBIS 工具。

8. 质量控制 为了确保综述结果的可靠性，需要对操作环节进行质量控制，可参考如下操作：确认每一个操作过程是否正确规范并保存相关操作记录以备查验；对每一篇纳入文献进行质量评价；最终纳入的文献结果需由至少两名有相关经验的人士进行独立评价，对争议性的文献有必要进行审核复评，以使出现偏倚的概率降至最低并确保结果一致性；对未能达成一致的评价结果，则需另外具有相关经验的研究者在该研究被纳入证据基础前对其进行质量评判。

（二）真实世界研究

真实世界研究（RWS）指针对预设的临床问题，在真实世界环境下收集与研究对象健康状况和 / 或诊疗及保健有关的数据（real world data，RWD）或基于这些数据衍生的汇总数据，通过分析，获得药物的使用情况及潜在获益 – 风险的临床证据（real world evidence，RWE）的研究过程。

1. 真实世界数据 药品临床综合评价应充分利用真实世界数据（RWD）。RWD 是指来源于日常所收集的各种与患者健康状况和 / 或诊疗及保健有关的数据。并非所有的 RWD 经分析后都能成为真实世界证据，只有满足适用性的 RWD 才有可能产生真实世界证据。

2. 真实世界数据来源 当前我国药品临床综合评价相关的现有 RWD 来源主要包括但不限于：

（1）卫生信息系统（Hospital Information System，HIS）：类似于电子健康档案，包括结构化和非结构化的患者记录，如患者的人口学特征、临床特征、诊断、治疗、实验室检查、安全性和临床结局等。

（2）医保系统：包含患者基本信息、医疗服务利用、诊断、处方、结算、医疗付费和计划保健等结构化字段的数据。

（3）疾病登记系统：特定疾病（通常是慢性病）患者的数据库，通常来源于医院的疾病人群队列登记。

（4）国家药品不良反应监测哨点联盟（China ADR Sentinel

Surveillance Alliance，CASSA）：利用医疗机构电子数据建立药品及医疗器械安全性的主动监测与评价系统。

（5）自然人群队列和专病队列数据库：国内已经建立或正在建立的自然人群队列和专病队列数据库。

（6）组学相关数据库：采集患者的生理学、生物学、健康、行为和可能的环境相互作用的组学相关信息，如药物基因组学、代谢组学和蛋白质组学的数据库。

（7）死亡登记数据库：医院、疾病预防控制中心和户籍部门联合确认的死亡登记所形成的数据库。

（8）患者报告结局数据：由患者自行填报的自我评估或测量的数据。

（9）来自移动设备端的数据：应用医用移动设备，如可穿戴设备，检测受试者获得的相关数据。

（10）其他特殊数据源：部分地区医疗机构根据相关政策、法规，因临床急需进口少量境外已上市药品等用于特定医疗目的而生成的有关数据；为特殊目的创建的数据库，如法定报告传染病数据库、国家免疫规划数据库等。

3. 真实世界研究的基本步骤　与传统临床试验研究过程类似，真实世界研究可以分为5个步骤（图15-3）。与传统临床试验最主要的区别在于：真实世界研究对应的研究问题可能晚于研究型数据产生，故研究的可行性和科学性很大程度上取决于研究者对于数据库系统的认知。

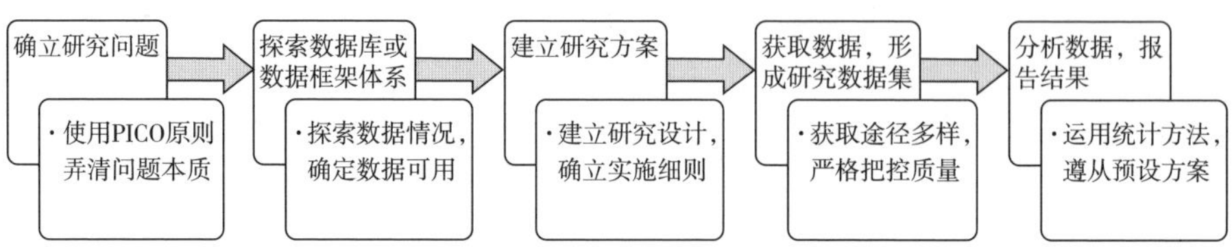

图15-3　真实世界研究的基本步骤

4. 偏倚的控制方法　大多数真实世界研究为基于常规收集的医疗数据的观察性研究，相比随机化临床试验，这类研究更容易产生偏倚，常见的偏倚类型包括选择偏倚（selection bias）、信息偏倚（information bias）和混杂偏倚（confounding bias）。利用统计学方法尽可能减小偏倚对研究结果的影响，是使用RWD开展药品临床综合评价研究的关键环节。

5. 药物经济学评价中的真实世界数据

（1）安全性数据：药品不良反应数据可以来自药品安全性主动监测数据或医疗机构药品不良反应上报信息，与药品不良反应相关的预防、监测或治疗成本。

（2）有效性数据：主要临床结局指标为经济学评价中重点关注的有效性指标。主要临床结局指标包括总生存期和无进展生存期，总生存期可结合医院信息系统中患者首次处方目标药品时间和死亡登记数据中患者死亡时间、死亡原因等信息，通过患者唯一识别字段进行链接获取。无进展生存期可通过医院信息系统中患者目标药品处方信息结合实验室信息系统和影像信息系统中记录的病理、影像等信息获取。

（3）成本数据：成本数据可按照各个项目总的费用和明细费用分为两部分。其中总的费用包括患者一次就诊总费用、检查费、床位费、诊查费、治疗费、化验费、检验费、耗材费等；明细费用包括患者所接受的综合医疗服务、诊断、治疗、药品、康复、耗材等项目下具体细项目的类别名称、项目的名称、数量和单价数据。成本数据可来自医院信息系统中病案首页数据、医保支付数据和登记研究数据等。

（4）健康效用值：健康效用值可来自患者报告结局测量数据或者相关研究文献。非效用测量量表测量的结果不可以通过百分制转化方法转换成“效用值”，应采用映射法（mapping）或其他方法进行转换获得。

（三）模型研究

1. 药物经济学模型 药物经济学评价模型通常是采用图形结构、公式等方式对疾病的自然转归过程和药品治疗干预对该疾病转归过程的影响以及相关医药消费进行抽象模拟。模型分析基本步骤为分析明确决策问题、研究设计、构建模型、识别和综合证据、模型分析、处理不确定性和异质性。其中模型分析的具体方法可参考相关技术指南，如国际药物经济学和结果研究协会（ISPOR）发表的关于模型分析的系列指南。

（1）模型类型选择：需要明确说明使用的分析模型类型。常用的决策分析模型为决策树模型、马尔科夫模型以及分区生存模型。一般来说，决策树模型适用于时间短、无反复发生的疾病或健康状态的模拟；而马尔科夫模型适用于时间长、反复发生的病情和健康状态的模拟。根据需要可以两种模型结合使用。

（2）模型结构：模型结构反映的是疾病的自然转归和干预后的转归变化，并与决策问题相适应。建议使用模型结构图展示模型结构。

（3）模型参数：建议模型参数通过系统的方法收集，并说明收集过程和来源。关键的效果参数应尽可能来源于系统性文献综述，并优先考虑国内研究；成本参数应来源于国内研究。以马尔科夫模型为例，模型的参数主要包括四大类：转移概率、成本参数、效果参数和效用参数。参数的数据来源包括：文献、成本测算和费用调查、RCT 和 PCT 等研究及专家咨询等。

（4）模型假设：明确说明模型中各状态之间的因果关系、模型结构、模型使用的外推技术、模型适用范围以及模型使用的参数来源，并证明其合理性。对于重要的假设，建议进行不确定性分析。

（5）模型分析：计算每个治疗方案的单位成本、单位效果 / 效用、组间 ICER 和 ICUR。参数的不确定性可通过单因素敏感度分析和多因素敏感度分析处理。此外，当模型纳入的样本人群具有较大异质性时（如地区差异、文化差异等），建议依据研究目的进行亚组分析。

（6）模型验证：建议研究者对所构建的药物经济学评价模型进行验证，包括表面效度、内部效度、外部效度、交叉效度和预测效度等。

表面效度验证：对模型模拟的具体问题、结构、参数和结果进行专家意见的验证。如果评审专家认为模型表面效度不理想，需要把其中的理由和后续的模型修改等信息都记录下来。

内部效度验证：确保每一个参数的来源、参数估计方法和参数设定正确、合理，每一个公式或程序代码编写完整、正确、合理。

外部效度验证：研究者尽可能选择最合适的数据来源进行外部效度验证，并说明所选择数据的理由。

交叉效度检验：在条件允许的情况下，研究者建立模型之后进行相似模型文献的检索和比较。

预测效度检验：如果研究者在不久的将来得到相关患者长期观察的结果，则可以进行。

2. 预算影响分析模型 研究者可依据研究的具体目的选择是否有必要建立预算影响性分析模型，进行预算影响性分析（BIA）。BIA 旨在判断某个儿童药品入市、临床使用或扩大应用对于患者、医院及卫生财政的经济影响。预算影响分析测算时间区间一般为 3~5 年。

预算影响分析基本流程包括：

（1）结合临床实际用药情况，建立预算影响分析模型。

（2）通过文献检索、试点机构调查和医护人员等知情人访谈等方式，建立参数表。主要的参数包括：疾病负担、患者治疗情况、收费报销等背景参数。

（3）模拟药品替代或扩大应用后的不同情景，分析对于公共预算、医院运行成本、患者费用负担的影响。

（四）其他研究设计方法和调研方法

尽管相关指南推荐使用 PCT 研究和观察性研究等 RWS 设计方法，但在特定研究目的下，研究者可选择其他流行病学研究设计方法，如横断面研究、（巢式）病例对照研究、典型案例研究等，同时结合定性调查，如关键知情人访谈、焦点小组座谈、德尔菲调查等，完成既定目标。

四、评审流程

评价不同药品需要评估者从不同评价准则中进行取舍。多准则决策分析能从多角度探讨药品的综合价值，以循证医学为基础，增加决策的透明度和科学性，提高决策的质量。药品综合评价的评审流程可基于此方法对药品的综合价值进行排序，帮助决策者在多种准则中做出取舍，从而确定最佳选择。

在确定维度和指标框架的基础上，参考药品多维度价值判断操作流程，对待评估药品进行综合价值评判，主要分为如下环节（图 15–4）。

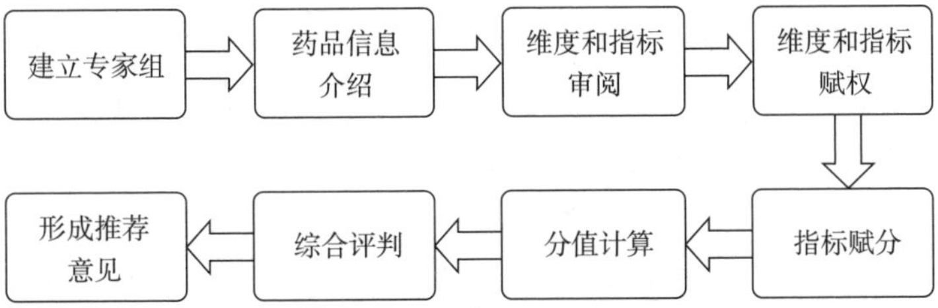

图 15–4　药品多维度价值判断操作流程

（一）建立专家组

在确定维度和指标框架的基础上，参考药品多维度价值判断操作流程，对待评估药品首先根据目标药品从已建立的专家库中随机抽取奇数个适宜专家形成专家组，专家人数以奇数为主。专家入选标准为：①具备高级专业技术职称或在所从事的领域有一定知名度；②本人或家属与待评药品无利益冲突。专家构成需突出多学科特点，主要包含卫生政策、医疗保险、卫生经济、卫生技术评估、卫生统计、临床医务人员、临床药师、行政管理人员、患者。推举 1 名权威且富有经验的专家作为组长，承担后续环节的组织与监督职责，但不参与后期赋权评分工作，以备出现不同意见时行使最终决策权。

（二）药品信息介绍

确定专家组组长后，请药品临床综合评价实施者就上述步骤整合的药品多维度价值进行汇报，以便专家组了解药品具体信息，并接受与药品相关问题的问询。

（三）维度和指标审阅

综合价值判断是多学科、多利益相关者融合的环节，专家组组长需解释评审维度和评审指标内涵；专家组可以用讨论的方式，以完整性、独立性、可操作性为原则，对维度和指标做出研判，达成共识，为下一步权重评分提供基础。

（四）维度和指标赋权

在确定维度和指标的基础上，专家组依据自身专业判断和评估报告证据对维度与指标赋权，指标赋权方法有层次分析法（analytic hierarchy process，AHP）、德尔菲法、摇摆赋权法（swing weighting）、离散选择实验法（discrete choice experiment，DEC）等。其中，层次分析法、德尔菲法和摇摆赋权法属于主观赋权法，反映决策者的主观偏好；离散选择实验属于客观赋权法，具有一定客观性。通过统计分析汇总整理专家意见，排除异常值后，最终获得较一致、可靠的维度及指标的平均权重。

（五）指标赋分

在确定维度和指标权重的基础上，每位专家根据综合评价报告中相关药品信息及主观判断，对每个指标进行指标赋分。可参考李克特量表，例如：经济性维度下的增量成本效果比指标，可依据如下等级给出分值：1 很差、2 较差、3 相同、4 较好、5 很好。通过对指标评分结果均值和异常值的判定，运用统计分析方法汇总整理专家意见，以获取每一指标对应分值。

（六）分值计算

根据维度和指标权重及指标分值，去除异常值后的各指标评分的算术平均数乘以相应的指标权重和维度权重即得指标的加权分值。每一指标都将获得一个分值，将其相加即为待评药品综合评判得分，并形成推荐意见。

（七）综合评判

建议药品临床综合评价实施者根据药品治疗疾病领域的特点、目前该疾病领域治疗药品在我国上市情况及医疗保障现状，基于多准则决策分析方法，对药品进行有侧重点及针对性的综合评判。若待评价药品在国际及我国上市较长，临床实践经验丰富，则弱化其在创新性维度上的证据整合；反之，若待评价药品治疗疾病目前存在临床空白，则该药品的安全性、有效性、经济性、创新性、适宜性、可及性等维度都详尽整合证据。药品临床综合评价内容及维度的侧重点可根据药品及疾病特点进行调整，但需要描述调整的依据。

（八）形成推荐意见

根据药品作用机制、靶点、适应证、对照药品选择等的不同，由专家组确定评判标准，依据最后的评审分值，可参考《药品临床综合评价管理指南（2021 年版　试行）》形成不同强度的推荐意见，一般分为 A、B、C、D 四类：①证据充分、结果确定的为 A 类，建议可直接按程序转化为基本临床用药管理相关政策结果；②证据比较充分、结果明确的为B类，建议按程序有条件转化为基本临床用药管理相关政策结果；③有一定证据支持、部分结果明确的为C类，建议在一定区域范围内或特定医疗机构内按程序转化为基本临床用药管理相关政策结果；④证据不足、结果不确定的为D类，不建议转化政策结果。

第二节　抗肿瘤药品亮丙瑞林临床综合评价案例介绍

醋酸亮丙瑞林是治疗雌激素受体阳性的绝经前乳腺癌患者、前列腺患者和中枢性性早熟患者的药物。本案例从卫生体系角度围绕药品技术展开综合快速卫生技术评估（rapid HTA），主要采用基于系统评价和Meta分析方法对醋酸亮丙瑞林治疗以上各种类型患者的药品价值的核心临床安全性和有效性等结局证据进行综合评价，并进行亮丙瑞林相关临床实践指南推荐意见的梳理归纳，进而为目标药物的临床使用以及后期推广提供决策依据。

一、评估设计

（一）文献检索

检索时间均为建库至2020年4月29日。

英文检索主题词举例："Leuprolide"，"Breast cancer"，"puberty, precocious"等。中文检索主题词举例："抑那通""亮丙瑞林""乳腺癌""前列腺肿瘤""性早熟"等。

收集Guidelines International Network Web site，医脉通等相关网站指南文件获取亮丙瑞林相关的临床实践指南，总结推荐意见。

（二）纳排标准

纳入标准：

（1）研究对象（P）：雌激素受体阳性的绝经前乳腺癌患者/前列腺癌患者/中枢性性早熟患者。

（2）干预措施（I）：醋酸亮丙瑞林。

（3）对照措施（C）：临床上治疗雌激素受体阳性的绝经前乳腺癌患者 / 前列腺癌 / 中枢性性早熟的其他药品。

（4）结局指标（O）：有效性指标包括临床生化指标或其他结局指标；安全性指标包括不良反应事件发生率、严重不良反应事件发生率；经济性指标包括质量调整生命年（QALY），成本，增量成本，增量成本效果比（ICER）。

（5）研究设计（S）：有效性和安全性相关文献类型限定为卫生技术评估、系统评价、Meta 分析、随机对照试验；经济性及其他特性相关文献证据不限定研究类型。

排除标准：①动物实验；②研究计划书；③会议摘要；④重复发表文献；⑤无法获取全文的文献。

（三）文献筛选

采用 EndNote X9 软件管理文献。

（四）资料提取

具体操作按照本章第一节第三部分（一）“系统性文献综述”的描述进行。

（五）偏倚风险评估

具体操作按照本章第一节第三部分（一）“系统性文献综述”的描述进行。

（六）文献证据整合

对于同质性研究，采用 RevMan 5.3 软件进行 Meta 分析。计数资料用优势比（RR）为效应指标，计量资料采用均数差（MD）为效应指标，各效应量均给出其点估计值 95% 置信区间（CI）。纳入研究结果间的异质性采用 I^2 定量判断，并采用随机效应模型进行 Meta 分析。若研究间差异较大，即 PICOS 不统一无法合并时，采用定性描述的方法，归纳总结纳入文献的基本特征及研究结论。

二、案例评估结果节选

（一）技术特性

1. 化学名及分子结构 醋酸亮丙瑞林的化学名为醋酸亮丙瑞林（leuprorelin acetate 或 leuprolide acetate）。其分子式为 $C_{59}H_{84}N_{16}O_{12} \cdot C_2H_4O_2$（通常简写为 $C_{61}H_{88}N_{16}O_{14}$），分子量为 1269.47g/mol。该药物是一种人工合成的九肽促性腺激素释放激素（GnRH）类似物。其氨基酸序列为：5- 氧代 -L- 脯氨酰 -L- 组氨酰 -L- 色氨酰 -L- 丝氨酰 -L- 酪氨酰 -D- 亮氨酰 -L- 亮氨酰 -L- 精氨酰 -N- 乙基 -L- 脯氨酰胺的醋酸盐。其关键技术特性在于对天然 GnRH（十肽）的结构进行了修饰：①将第六位的 L- 甘氨酸替换为 D- 亮氨酸；②将第十位的甘氨酰胺替换为 N- 乙基 -L- 脯氨酰胺。这些修饰使其对 GnRH 受体具有更高的亲和力，且代谢稳定性显著增强，从而产生长效作用。本品为白色或类白色粉末，在水、乙醇和丙二醇中易溶。该药的详细技术特性见表 15–2。

表 15–2　技术特性一览表

类别	特性描述
通用名	醋酸亮丙瑞林
原研商品名	抑那通®
化学名	5- 氧代 -L- 脯氨酰 -L- 组氨酰 -L- 色氨酰 -L- 丝氨酰 -L- 酪氨酰 -D- 亮氨酰 -L- 亮氨酰 -L- 精氨酰 -N- 乙基 -L- 脯氨酰胺单醋酸盐
剂型	注射用微球冻干粉针（临用前配制成混悬液）
规格	1.88mg，3.75mg，11.25mg（以醋酸亮丙瑞林计）
给药途径	注射
国内获批时间	1996 年
是否为处方药	是
主要适应证	前列腺癌；绝经前乳腺癌；中枢性性早熟
国内是否有仿制药上市	是

2. 药理作用 亮丙瑞林是目前临床上常用的药物去除卵巢法治疗绝经前乳腺癌及前列腺癌的药物，属于 GnRH-a 类药物，因与促性腺素释放素（GnRH）结构相似，可以竞争垂体 GnRH 受体，当垂体 GnRH 受体被 GnRH-a 全部占满和耗尽后，将减少垂体分泌促性腺激素，从而下调卵巢分泌的性激素，类似手术切除卵巢，称为药物去除卵巢法（medical oophorectomy）。

本品能有效抑制垂体－性腺系统的功能，对蛋白分解酶的抵抗力、对垂体 GnRH 受体的亲和力强于 GnRH，促进黄体生成素（LH）释放的活性及对脑垂体－性腺功能的抑制作用都比 GnRH 强。用药初期，卵泡刺激素（FSH）、LH、雌激素或雄激素可出现短暂升高，随后因垂体的反应性降低而分泌受到抑制，从而对性激素依赖性疾病（如前列腺癌、子宫内膜异位症等）有治疗作用。

目前临床上主要使用亮丙瑞林的醋酸盐，因为醋酸亮丙瑞林室温下性能更稳定，但注射溶液一旦打开或配成溶液后应立即使用，剩余药液应废弃。本药品可用于子宫内膜异位症和子宫肌瘤、青春期中枢性性早熟、绝经前乳腺癌及前列腺癌的药物去势治疗，和常规激素治疗禁忌或无效的功能性子宫出血。可以作子宫内膜切除术前用药，可使内膜均匀变薄，减轻水肿，降低手术难度。

3. 药代动力学 醋酸亮丙瑞林口服无效，皮下或肌内注射吸收良好。单次皮下注射 3.75mg，1~2 日血药浓度达峰值为 1~2ng/ml。用于前列腺癌时，每次皮下注射 3.75mg，每 4 周 1 次，共注射 3 次，达稳态血药浓度为 0.1~1ng/ml。本品在体内水解为 4 种降解产物，经肾脏排泄。单次皮下注射 28 日后原形药和代谢物的尿排泄率分别为 2.9% 和 1.5%。

（二）健康需求

1. 适应证 本技术评估重点关注亮丙瑞林适应证绝经前乳腺癌、前列腺癌和中枢性性早熟。

2. 临床需求 亮丙瑞林是目前雄激素剥夺治疗的主要方法之一，当前已纳入我国医保目录。多部指南推荐将亮丙瑞林用于绝经前乳腺癌、前列腺癌、中枢性性早熟的治疗。具体指南及推荐意见见表 15-3。

表 15–3　亮丙瑞林相关临床指南及推荐意见

指南名称	适应证	发布时间	发布单位	内容
中国抗癌协会乳腺癌诊治指南与规范（2019 年版）	绝经前乳腺癌	2019 年	中国抗癌协会乳腺癌专业委员会	绝经前乳腺癌患者的内分泌治疗包括：他莫昔芬、LHRHa（戈舍瑞林和亮丙瑞林）、外科手术去势、孕酮类药物（甲地孕酮）、雄激素（氟甲睾酮）及大剂雌激素（乙炔基雌二醇）。在卵巢功能抑制的基础上，可参照绝经后乳腺癌处理。要辅助内分泌治疗的患者，在受孕前 3 个月停止内分泌治疗（如戈舍瑞林、亮丙瑞林、他莫昔芬等），直至生育后哺乳结束，再继续内分泌治疗
中国泌尿外科疾病诊断治疗指南	前列腺癌	2014 年	中华医学会泌尿外科学分会	亮丙瑞林、戈舍瑞林、曲普瑞林等药物在临床的应用已经超过 15 年，是目前雄激素剥夺治疗的主要方法。由于初次注射 LHRH-a 时睾酮有一次性升高，故应在注射前两周或当日开始，给予抗雄激素药物至注射后 2 周，以对抗睾酮一次性升高所导致的病情加剧。对于已有骨转移脊髓压迫的患者，应慎用 LHRH-a，可选择迅速降低睾酮水平的手术去势。与 1 个月的剂型相比，3 个月的剂型使用更方便。不同 LHRH-a 制剂在给药方式、储存条件及患者接受度方面存在差异，临床选择时应予以综合考虑
NCCN Clinical Practice Guidelines in Oncology（NCCN guidelines） Prostate Cancer Version 2.2019	前列腺癌	2019 年	NCCN	局部、原发性、复发和转移性前列腺癌治疗均推荐可用亮丙瑞林、戈舍瑞林、组氨瑞林或曲普瑞林联合一代抗雄激素

续表

指南名称	适应证	发布时间	发布单位	内容
中枢性性早熟诊断与治疗共识（2015）	中枢性性早熟	2015 年	中华医学会儿科学分会内分泌遗传代谢学组	GnRHa 的药物制剂有 3.75mg 的缓释剂（每 4 周肌内注射或皮下注射 1 次）、11.25mg 的长效缓释剂（每 3 个月注射 1 次）等。国内以 3.75mg 的曲普瑞林和亮丙瑞林制剂最为常用。关于 GnRHa 的用药剂量及用药方案，目前国内外缺乏统一标准，国内常规推荐首剂为 3.75mg，此后每 4 周注射 1 次。给药剂量需根据体重计算，通常范围在 80~100μg/（kg · 4 周），可根据性腺轴功能抑制情况进行适当调整。不同药物制剂选择剂量有所不同。文献报道曲普瑞林的给药剂量为 60~160mg/（kg · 4 周）：亮丙瑞林的治疗剂量为 30~180μg/（kg · 4 周），甚至可达 350μg/（kg · 4 周）GnRHa 每 4 周注射 1 次可充分抑制大部分中枢性性早熟（central precocious puberty，CPP）患儿的 HPGA 功能。个别控制不良的患儿可能需要缩短用药间期或超过标准剂量，但宜谨慎，并注意进一步评估诊断及病情
Consensus Statement on the Use of Gonadotropin Releasing Hormone Analogs in Children	中枢性性早熟	2018 年	印第安纳大学	黄体生成素释放素中亮丙瑞林常见的剂型和剂量是 1 月 3.75mg 和 3 月 11.25mg，促性腺激素释放激素类似物在治疗 6 岁以下女童早发性中枢性性早熟

（三）安全性、有效性、经济性及其他证据整合

1. 文献筛选及纳入研究基本特征 文献筛选流程见图 15-5。

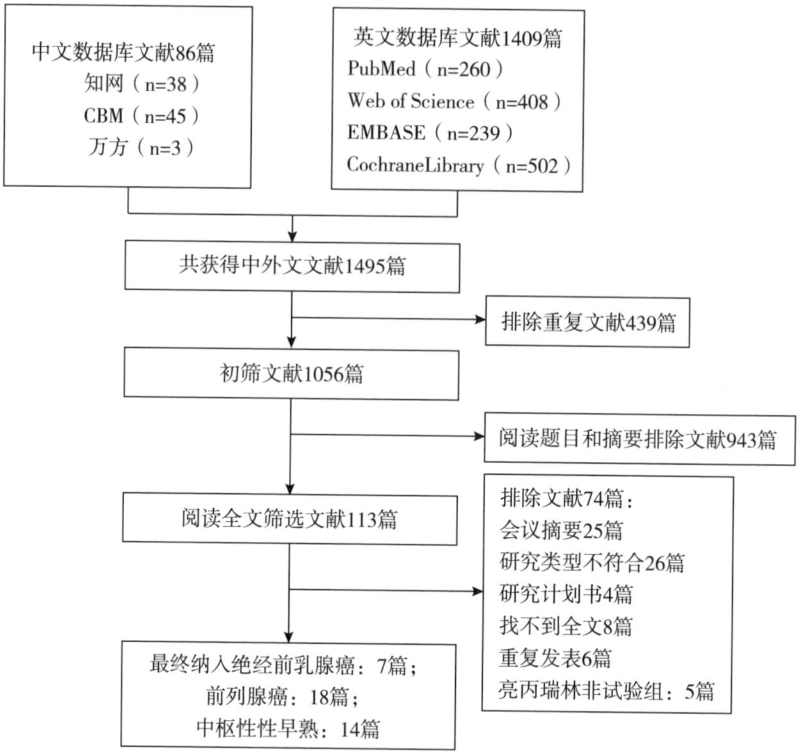

图 15-5 亮丙瑞林安全有效经济性相关文献筛选流程

2. 纳入文献基本特征及偏倚风险评价结果 纳入文献的干预措施多为亮丙瑞林不同剂型或联合用药，对照措施多为化疗或黄体生成素释放激素类似物戈舍瑞林、曲普瑞林等。

ROB 偏倚风险评估结果显示，5 篇研究没有对受试者施盲且结局指标数据报告不完整，为“高偏倚风险”；其余研究大多没有报告随机序列产生的方法、分配隐藏和盲法实施情况，评为“不明确偏倚风险”。整体证据质量与偏倚风险评估的可视化结果已生成，为求简洁，在此从略。

AMSTAR-2 偏倚风险评估结果显示，纳入的 3 篇系统评价质量极低，除了条目一均为评为“符合（Yes）”，其他条目纳入的 3 篇研究均被评价为“部分符合（partial Yes）”或者“不符合（No）”，见表 15-4。

表 15–4　纳入系统评价质量评价表

纳入研究	AMSTAR-2																
	A1	A2	A3	A4	A5	A6	A7	A8	A9	A10	A11	A12	A13	A14	A15	A16	评价质量
Byung Ha Chung	Yes	No	No	partial Yes	No	No	No	partial Yes	No	No	No meta-analysis	No	No	No	No	No	极低
Eva M Bolton	Yes	partial Yes	No	partial Yes	No	No	No	partial Yes	No	No	No meta-analysis	No	No	No	No	No	极低
Carsten-Henning Ohlmann	Yes	No	No	No	No	No	No	partial Yes	No	No	No meta-analysis	No	No	No	No	Yes	极低

注：A1~A16 为所有评价的条目。相应条目内容如下：A1 系统评价的研究问题和纳入标准是否基于 PICOS 构建；A2 制作系统评价前是否制订前期研究方案，若有修订，报告修订的细节；A3 研究设计的选择依据是否给予解释；A4 是否使用了全面的检索策略；A5 研究筛选是否具有可重复性；A6 数据提取是否具有可重复性；A7 是否提供排除研究的清单以及排除理由；A8 是否描述纳入研究详细的基本信息；A9 纳入研究的偏倚风险评估方法是否合理；A10 是否报告系统评价纳入研究的基金资助信息；A11 如果执行 Meta 分析，结果合成的统计学分析方法是否合适；A12 如果执行 Meta 分析，是否评价单个研究偏倚风险对 Meta 分析结果的影响；A13 在解释和讨论系统评价的结果时是否考虑了单个研究的偏倚风险；A14 是否对存在的异质性进行满意的解释和讨论；A15 如果进行定量合并，是否充分地调查了存在发表偏倚的可能性，并讨论发表偏倚对结果的影响；A16 是否报告潜在的利益冲突来源，包括目前系统评价收到的基金资源。

3. 安全性的评估结果　本研究中均以不良反应发生率为安全性的评估指标。亮丙瑞林治疗绝经前乳腺癌、前列腺癌和中枢性性早熟均具有注射部位疼痛、硬结或发红、骨痛或关节痛、恶心、头晕及出汗等相同不良反应，反应程度均较轻，多为1~2级，发生率低。治疗绝经前乳腺癌时，出现过失眠的不良反应；前列腺癌有LDH升高、贫血等反应；中枢性性早熟可能有阴道出血的不良反应。和化疗相比，亮丙瑞林不会增加不良反应的发生。1月，3月，6月三种剂型的不良反应发生无统计学差异。国产和进口的亮丙瑞林不良反应发生差异无统计学意义。

4. 有效性的评估结果　亮丙瑞林治疗绝经前乳腺癌有效性的主要结局指标包括性激素水平、患者总生存率及无进展生存率，结局显示该药可有效降低绝经前乳腺癌患者的性激素水平，延长其生存期。亮丙瑞林治疗前列腺癌有效性的主要结局指标为睾酮水平、前列腺特异性抗原（PSA）水平和生存率。亮丙瑞林可有效降低前列腺癌患者的睾酮和PSA水平，延长其生存期。亮丙瑞林治疗中枢性性早熟有效性的主要结局指标有性激素[促卵泡激素（FSH）、雌二醇（E2）、黄体生成素（LH）]水平、生长指标（生长速度、身高、体重和骨龄）、子宫和卵巢容积。

（1）绝经前乳腺癌

1）性激素水平：Junichi Kurebayashi等的研究对比亮丙瑞林每3个月皮下注射11.25mg和每6个月皮下注射22.5mg的血清E2的抑制率，结果无统计学差异。Guiping Song等开展的RCT分析了亮丙瑞林联合化疗（环磷酰胺、多柔比星）相比于单独化疗的效果，研究结果显示，联合组患者恢复绝经前FSH和E2水平的比率高于单独化疗组，从而可有效降低绝经前乳腺癌患者的过早绝经风险。Peter Schmid等学者开展的RCT，对比分析了亮丙瑞林和化疗（环磷酰胺、甲氨蝶呤和氟尿嘧啶）治疗绝经前淋巴结阳性的乳腺癌的疗效，研究结果显示亮丙瑞林组E2抑制率高于化疗组。

2）生存率：有学者团队对比分析了亮丙瑞林和化疗（环磷酰胺等）治疗绝经前淋巴结阳性的乳腺癌的有效性和安全性。Schmid等研究结果显示：随访5~8年后，两组患者无复发生存率相似，亮丙瑞林组的总生存率高于化疗组；Wallwiener等研究表明两组的两年总生存率均为95%以上，无进展生存率超过80%，且无统计学差异。Eiichi Shiba等学者开展的RCT，对比分析了三苯氧胺辅助亮丙瑞林治疗绝经前内分泌反应性乳腺癌疗程为2年和3~5年的无病生存率，结果均为90%以上，且无统计学差异。针对两项研究的随机效应Meta分析结果显示，亮丙瑞林和化疗组总生存率（RR=1.01，95%CI=0.98，1.04，*P*=0.49）、无进展生存率（RR=1.03，95%CI=0.95，1.11，*P*=0.53）和无复发生存率（RR=1.03，95%CI=0.95，1.12，*P*=0.49）无显著的统计学差异。

（2）前列腺癌：亮丙瑞林治疗前列腺癌有效性的主要结局指标为睾酮水平、前列腺特异性抗原（PSA）水平和生存率。亮丙瑞林可有效降低前列腺癌患者的睾酮和PSA水平，延长其生存期。

1）睾酮水平（去势水平≤ 50 ng/dl）：维持低水平的睾酮水平可延长前列腺癌患者的无进展生存期，4项研究分别对比分析了亮丙瑞林和戈舍瑞林、曲普瑞林、手术及已烯雌酚的睾酮去势水平（≤ 50ng/dl），研究结论均表明亮丙瑞林和以上四类治疗方式疗效相似，均可显著降低患者睾酮水平，且组间差异无统计学意义。

7项研究报告了亮丙瑞林不同剂型治疗后患者的睾酮水平变化情况，对6项同质性研究进行Meta分析，随机效应Meta分析结果显示，亮丙瑞林1月，3月，6月剂型治疗前列腺癌患者的疗效相似，差异无统计学意义，1月剂型vs 3月剂型（RR=0.98，95%CI=0.95，1.01，*P*=0.21），3月剂型vs 6月剂型（RR=0.99，95%CI=0.97，1.02，*P*=0.60）。

2）前列腺特异性抗原水平（PSA）（正常值＜ 4 ng/ml）：1项研究对比分析了亮丙瑞林和戈舍瑞林、曲普瑞林治疗前列腺患者后的PSA水平，5项研究分析了亮丙瑞林不同剂型治疗前列腺癌患者后的PSA水平。

Bolton等研究通过对16项试验的系统评价，对比亮丙瑞林同戈舍瑞林、曲普瑞林治疗前列腺患者后的PSA水平结果显示，三组患者PSA水平均显著下降，但无统计学差异。Kazuhiro Suzuki等开展的Ⅲ期RCT对比分析了亮丙瑞林3月和6月剂型的疗效，结果显示，治疗前后，两组平均PSA浓水平和总体抗肿瘤应答率都无显著性差异，疗效相似。2017年，来自德国的Carsten-Henning Ohlmann等的研究合并了两项前瞻性、开放非干预性研究，分析结果显示，患者 PSA 基线值为 12ng/ml，治疗 12 个月后，3 个月注射组 PSA 为 0.5ng/ml，6 个月组为 0.6ng/ml，两组差异无统计意义。

（3）中枢性性早熟

1）性激素水平：4 项研究对比分析了亮丙瑞林不同剂型治疗中枢性性早熟患儿后激素水平的变化情况。研究结果均显示，亮丙瑞林治疗后，患儿的激素水平显著降低，不同剂型之间无显著差异。

一项研究对比分析了国产和进口亮丙瑞林治疗中枢性性早熟的不良反应发生率，结果显示两组无统计学差异；另一项研究对比了亮丙瑞林和安慰剂生理盐水治疗后，患儿的性激素水平，结果显示，对照组患儿治疗前、治疗后 3 个月、6 个月的 LH、FSH 水平比较差异均无统计学意义；观察组患儿治疗后 3 个月、6 个月的 LH、FSH 水平均低于治疗前及对照组（$P<0.05$）。

8 项研究报告了亮丙瑞林联合醋酸甲地孕酮片对比醋酸甲地孕酮片单独治疗前后患儿的性激素水平变化情况。随机效应 Meta 分析结果显示，相比于醋酸甲地孕酮片单独治疗，亮丙瑞林联合组患儿性激素水平下降更为显著，LH（MD=−1.57，95%CI:−2.08，−1.05，$P<0.0001$），FSH（MD=−1.06，95%CI:−1.49，−0.63，$P<0.0001$），E2（MD=−5.47，95%CI:−6.23，−4.71，$P<0.0001$），其中，LH 和 FSH 合并结果显示，研究间异质性较大，均超过了 90%，原因可能是各研究疗程有差异，均为 6~12 个月不等。

2）子宫、卵巢容积：某研究对比分析了国产和进口亮丙瑞林治疗中枢性性早熟患儿后子宫和卵巢容积大小，结果显示，治疗后患儿子宫、左右卵巢容积显著降低（$P<0.05$），且国产组和进口组无统计学差异。

6 项研究报告了亮丙瑞林联合醋酸甲地孕酮片治疗和醋酸甲地孕酮片单独治疗前后患儿的子宫和卵巢容积大小变化情况，随机效应 Meta 分析结果显示，与醋酸甲地孕酮片单独治疗相比较，亮丙瑞林联合组患儿子宫（MD=−0.94，95%CI:−1.15，−0.73，$P<0.0001$），左卵巢（MD=−0.55，95%CI:−0.65，−0.44，$P<0.0001$）和右卵巢容积（MD=−0.64，95%CI:−0.74，−0.55，$P<0.0001$）大小降低更为显著。

3）生长指标：2项研究分析了亮丙瑞林不同剂型治疗后患儿的生长速度和骨龄进展，结果显示不同剂型亮丙瑞林治疗后，患儿生长速度和骨龄进展都有所降低，且不同剂型之间无显著差异。一项研究表明国产和进口亮丙瑞林治疗后患儿生长速度变化两组无统计学差异，另一项研究表明，亮丙瑞林治疗后患儿生长指标进展比安慰剂生理盐水显著降低。

7项研究对比了亮丙瑞林联合醋酸甲地孕酮片治疗和醋酸甲地孕酮片单独治疗前后患儿的生长指标变化情况，随机相应Meta分析结果显示，两组骨龄变化情况无显著差异，对比醋酸甲地孕酮片组，亮丙瑞林联合醋酸甲地孕酮片组生长速度显著降低（MD=–2.20，95%CI:–2.66，–1.75，$P<0.001$），身高（MD=1.30，95%CI:0.70，1.91，$P<0.001$）和体重（MD=0.67，95%CI:0.39，0.95，$P<0.001$）变化显著。纳入文献基本特征见表15–5~表15–7。

5. 经济性的评估结果

（1）绝经前乳腺癌：2020年来自中国的亮丙瑞林治疗绝经前乳腺癌最小成本分析研究，比较了亮丙瑞林11.25mg 3个月缓释剂型和戈舍瑞林3.6mg 1个月植入剂型作为中国绝经前激素受体阳性早期乳腺癌术后中高危患者辅助内分泌治疗的治疗成本。分析结果显示，亮丙瑞林3个月剂型与戈舍瑞林1个月剂型相比，减少了GnRH-a药物的成本，其较少的注射频率也降低了注射相关的直接和间接成本，节约的总成本为28830元。2017年日本发表的研究结果显示，亮丙瑞林6月剂型比3月剂型少注射一针，还能节省医疗费用和生产力损失。每少注射一剂总共可节约27265日元。

（2）前列腺癌：2011年一项意大利的研究，从国家卫生服务的角度，建立了一个仿真模型比较分析了意大利使用亮丙瑞林11.25mg和22.5mg，曲普瑞林11.25mg，布舍瑞林9.9mg，和戈舍瑞林10.8mg治疗晚期前列腺癌的成本效果。结果显示，亮丙瑞林11.25mg组最具有成本效果。来自日本和英国的研究结果都显示6月剂型更加节约成本，该日本研究少注射一针总共可节约直接和间接成本27265日元。治疗中枢性性早熟经济性相关研究未检索到。相关文献特征见表15–8。

表 15-5 亮丙瑞林治疗绝经前乳腺癌有效性和安全性相关文献证据基本特征（节选）

第一作者	年份	国家	研究类型	研究对象	样本量（例）	干预措施	对照措施	疗程	结局指标	结论
Eiichi Shiba	2015 年	日本	RCT	绝经前内分泌反应性乳腺癌	总数：222 2 年疗程组：112； 3~5 年疗程组：110	亮丙瑞林皮下注射 11.25mg/3 个月，治疗 2 年；三苯氧胺 20mg/ 天，辅助治疗 5 年	亮丙瑞林皮下注射 11.25mg/3 个月，治疗 3~5 年；三苯氧胺 20mg/ 天，辅助治疗 5 年	2~5 年	3~5 年组 vs 2 年组 无病生存率 94.1% vs 91.8%；整体不良反应发生率：96.4% vs 89.3%，多为 1~2 级	2 年组和 3~5 年组的效果和安全性相似，长时间的治疗过程中未发现新的不良反应
Guiping Soug	2013 年	中国	RCT	绝经前乳腺癌	总数：183；亮丙瑞林联合化疗：89；化疗：94	亮丙瑞林联合化疗	化疗	12 个月	卵巢的保护功能：恢复绝经前促卵泡激素（FSH）和雌二醇（E2）水平：联合组：14/89 单纯化疗：7/94	醋酸亮丙瑞林与环磷酰胺、多柔比星联合化疗可降低绝经前乳腺癌患者的过早绝经风险

表 15-6　亮丙瑞林治疗前列腺癌有效性和安全性相关文献证据基本特征（节选）

第一作者	年份	国家	研究类型	适应证	样本量（干预组/对照组）（例）	干预措施	对照措施	疗程	结局指标	结论
Bolton	2018 年	爱尔兰	SR	前列腺癌	报告了 16 个临床试验，未计算合计样本量	亮丙瑞林	戈舍瑞林，曲普瑞林	未报告	三组在睾酮去势水平，维持睾酮去势水平时间，减少 PSA，生存率，安全性、注射便利性方面无显著差异（P 均 > 0.05）	亮丙瑞林、戈舍瑞林和曲普瑞林疗效相似
Ohlmann	2017 年	德国	SR	晚期前列腺癌	1906（633/1，273）	22.5mg/3 个月	45mg/6 个月	12 个月	前列腺特异性抗原水平 3 个月组 17.4 ± 183.91ng/ml；6 个月组 15.06 ± 106.94 ng/ml，基线分别为 76.27 ± 418.04ng/ml 和 81.3 ± 636.78ng/ml；不良反应包括注射部位疼痛、热潮红、心血管相关疾病等发生率 8.8%	亮丙瑞林 3 个月和 6 个月的定期注射可以有效降低晚期前列腺癌患者的前列腺特异性抗原的水平，不良反应发生率均较低

表 15-7　亮丙瑞林治疗中枢性性早熟有效性和安全性相关文献证据基本特征（节选）

第一作者	年份	国家	研究类型	适应证	样本量（干预组/对照组）（例）	干预措施	对照措施	疗程	结局指标	结论
Lee	2012 年	美国	RCT	女童中枢性性早熟	84（42/42）	亮丙瑞林：11.25mg	亮丙瑞林：30mg	6 个月	在 2 个月至 6 个月的儿童中，11.25mg 和 30mg 组分别有 78.4% 和 95.2% 的儿童受到峰值刺激的抑制。11.25mg 组有 9 例治疗失败（峰值刺激 LH＞4IU/L）。30mg 组有 2 例。类固醇抑制、生长率、青春期进展、消瘦进展和不良事件在两种剂量下均相似	用醋酸亮丙瑞林 3 个月配方（11.25mg 和 30mg）治疗可有效抑制激素水平，耐受性良好，并可能正面影响患者的依从性
Wen-Jing Li	2015 年	中国	多中心 RCT	女童中枢性性早熟	236（157/79）	国产亮丙瑞林 3.75mg/4 周	进口亮丙瑞林	6 个月	国产 vs 进口：促黄体激素抑制率（LH≤3.3IU/L）96.80% vs 96.20%：儿童的乳房、子宫、卵巢大小及雌二醇水平，骨龄的生长速度显著降低，两组无差异	国产和进口的亮丙瑞林疗效和安全性无差异
蔡嘉陵	2019 年	中国	RCT	小儿性早熟	70（35/35）	皮下注射醋酸亮丙瑞林＋醋酸甲地孕酮片	醋酸甲地孕酮片	平均 13.30±2.58 个月	治疗前两组雌二醇（E2）、卵泡刺激素（FSH）比较，治疗前两组子宫体积、卵巢体积比较，两组不良反应发生率比较，差异无统计学意义（P＞0.05。治疗后，观察组患儿的 E2、FSH、LH 水平显著低于对照组（P＜0.05），且子宫体积和卵巢体积亦明显小于对照组（P＜0.05）。两组不良反应发生率无统计学差异（P＞0.05）	醋酸亮丙瑞林治疗小儿性早熟的临床疗效确切，可有效降低患儿性激素水平，抑制第二性征异常发育，且安全性较高

表 15-8　亮丙瑞林经济性相关文献证据（节选）

纳入研究	国家	模型类型	模型状态	时间范围	角度	人群	干预	对照	结局指标	主要结论	局限性	阈值 / 意愿支付值
范蕾 2020 年	中国	最小成本	—	5 年	社会	绝经前乳腺癌	亮丙瑞林 3 月剂量	戈舍瑞林 1 月剂型	直接和间接成本	亮丙瑞林 3 月剂型与戈舍瑞林 1 月剂型相比具有经济学优势。亮丙瑞林 3 月剂型减少了 GnRHa 药物的成本。其较少的注射频率也降低了注射相关的直接和间接成本	（1）模型使用临床专家估计的劳动力损失值，可能不能完全反映患者的真实情况。（2）模型仅使用了临床试验中用药持续性的数据。（3）个别城市医疗政策的原因（比如处方限制、患者随访等）会要求患者每月到医院处方辅助药物，这些政策造成的门诊费用及相关的成本并未纳入本研究。（4）模型未考虑患者的不良反应成本。（5）因医院采购制度不同，未考虑药物的储存空间成本。（6）本研究以注射费及挂号费反映医院的成本	/
Iannazzo 2011 年	意大利	Markov	生存、死亡	1 个月	患者	转移性前列腺癌	亮丙瑞林 11.25mg 和 22.5mg	曲普瑞林 11.25mg，布舍瑞林 9.9mg，戈舍瑞林 10.8mg	每获得 1 个月的生存时间需要的成本	在意大利，亮丙瑞林 11.25mg 相比于布舍瑞林、戈舍瑞林和曲普瑞林及亮丙瑞林 22.5mg 剂型最具有成本效果，即每延长一个月的生存时间需要成本 231.84 欧元	缺乏一个睾酮将停止刺激癌细胞生长的阈值；检索获取证据的方法不太严谨；在评估的成本方面，使用了一些简化和近似的方法	78.000 欧元

6. 创新性及适宜性的评估结果 为更好地服务中国患者，注射用醋酸亮丙瑞林微球在不断升级，2018 年最新上市的剂型自带安全装置（safe device），在临床使用的过程中，可以保护医护人员以免被刺伤。且亮丙瑞林注射采用独特的双腔预充式注射器，简单方便，性价比很高。注射前准备工作仅需 38 秒，方便省时，可有效降低医护工作量。除此之外，亮丙瑞林还可以在包括上臂、腹部和臀部等多部位进行注射，且与戈舍瑞林相比，亮丙瑞林的针头更细更短，因此，在注射的时候给患者带来的痛感会更低，从而提高了患者的依从性。亮丙瑞林的储存也并不严苛，在常温下储存即可。因此亮丙瑞林在临床使用过程中具有关爱患者、使用方便、依从性高等特点。

（四）评价结论

当前现有文献证据表明：安全性方面，亮丙瑞林治疗绝经前乳腺癌、前列腺癌和中枢性性早熟常见的不良反应主要包括注射部位疼痛、硬结和发红，潮红、热感、头痛、失眠、眩晕和发汗，关节和骨痛等。和化疗相比，亮丙瑞林不会增加患者不良反应的发生率，且症状轻微，多为 1~2 级。1 月，3 月，6 月剂型不良反应发生率差异无统计学意义。有效性方面，亮丙瑞林治疗绝经前乳腺癌、前列腺癌和中枢性性早熟的效果显著，相比于化疗和手术治疗，可显著降低患者性激素水平从而延长患者的生存期。1 月，3 月，6 月剂型效果无显著性差异，国产和进口亮丙瑞林效果也无显著性差异。经济性方面，亮丙瑞林相比于曲普瑞林，布舍瑞林和戈舍瑞林治疗前列腺癌具有成本效果。对于绝经前乳腺癌患者，亮丙瑞林 3 月剂型相比于戈舍瑞林 1 月剂型更有成本效果。亮丙瑞林治疗绝经前乳腺癌和前列腺癌患者的 6 月剂型相比于 3 月剂型可节约成本。在创新及适宜性方面，注射用醋酸亮丙瑞林微球自带安全装置，在临床使用的过程中，可以保护医护人员以免被刺伤。且采用独特的双腔预充式注射器，简单方便，性价比很高。注射前准备工作仅需 38 秒，方便省时，可有效降低医护工作量。除此之外，亮丙瑞林还可以在包括上臂、腹部和臀部等多部位进行注射，且与戈舍瑞林相比，亮丙瑞林的针头更细更短，因此，在注射的时候给患者带来的痛感会更低，从而提高了患者的依从性。

（五）评价建议

当前文献证据显示亮丙瑞林具有良好的有效性、安全性、经济性、创新性和适宜性。

（郭武栋）

第十六章

卫生技术评估在儿童药品评价中的应用及实例

第一节　卫生技术评估与儿童药品临床综合评价

一、背景

儿童是祖国的未来，保护儿童健康对于改善全民健康、促进经济社会发展有重大的意义。国家高度重视儿童药的供应保障体系建设，近年来出台了超过 50 项儿童药品相关政策，促进儿童药品的创新研发、合理使用、供应保障和监测评价，旨在促进儿童健康。儿童对药物有着特殊的需求，不同年龄儿童对药物的吸收和代谢能力都不同，用药剂量不能简单按体重、年龄或体表面积来换算。对儿童药的综合评价是促进临床合理使用、引导研发的重要抓手。儿童用药临床研究不足、证据缺乏，而中药仍处在证据基础薄弱、证据产生难、研究力量分散等发展的初级阶段，这使得对儿童中药的评价问题更加复杂。本章介绍卫生技术评估在儿童药品评价工作中的作用，激发研究者和从业者系统思考运用卫生技术评估方法工具，深入思考儿童中成药供应保障政策制定路径，全面实现推动产业创新，确保供应配备、推动临床合理选用药和支持药物政策体系完善及临床药事管理水平提升的综合价值目标。

（一）儿童药品概念及分类

儿童药品是指适合儿童特殊体质体征及生长发育需求的药品，包括儿童专用药、儿童成人共用药及其他适合儿童使用的药品。目前我国尚未制定独立的儿童药品管理法规和儿童基本药物目录，2021 年发布的《国家基本药物目录管理办法（修订草案）》公开征求意见中明确指出将构建国家儿童基本药物目录，更好地满足儿童用药需求。与《世界卫生组织儿童基本药物标准清单》相比，《国家基本药物目录》（2018

版）中儿童药品无血液制品、新生儿特殊用药，未收录刻痕片、可压碎片、透皮贴剂、肌内注射剂等儿童适宜品规，两个目录药品品种重合率仅 35.2%，其中儿童专用中成药品种仅为 17 种。为更好地规范儿童用药，我国儿童药品主要依据儿童专用适用药分类，根据目前儿科临床用药现状及药品说明书儿童用药信息标注情况，将儿童药品（包括中成药）分为以下三类：

1. 专用药 指药品说明书中仅有儿童用药信息，无成人用药说明，有明确的儿童用法用量，以及儿童用药相关的安全性信息。

2. 共用药 指药品说明书中同时涵盖儿童及成人用药信息，且有明确的儿童用法用量，以及儿童用药相关的安全性信息。

3. 经验性用药 经验性用药包括超说明书用药和拓展性用药等，指在尚无有效或者更好治疗手段等特殊情况下，医师遵循药品临床应用指导原则、临床诊疗指南等，使用药品说明书中未载明该疾病相关信息但具有循证医学证据的药品。超药品说明书用药（off-label drug use，OLDU）是指处方或使用药物超出官方管理机构批准的药品说明书范围的用药行为。拓展性用药是指对于罹患危重、需要早期干预但尚无有效治疗手段疾病的患者，提供申请使用在研新药的行为。

儿童用中成药以其药性温和、服用方便、价格便宜、副作用较低以及“治养”相结合的特点获得了较广的应用，已经成为儿童专用药的主要品种。《中华人民共和国药典》（2020 年版）收录的儿童中成药为 209 种，占药典中成药的 13%，其中儿童专用药 67 种，占药典中成药的 4.2%。2021 年儿童中成药市场占比达 64%。

（二）儿童药品临床应用的核心问题

我国儿童药品在研发、生产、临床配送与采购、临床使用、定价与报销、监测和评估等多方面仍存在问题，临床应用相关的核心问题包括：

1. 儿童用药需求大，儿童专用药品品种稀缺 根据国家统计局数据，2021 年我国人口总数量约 14.1 亿人，0~14 岁人口数量高达 2.53 亿人，为我国人口总数量的 17.95%，从近几年患病人数来看，中国患病儿童占总患病人口比例约 19.4%，目前我国儿童专用药品数量少，且覆盖病种范围局限，《国家基本药物目录（2018年版）》在中成药部分增加了“儿科用药”章节，对儿童中成药品种的用法用量进行了规范，但总体来看目前仅有的儿童中成药品种与剂型尚无法满足临床中治疗儿童疾病的需求，尤其是低龄儿童及新生儿用药方面。

2. 经验性用药普遍 儿童用药信息在中成药说明书中主要有三种，包括安全性信息，用药指导信息、基本信息。《中华人民共和国药典》（2020年版）纳入67种儿童专用中成药，其用药指导信息中有22个品种无明确年龄段剂量，多为儿童减半或周岁以内小儿酌减；47个品种有明确的年龄段剂量，但年龄段划分标准并未统一，反映出即使是儿童专用中成药，依旧存在使用剂量不精准的问题。

3. 功能主治不规范，无西医疾病名称 功能和主治应首先用中医术语表述，再列述西医病名及其中医证候属性特点，中间以分号隔开。但由于诸多历史原因，已上市的中成药和近代研究的新药，在功能和主治表述上均存在不规范的问题，其中儿童中成药主治疾病缺少西医病名是最常见的问题，一定程度影响了西医临床安全、合理使用中成药。

（三）儿童药品的卫生技术评估

卫生技术评估是药品临床综合评价的核心方法，在儿童药品临床综合评价中发挥重要的技术支撑作用。国内外卫生技术评估在儿童中成药领域应用研究的相关文献总量严重不足。围绕“儿童”“卫生技术评估”“药物”“中成药”等关键词及不同表述的拓展词，分别在中国知网（CNKI）、万方和中国生物医学文献数据库（CBM）三个中文数据库，以及PubMed、Web of Science核心文集、Cochrane Library和Embase四个外文数据库中检索并筛选相关文献。检索限定的时间范围为2000年初至2023年5月15日。此外将追溯所纳入文献的参考文献，以补充获取相关文献。

符合以下纳入标准的文献纳入本研究：①研究对象：14岁以下儿童用药；②结局指标：安全性、有效性和经济性等相关评估指标；③研究类型：报告相应结局指标的原始研究、系统评价/Meta分析等。符合以下任意一条的文献予以排除：①非中文或英文文献；②重复发表的文献；③无法获取原文的文献、综述、会议摘要；④无安全性、有效性和经济性等相关评估指标或无法获取对应数据的文献。共检索到关于儿童用药的卫生技术评估的文献 322 篇，其中 181 篇（占比 56%）是关于儿童中成药的技术评估。从发文数量看，对于儿童中成药的研究在 2005 年以前数量极少，2005—2015 年之间有了一定的增长，在 2015 年之后呈快速增长态势，反映出儿童中成药研究逐渐受到学界重视（图 16–1）。

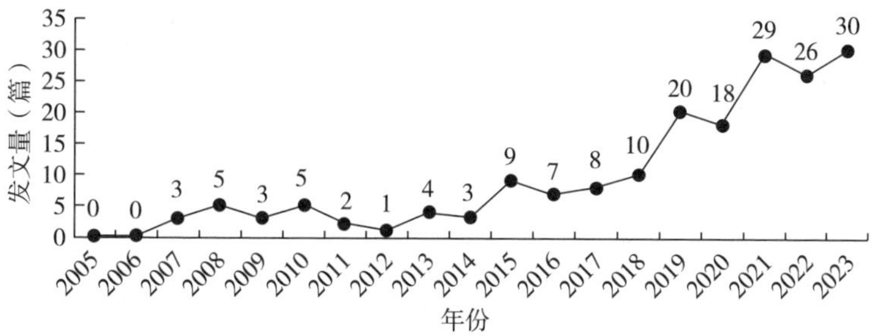

图 16–1　卫生技术评估在儿童中成药领域的研究相关文献的数量

1. 评价主题集中　对文章主题关键词的共现分析及时区分析发现，2005 年以前对于儿童中成药的评价研究几乎没有。2005 年开始研究数量逐渐增加，主题聚焦在中成药对于哮喘、呼吸道感染等呼吸科疾病的治疗，对心血管科、肾病科、风湿病科、皮肤科、眼科疾病的关注较少。2014 年开始关于中成药治疗抽动障碍、儿童多动症等疾病的相关评价研究逐渐增多，中华中医药学会自 2017 年陆续发布《儿科系列常见病中药临床试验设计与评价技术指南》系列标准，评价主题进一步扩展。

2. 评估维度局限　尽管近年来儿童药品卫生技术评估维度不断增加，但对经济性、可及性、创新性等核心评价维度关注不够。以儿童哮喘药品评价为例，最初仅包括治疗效果评价，后来逐步扩展到安全性评价和依从性评价，但近期的研究仍缺乏经济性等相关维度。经济性是药品临床综合评价的核心维度之一，但目前涉及经济性评价的文献量极少。在共现词分析中未发现经济性评价直接主题词，反映出文献经济性评价主题词使用存在不统一。检索中文文献共获得 17 篇儿童药品经济性评价文章，其中尚无对于儿童中成药的经济性评价。

3. 临床为基础的综合研究数量不足　通过对纳入的 181 篇文献的梳

理发现，对于儿童中成药的研究中，综述类文章较少，主要是医疗机构或者是研究中心通过回顾分析门急诊处方、患儿诊疗信息、药品说明书、不良反应报告等评价儿童药品使用的安全性与有效性。系统评价（n=80）较多，医疗机构开展的儿童中成药随机对照研究（n=16）和临床对照试验（n=17）相对较少，主要从儿童药的安全性、有效性等维度进行评价。仅有1篇采用快速卫生技术评估方法（RHTA）对三种口服中成药进行了安全性、有效性评价，对比其在治疗儿童抽动障碍方面的差异。总体来看，在儿童中成药的研究中，基于临床试验和真实数据的研究还需要进一步增加，提高评价的科学性。

二、评价内容与维度

卫生技术评估是我国儿童药品（中成药）临床综合评价的主要技术工具和方法。根据国家卫生健康委卫生发展研究中心发布的《儿童药品临床综合评价技术指南（2022年版　试行）》，利用卫生技术评估开展儿童药品评价，结合儿童常见多发疾病和复杂疑难疾病用药保障问题，围绕安全性、有效性、经济性、创新性、适宜性、可及性六个维度提出了儿童用药评价的核心指标选择与测量的建议。安全有效是儿童临床用药的基本要求，因此在开展儿童用药临床综合评价具体工作中，均建议提供安全性和有效性方面的评价证据，儿童用药适宜性也是评价的重要方面，小低龄儿还存在用药可及性的问题，可参考儿童各专病诊疗指南推荐，结合研究目的、儿童疾病特征、药品特点、评价数据的可获得性等进行评估指标的选择和应用，最终综合评价结果应能够解决临床决策需求。

中医辨证论治和西医辨病治疗的不同临床理论体系，给中药临床使用评价时确定适应证和测量指标造成困难。同时，中药通常与西药在临床联合应用，单独使用中药的药效和健康影响较难进行针对性测量或比较研究，往往需要结合毒理药理实验研究对儿童的生长发育影响，或运用更创新的实验设计来评价中药的疗效和安全性。结合儿童药品特点及需要，针对儿童中成药评价，参考《儿童药品临床综合评价技术指南（2022年版　试行）》，重点分析以下内容和维度：

1. 安全性评估 对儿童药品质量和上市前后出现（或可能出现）的用药风险进行评估的过程。安全性评价应侧重临床安全性，需要分析上市前后应用过程的不良反应发生情况及同类品种的安全性比较。考虑到儿童用药数据证据相对匮乏问题，可结合毒理研究和处方组成分析预判风险出现的可能，作为安全性数据补充。

2. 有效性评估 有效性评价是药品使用后对患儿疾病状况的改善情况进行科学评价的过程，以生存时长和生命质量相关终点为首选指标，当决策时效性要求高导致无法通过长时间随访获取终点指标，且在中间指标和终点指标具有强相关性的情况下，可采用合理的替代性中间指标开展评价。考虑到儿童发育特点，安全性和有效性评估建议分年龄段开展。儿童用中成药大多存在适应证不明确、超说明书使用普遍、证据质量低等多重问题，建议增加处方分析、药理学研究和指南标准收录作为临床有效性的补充证据。应选择高质量文献、高级别证据，具备条件者可进行二次文献研究。针对主要研究目的，合理选择具有明确临床价值的评价指标。

3. 经济性评估 经济性评价指采用卫生经济学或药物经济学的方法，比较、分析不同药品治疗方案的成本、效益、效果、效用等，权衡临床使用的经济及预算影响，为优先适宜药物提供关键证据。儿童中成药经济性评价主要分析使用费用与临床经济性，前者根据日均或疗程药费进行分析，后者则利用药物经济学评价开展成本效果分析及增量分析。经济性评估一般需要获得实际临床应用的数据，也会通过文献综述、专家咨询或第三方专业网站方式获取相关信息。

4. 适宜性评估 适宜性评价是对儿童药品临床使用的适宜情况进行评价的过程，主要考察是否在适宜处方的指导下，通过适宜的方式，使药品为目标患儿所用。适宜性评估关注不同年龄段儿童的适宜剂型选择，重点分析儿童用药依从性的改善，比如给药途径、适口性、用药周期等，尤其是低龄儿童人群。儿童中成药适宜性评价，包括药品信息与药品使用两方面。药品信息主要考察说明书信息完整程度，如不同年龄段用药、安全风险、药品有效期、存储与运输条件等。考虑到儿童用药的依从性，应重点考察剂型和口味的适宜性。儿童中成药超说明书应用情况普遍，可能带来不确定的安全风险，药品使用主要考察临床使用中的超说明书用药情况、便捷性与用药禁忌等。

5. 创新性评估 创新性评价是指运用技术手段对药品属性满足儿童中成药用药的需求程度进行科学评估的过程，其关注药品的全周期是否以儿童用药需求为导向，比如是否有儿童适用剂型和规格等，以进一步推进儿童用药的研发转化与生产。儿童中成药创新性评价包括临床、技术、服务、产业等创新维度，综合考虑药品在临床需求、组方工艺、顺应性、研发生产等方面的创新性。考虑中成药的特点，临床创新性应考察中成药是否填补品种空白，如用于特定证型、特定疾病、特定年龄段儿童等。

6. 可及性评估 可及性评价是指运用流行病学及药物经济学的方法对患者负担情况、药品供应能力等进行科学评价的过程，包括可负担性和可获得性两方面，前者主要评价疗程 / 月均药品费用占家庭可支配收入比例，后者主要评价药品生产主体的生产和配送能力、药品销售覆盖范围、销售终端的配备率、药品市场占有率等，此外国家基本药品目录和医保目录收录、短缺药品清单、处方集等纳入情况可作为可获得性的补充证据。考虑中成药的特殊属性，还应重点关注药材资源的可持续性。主要考虑用药的可获得性和可负担性，可以通过市场调研梳理当前疾病治疗领域上市药品种类 / 数量、企业生产 / 配送能力、医疗机构 / 药品零售端的分布及配备等信息，通过具体分析所在地区城乡居民的实际治疗费用及收入情况进行可及性的综合判断。

三、评价设计与方法

（一）评价设计

儿童药品临床综合评价是围绕某个特定临床或政策问题，进行证据的积聚集合、综合分析并形成推荐意见的系统过程，其设计应公平公正、求真务实、科学严谨，以确保过程可控和结果可靠。儿童药品临床综合评价通常包括问题确定、评估实施、证据综合、形成结论等环节，具体包括明确评价背景和目的，选择评价角度，定义目标人群、待评价药品和对照药品、评价维度和指标、研究方法选择等具体任务内容。评价要以问题为导向，关注重大疾病或重点人群健康需求和用药问题。鉴于药品临床综合评价应用场景较多，可结合服务国家药政决策、区域药管决策和医疗机构药事管理决策等不同目标选择适宜的角度和评估范围，确定具体评估设计要求。

1. 评价背景 阐述立题依据，提供待评药品相关儿科适应证的疾病流行病学概况，分析药物治疗服务利用及存在问题，初步分析临床药物治疗干预措施的有效性、安全性和经济性等评价研究的现状，结合临床需求及政策要求指明本评价的必要性和意义。

2. 评价目的 明确提出儿童药品临床综合评价的主要目的与待解决的问题，应明确评价内容、方法及预期产出。

3. 评价角度 推荐根据评价目的和委托方确定评价角度。药品临床综合评价角度一般为国家卫生体系角度、地方卫生管理视角、医疗机构角度等。

4. 目标人群 明确本次评价中待评价品种的目标应用人群及纳入/排除标准。儿童药品临床综合评价的目标人群应以说明书为参考，中成药评价还需进行病证结合的分析对应，建议优先考虑说明书主治范围内的同病同证人群，并采用国际疾病分类标准和权威的中医证候诊断标准以科学界定适用疾病和证候。当临床试验人群与真实世界用药人群有差异时，应在目标人群中强化实际用药人群的关注。

5. 待评中成药与对照药品 待评价药品和对照药品的选择应尽量反映临床真实的用药状态和需求，结合评价目的遴选相关药品，如《国家基本药物目录》或鼓励研发生产儿童药品清单中的相关品种等。根据实际情况可选择 1 个或多个待评价药品或对照药品开展评价，推荐采用同适应病证的标准/一线/常规治疗方案，优先选择临床用量最多的药品（包括联合用药方案）。

6. 评价维度及指标选择 结合评价目的和具体决策需要选择适宜的评价维度和指标，可参考国家儿童药品临床综合评价技术指南提出的维度和推荐指标。儿童中成药的临床综合评价的维度和指标可根据评价需求和条件进行必要的增减和拓展。

7. 评价方法的选择 根据维度及指标特点，进行数据的收集与证据的构建，根据现有证据情况，选择合适的评价方法。

8. 证据综合方法的选择 根据评估问题设计适宜的证据综合方法，

明确采取具体的定性或定量方式进行证据汇总，以回答预设的评估问题。对于直接比较的药物主题，也可以默认直接在评估过程中做了系统比较，结论中提出比较综合价值即可。

（二）主要方法

药品临床综合评价的方法主要以卫生技术评估和多维度决策分析为核心，具体包括基于文献证据的系统评价和结合实际临床数据及访谈调查数据的证据综合等。具体数据信息提取分析的方法的选择应与研究目的和设计匹配，综合考虑数据信息可得性和评价时效性要求，选择适宜的方法形成科学证据。

结合儿童用药临床综合评价试点经验，任何主题的安全性、有效性评价都需要进行系统文献综述，对现有可得证据进行汇总分析和质量评估。采用指南推荐的标准系统评价流程，通过广泛检索文献库、数据库、临床试验平台等，获得相关证据。针对医疗机构及医患的临床用药调查，是分析药品可及性和适宜性的重要方法手段，鉴于儿童临床试验开展少、研究发表数量不足、质量偏低等问题，评价工作一般需要补充我国患儿的临床用药的实际信息数据。可利用医疗机构电子病历数据进行回顾性研究，组建临床、药学、信息、统计等多学科团队，利用适宜的真实世界研究方法，确定数据提取字段与标准，从信息系统中获得所需数据，并做好医疗信息数据的保密与脱敏等数字治理工作。儿童中成药评估，面临的数据治理难度更大，特别是辨证和辨病的对应，给处方提取分析造成困难，产生了中成药的真实世界数据应用难的问题。

利用药物经济学模型和预算影响分析模型可补充加强经济性评价的证据，为医保部门谈判定价和目录准入决策提供依据。模型研究一般由具备相关专业知识背景的研究者开展，模型构建应参考国内外已发表研究提出的模型，结合专家咨询调整完善后应用。

四、评审流程

参考《儿童药品临床综合评价技术指南（2022年版　试行）》建立评审流程，推动评价结果对应实际决策问题。结合特定评价项目情况构建评价指标体系，利用多准则决策分析方法，组织专家对评价证据进行综合评分并形成推荐意见。

专家构成需突出多学科特点，临床和药学的专家需要在疾病治疗领域具有丰富经验。由于结果受到专家打分的影响，因此研究者应基于评价结果，简要、明确地介绍相关信息，以便不同学科专家理解评价实施的全过程。评价维度和指标应结合儿童特点设计，经过严格的专家论证进行确定和赋权，分值计算需要建立明确的赋分标准，选择合适的统计分析方法处理评分结果并做好评审质控。综合评判需要考虑儿童疾病别的不同特征，从疾病诊疗现状、临床用药情况等角度有侧重性和针对性地进行证据整合，参考《药品临床综合评价管理指南（2021 年版　试行）》内容最终可形成 A、B、C、D 四个级别的推荐意见。

第二节　案例介绍——儿童急性淋巴细胞白血病药物的综合评价

作为国家药品临床综合评价前期试点研究工作的一部分，首都医科大学附属北京儿童医院药学部于 2019—2020 年评价达沙替尼治疗儿童费城染色体阳性急性淋巴细胞白血病的临床价值，旨在为药品说明书修订、临床合理选药提供依据。

（一）背景

儿童急性淋巴细胞白血病负担沉重，酪氨酸激酶抑制剂（tyrosine kinase inhibitors，TKI）对于费城染色体阳性急性淋巴细胞白血病（Ph + ALL）患儿有提高生存率的效果，而技术更创新的 TKI 二代在我国未获批用于儿童，临床超说明书使用 TKI 二代行为较普遍，临床应用存在法律风险。

（二）目的

针对达沙替尼治疗儿童 Ph + ALL 开展药品临床综合评价，为临床用药提供科学依据。

（三）角度

卫生体系角度研究药品安全性、有效性、经济性。

（四）人群

0~18 岁 Ph + ALL 患儿。

（五）评价药物与对照药物

评价药物和对照药物分别为达沙替尼和伊马替尼。

（六）评价维度及指标

根据评估目的及问题，选择安全性、有效性、经济性为评价维度，结合文献分析和专家咨询确定指标（表 16–1）。

表 16–1　评价维度及指标选择

评价维度	评价指标
安全性	一般和严重的药物不良反应或不良事件
有效性	总生存率 (overall survival rate，OS) 、无事件生存期 (event-free survival rates，EFS) 、复发率，BCR/ABL 基因定量分析、微小残留白血病 (minimal residual disease，MRD)、骨髓缓解率等
经济性	增量成本、增量效果及增量成本效果比

（七）评价方法

1. 文献研究法　以“达沙替尼”“伊马替尼”“费城染色体阳性急性淋巴细胞白血病”“儿童”等为关键词检索知网、万方、中国生物医学数据库等中文数据库，以“dasatinib”“imatinib”“Philadelphiapositive acute lymphoblastic leukemia”“pediatric”等为关键词检索 PubMed、Cochrane Library、Web of Science 等英文数据库和 INAHTA（International Network of Agencies for Health Technology Assessment, INAHTA）、ISPOR（International Society for Pharmacoeconomics and Outcomes Research, ISPOR）、NICE（National institute for Health and Care Excellence, NICE）、

CADTH（Canada's Drug and Health Technology Agency, CADTH）等卫生技术评估官网。按照纳排标准，由2名评价员对纳入研究独立进行文献检索和文献筛选工作，并对检索到的文献进行质量评价。

2. 回顾性队列研究法 调取国家医学中心（n=1）的35例回顾性数据（表16–2），基于真实世界数据分析实际应用的安全有效性，测算成本。

表16–2 真实世界数据提取

类别	内容
基本信息	性别、年龄、体重、身高、体表面积、血型、父亲年龄、母亲年龄、生活地区
诊断信息	诊断年份、免疫分型、DI指数、初诊白细胞计数、初诊原始及幼稚细胞百分比、初诊血红蛋白计数、初诊血小板计数、初诊危险度
有效性信息	BCR/ABL基因定量检测（15天） BCR/ABL基因定量检测（33天） BCR/ABL基因定量检测（3月） BCR/ABL基因定量检测（6月） BCR/ABL基因定量检测（9月） BCR/ABL基因定量检测（12月） 白血病免疫学监测（MRD）（15天） 白血病免疫学监测（MRD）（33天） 白血病免疫学监测（MRD）（3月） 白血病免疫学监测（MRD）（6月） 白血病免疫学监测（MRD）（9月） 白血病免疫学监测（MRD）（12月） 外周血强的松反应（8天） 外周血原始及幼稚细胞计数评估（8天） 骨髓原始及幼稚细胞百分比（15天） 骨髓原始及幼稚细胞百分比（33天） 骨髓原始及幼稚细胞百分比（12月） 最终危险度
安全性信息	血液毒性，肝肾毒性，代谢毒性，过敏反应，肠道毒性，黏膜损害，感染，心脏损害，肿瘤溶解综合征，凝血功能损害，胰腺炎，出血，血栓，导管相关感染、血栓形成、导管堵塞等，中枢神经系统毒性，高眼压，疼痛，影响化疗情况等

3. 药物经济学模型研究法 结合文献和专家咨询结果搭建模型（图16–2），比较达沙替尼与伊马替尼的增量成本效果。

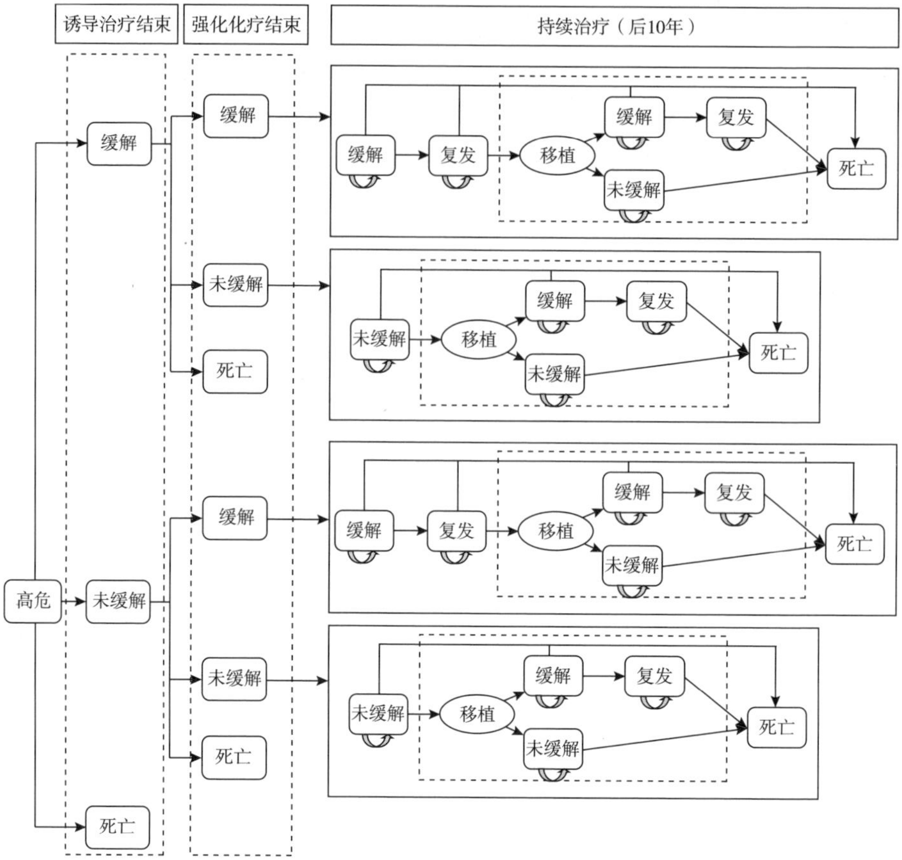

图 16-2　药物经济学模型

（八）证据综合及结果

达沙替尼治疗的有效性优于伊马替尼，安全性无显著差异，且具有潜在的经济学优势，推荐其用于儿童费城染色体阳性急性淋巴细胞白血病（Ph + ALL）的临床治疗。具体结果见《中国药物评价》2021 年发表的《达沙替尼治疗儿童费城染色体阳性急性淋巴细胞白血病的临床综合评价》。

利用卫生技术评估开展儿童药品临床综合评价是强化儿童基本药物供应保障和合理使用的必要技术手段。本章通过对儿童药品，特别是对儿童中成药卫生技术评估研究现状的梳理，揭示了目前研究在评价主题、评估维度和研究类型等方面的关键问题和挑战。由此，本章针对儿童药品评价的内容与维度，以及评价设计与方法等方面提出建议。在评估过程中，需要充分考虑儿童药品的剂量、剂型、口感等因素，确保药品既安全又易于被儿童接受。本章介绍如何运用卫生技术评估开展儿童药品评价，结合具体案例展示了研究实施的技术要求，旨在为药品说明书修订、临床合理用药提供依据。儿童药品的评估还需要关注其长期效果和潜在风险，为儿童的健康成长提供更为全面的保障。

（肖　月）

第十七章

卫生经济学在卫生技术评估中的应用及实例

第一节　卫生技术评估与卫生经济学

一、背景

学术界对卫生经济学（health economics）有着不同理解。究其本质，卫生经济学通过运用经济学（economics）基本理论以及方法对卫生领域中出现的现象与问题进行分析解决。经济学作为研究人类社会经济活动与经济关系的学科，其核心在于对有限资源的有效配置，通过解决生产什么？生产多少？如何生产？为谁生产？等问题来帮助人们做出选择，从而最大限度地利用有限资源。卫生经济学则主要关注在卫生资源有限的背景下，卫生服务过程中供需双方的经济活动与经济关系，并揭示经济活动与经济关系的规律，从而实现卫生资源的有效配置并提高社会经济效益。其研究内容主要包括卫生服务需求与供给，卫生服务市场，卫生筹资，卫生资源配置方式，卫生经济政策，卫生经济学评价等。

卫生经济学起源可追溯到17世纪中叶英国古典经济学家威廉·配第（William Petty）对卫生领域经济问题的研究。到了19世纪30年代，卫生经济思想的进一步发展，英国的爱德文·查特维克提出了“疾病造成经济损失”。当代卫生经济学家多认为卫生经济学的形成和确定是在20世纪50年代。随着第二次世界大战结束，各国经济快速发展，卫生费用也开始急剧增加。人们对卫生资源的需求快速增加与卫生资源的有限迫使人们不得不对卫生领域的经济问题进行研究，从而促使了卫生经济学的产生与快速发展。卫生经济学在中国的发展始于20世纪80年代初，以1983年中国卫生经济研究会成立为标志。到了20世纪90年代，随着社会主义市场经济体制的确立，卫生经济学得到进一步的发展。与此同时，基于卫生经济学、医学、管理学等多学科的理论与方法催生出的卫生技术评估自20世纪80年代中期以来迅速发展。其遵循循证理念并被用于卫生政策与决策的制定，主要通过评估卫生技术的有效性、安全性、经济性以及社会适应性等方面为有关决策人员提供循证证据，从而达到合理有效配置卫生资源的目的。卫生技术评估可用于包括医疗保健的药物、仪器设备、医疗程序与方案、手术操作、相关的组织管理系统与后勤支持系统（泛指一切用于疾病预防、筛查、诊断、治疗和康复及促进健康、提高生活质量和生存期的技术手段）的评价等。

卫生经济学与卫生技术评估作为实现卫生资源有效配置（例如优化临床治疗路径、提升质控标准、引导研发投入、制定目录清单等）的方式，两者研究的内容既有差异，又有共同之处。卫生经济学中的卫生经济学评价与卫生技术评估的经济性评价二者相通，因此卫生经济学的原理与方法常被用于卫生技术评估的经济性评价，如当前较为热门的药物经济学评价。

二、评价内容与维度

卫生技术评估常包括有效性、安全性、经济性以及社会适应性等方面。其中经济性评价并非独立，而是在有效、安全的基础上进一步分析为某卫生技术投入资源是否值得，以及未来为此可能产生的影响。经济性评估主要包含投入与产出两大要素内容。

投入即成本，是用于投入产品生产或提供服务的资源，常以货币的形式予以计量。在卫生领域，常为使用某卫生措施所消耗的人、财、物、时间以及由此造成的人生理或心理上的痛苦或不适等。为便于计算与研究，研究者常根据需求从不同角度对成本进行分类。如在药物经济性评价中，成本可分为直接成本、间接成本和隐形成本。其中直接成本可根据与医疗卫生服务活动的相关性细分为直接医疗成本和直接非医疗成本。直接医疗成本是指某种治疗方案所消耗的医疗资源所构成的成本，如挂号费、药费、手术费、检查费等。直接非医疗成本是指患者因寻求医疗服务而直接消耗的医疗资源以外的资源所构成的成本，如交通费、食宿费、营养费等。间接成本是指由于疾病、伤残或死亡造成的生产力损失，包括患者及其家属因此所蒙受的工资损失。隐形成本常指因疾病或医疗服务措施所导致的疼痛、忧虑、紧张等生理与心理上的不适。

产出即收益，是指生产过程中所创造的各种有用的物品或劳务，同样可用货币进行估算衡量。在卫生领域，多为使用某卫生措施所带来的临床、经济、人文等方面的获益。其中临床获益多指临床效果指标的改善，如拯救的生命数、治愈的患者数、生化指标的改善等。经济收益则指由此带来的直接经济获益，如医疗费用的减少等。人文收益多指由此给患者生理与心理的满足感，如患者健康效用的提升等。

卫生技术评估的经济性评价是基于上述的投入与产出对卫生资源投入的效果与效益进行评价。值得注意的是，由于卫生领域本身的特殊性，卫生技术评估的经济性评价过程对卫生技术的有效性以及安全性同样重视，这主要体现在临床产出对疗效以及安全性的衡量。

三、评价设计与方法

卫生技术评估的经济性评价中包含了多种主体（如药品、器械、手术等多种卫生技术手段），而评价要求在各主体间可能存在些微差异，开展具体评价时应视具体情况而定。此处以药品评估为主体进行介绍。

（一）评价设计

在卫生技术评估的经济性评价中，研究者应根据研究目的、研究数据的可获得性以及研究结果的应用范围等因素对研究设计进行综合考虑。研究设计根据不同标准有多种类型，如在药物经济学评价中，研究可按照是否采用模型分为基于模型的研究和基于个体水平数据的研究。在基于个体水平数据的研究中，可根据数据收集的方式和时间分为前瞻性研究和回顾性研究。

基于模型的研究通过决策分析模型来产生不同方案的投入与产出，目前被广泛运用。其所运用到的模型主要包括决策树模型、马尔科夫模型、离散事件模拟模型、分区生存模型以及动态传染模型等。模型作为决策分析的重要工具，通过对客观对象的数量、逻辑、空间关系进行模拟或抽象进而反映或概括研究问题的基本特征并精确定量化决策过程。模型研究的主要优点在于研究费用相对较少，研究时间较短，能在一定程度上避免道德风险，但其也存在可靠性较差，透明度较低等问题。

在前瞻性研究中，根据有无干扰因素可细分为试验性研究与观察性研究。其中试验性研究主要包含随机对照临床试验的平行研究与实效性临床试验研究，前者由于随机对照双盲的设计，具有较高的可信度与内部效度，但外部效度较低；后者则是在现实环境开展的研究，因此具有较高的外部效度，但因为未进行盲法设置，因此内部效度较低。观察性研究作为非随机临床研究，能充分反映实际情况，同样具有较好的外部效度，但也因此导致内部效度较低。

在回顾性研究中，研究者通过对已有的资料进行整理分析得出结果。由于暴露因素在研究开始时已经发生，同时所需数据来源于已有的现实数据，因此具备较好的外部效度。但需要注意的是，回顾性研究缺乏规范的前期设计，这导致相关数据的完整性和正确性可能受到挑战，同时存在一些无法克服的偏倚与混杂因素，从而导致研究结果的可靠性降低。

在实际研究中，各种各样的因素可能导致单一的研究设计难以有效开展，因此上述提及的研究设计常被综合使用，如不同部分的研究数据来自不同的方法，以个体数据结合模型的方式进行评价设计等。混合研究的优势在于能解决单一研究设计所不能解决的问题，具有省时省力的特点，对于当前证据较为缺乏且混乱的中医药领域而言是具有实际可操作的意义，但也因此给结果带来了不可避免的偏倚。

（二）评价方法

卫生技术评估的经济性评价常用的评价方法主要包括成本－效果分析、成本－效用分析、成本－效益分析以及最小成本分析四种。四种方法的主要差异在于对收益进行计量的方式和角度不同。研究者可根据研究对象的特点，数据可获得性以及研究目的等来综合考虑评价方法。

成本－效果分析通过货币计量卫生技术的投入，临床效果指标展示卫生技术的产出，进而判断不同卫生技术的经济性。该方法常用于具有相同目的，相同临床效果指标且难以或不宜以货币形式计量产出的卫生技术的评价。此处的临床效果指标狭义上包括以生化指标为代表的中间结果指标以及以死亡率为代表的最终结果指标，广义上还包括以质量调整生命年为代表的健康效用指标。在实际使用中，以质量调整生命年指标展示产出的方式也被称为成本－效用分析。需要注意的是，效果指标选择的质量直接决定了评价质量的高低。在选取指标时需要尽可能地考虑到指标的有效性、数量化、客观性、灵敏性以及特异性。在成本－效果分析中，最终得到的结果主要包括成本效果比以及增量成本效果比。其中成本效果比反映的是每单位效果所需要的成本，增量成本效果比则是反映一个方案相较于另一个方案每增加一单位效果所需要的额外成本。对于成本相同的方案，效果好为优；效果相同的方案，成本小为优；成本效果均高或成本效果均低的方案，通过对比增量成本效果比与支付意愿阈值筛选方案，当增量成本效果比小于支付意愿阈值时，高成本方案优，反之低成本方案优。

成本－效用分析通过货币计量卫生技术的投入，效用指标展示卫生技术的产出，进而判断不同卫生技术的经济性。效用指标多是以患者偏好为基础，由患者自评产生的健康效果的主观指标。其中常用的效用指标主要有质量调整生命年、健康当量年、挽救的年轻生命当量年以及伤残调整生命年等。鉴于效用指标是对健康进行综合评价的指标，成本－效用分析主要运用于如下情形，包括效用指标是卫生技术其中一项或唯一重要的指标时；卫生技术影响的指标较多，需要一个综合指标来反映效果时；需要比较不同目的的卫生技术评价时。在成本－效用分析中，最终得到的结果主要包括成本效用比以及增量成本效用比。其中成本效用比反映的是每单位效用所需要的成本，增量成本效用比则是反映一个方案相较于另一个方案每增加一单位效用所需要的额外成本。在进行决策判断时，成本－效用分析与成本－效果分析相似，同样存在同成本，同效用以及增量成本效用比与支付意愿阈值的比较。

成本－效益分析通过货币计量卫生技术的投入与产出，进而比较不同卫生技术的经济性。此处的效益多指有利或有益结果，可类似于成本的分类将效益分为直接效益、间接效益和隐形效益。由于成本－效益分析对产出进行了货币化，因此该方法可用于不同目的的卫生技术间的经济性分析，但这也导致该方式的实际操作过程难以实现。在实际运用过程中值得注意的是，不同的目的和角度均会导致纳入研究的投入和产出不同，同时该方法受贴现率的影响较大。在成本－效益分析中，最终得到的结果主要包括净现值以及效益－成本比。其中净现值是在消除货币时间因素后方案实施期间的效益现值总和与成本现值总和的差值。成本效益比则是在消除货币时间因素后，方案在实施期间的效益现值总和与成本现值总和的比值。在进行决策判断时，对于单一方案，净现值大于 0 或成本－效益比大于 1 均可行，对于多个方案，则是净现值或成本－效益比大于 1 的方案为优。

最小成本分析则是当不同卫生技术的产出一致时，对货币化后的投入进行比较来判断卫生技术的经济性。该分析方法是成本－效果分析与成本－效用分析的特例，但在实际中，证明两种方案的产出一致是较为困难的事，因此该方法的使用也受一定的限制。

四、评价流程

卫生技术评估的经济性评价的流程主要包含研究问题确定、研究设计、数据获取与分析、研究结果报告等部分。

（一）研究问题确定

在进行卫生技术评估的经济性评价时，首先需要对一些研究问题进行确定，包括研究背景与目的、研究角度、目标人群、干预方案与对照方案。

研究背景与目的确认主要是回答将要开展的研究是什么以及为什么开展该研究等问题。涉及内容包括当前的流行病学概况、经济负担以及干预方案现状等，并通过上述信息明确该研究的重要性与必要性。

研究角度则是基于研究目的明确该研究基于谁的视角来看待现有问题以及研究内容与结果。不同研究角度所需要考虑的投入与产出内容有所差异，这也导致评价本身有所差异。目前主要的研究角度包括全社会角度、卫生体系角度、医疗保障支付方角度、医疗机构角度以及患者角度等。

目标人群是指卫生技术所适用并干预的对象，在研究中，研究者需通过纳入排除标准对研究的目标人群进行筛选控制，以保障研究结果能有效反映研究问题。目标人群的筛选常从年龄、性别、疾病、健康状况以及社会经济特征等多个方面综合考虑。

干预方案与对照方案的确定受研究背景与目的的影响，其中对照方案的选择应尽可能充分考虑所有可能的方案，然后选择与干预方案最接近且最适合研究目的的方案。

（二）研究设计

在研究问题等内容确定后，需要据此对研究进行设计，包括评价类型、研究时限、研究样本、研究设定、评价方法与指标等内容的确定。

评价类型的确定需综合考虑研究目的、研究所能获取的数据与资源以及研究结果的应用等内容。评价类型可分为基于模型的研究和基于个体水平数据的研究等（见本章评价设计与方法部分）。

研究时限是指研究者在对卫生技术进行评估时，需要对卫生技术的投入与产出进行观察统计的统一时长。研究时限的确定需充分考虑卫生技术类型、研究涉及疾病、研究目的、目标人群以及预期产出等。在研究中，研究者需要清晰地说明研究时限，并给出其合理性，以保障合理有效地统计卫生技术的投入与产出。理想的卫生技术评价是能完整地观察统计卫生技术在目标人群中的所有投入与产出。然而对于部分需长时间观察统计卫生技术投入与产出的研究，持续观察显然不具有操作性。这时可选择合适的观察时限以保障卫生技术所有重要的投入与产出被观察统计，再采用模型法外推至长期的投入与产出。

研究样本即研究所观察的目标人群数量，由研究者根据研究问题、研究目的、研究资源以及研究的评价类型来确定，需要大于等于能有效稳定反映实际状况的最小样本量。

研究设定是指卫生技术评价中为了保障研究结果稳定可靠所进行的假定。在实际的卫生技术评价中，存在一些不确定的或难以估计的因素，这些因素对研究结果可能会造成较大的影响，进而影响研究结果的稳定性与可靠性。为了避免这一问题，研究者通常会对这些因素进行一些假定以保障结果的稳定与可靠。这些设定可发生在评价的多个环节，如干预方案与对照方案的确定、模型相关设定、投入与产出的计算分析、贴现率的确定等。

评价方法与指标的确定需综合考虑卫生技术类型、研究目的以及研究资源等。评价方法的选用可参考评价设计与方法部分。指标的确定主要包括投入与产出两部分的指标，其中投入主要为成本指标，产出主要为效果等指标。成本包括直接成本、间接成本和隐形成本，成本的确认应与研究目的与角度匹配。效果指标包含部分临床指标、健康效用指标以及经货币化后的效益指标等，效果指标的确认应与研究目的以及评价方法所匹配。

（三）数据获取与分析

在确定研究设计后，研究者需依据相关设计来收集相关数据并使用合适的方法对数据进行分析。

数据按照来源可分为一手数据和二手数据，一手数据主要通过观察性研究、临床队列研究、问卷访谈等形式获取，二手数据则是通过他人研究或报告等形式获取。在研究中，数据收集的方式与评价方法以及指标的选择息息相关。其中直接成本根据实际消耗资源以及相关资源单价计算获得，间接成本可通过人力资本法等方式换算获得，隐形成本的测量目前较难实现，但其可被转换为效用体现。效果指标的获取则主要通过临床研究、实地问卷调研、文献研究等方式获取。

数据分析方式与研究问题、研究目标、评价方法、获取的数据类型相关。研究者在使用既定的评价方法和获取的数据进行分析后，还需对研究结果进行敏感性分析，以验证结果的稳定性。研究中所有设定以及相关参数都会受现实因素影响而产生波动，敏感性分析则是找到对结果具有重要影响的因素并分析该影响是否会导致结果发生重大改变。

（四）研究结果报告

基于既定研究目的与角度，对研究问题、研究设计、投入与产出的分析结果进行报告，最后基于研究结果对评价方案的可行性和经济性进行讨论分析并提出建议。

第二节　某药品（S）经济学评价案例介绍

本节将以卫生技术评估中的药物经济学评价为例展示卫生技术经济

性评估的内容与要点。案例为药品 S 用于晚期非小细胞肺癌（non-small cell lung cancer，NSCLC）二线治疗的经济性评价研究。

一、研究问题

（一）研究背景与目的

2015 年我国癌症发病率高达 285.83/10 万，其中肺癌约为 78.7 万例，死亡率为 170.05/10 万，其中肺癌约为 63.1 万例，位居首位。肺癌作为一种原发于支气管黏膜和肺泡的疾病，可分为非小细胞肺癌（NSCLC）和小细胞肺癌（small cell lung cancer，SCLC）。其中，NSCLC 是最常见的肺癌类型，占所有肺癌的 80%~85%，属于异质性恶性肿瘤。临床上约 80% 的 NSCLC 患者在确诊时已是中晚期，患者无法进行手术切除治疗，只能采取全身性药物治疗，主要包括化疗、靶向治疗以及免疫治疗。晚期 NSCLC 患者 5 年生存率不足 5%，疾病对患者就业、社会交往、家庭成员社会生活等不同方面造成了极大的负担。有研究表明 2015 年我国肺癌医疗总费用达 243.1 亿元，约为卫生总费用的 0.6%，其中药品费用为最大支付项目。晚期 NSCLC 的治疗可分为一线、二线以及三线治疗等，每一线治疗又有多种药品可供选择，如二线药品 D、S 等。为减轻患者与社会的负担，临床治疗在保障疗效的情况下，可根据实际情况以及药物经济学评价结果选择更具有经济性的药品。

基于上述背景，本研究旨在评估药品 S 用于治疗既往接受一线治疗失败进入二线治疗的晚期 NSCLC 患者的经济性。

（二）研究角度

本研究的视角为医保视角，仅计算医保支付范围内成本项目，但不考虑报销比例。

（三）目标人群

本次药物经济学评价的目标人群为既往接受一线治疗失败进入二线治疗的晚期 NSCLC 患者。

（四）干预方案与对照方案

根据研究目的，本研究所确定的干预方案为使用药品 S 的治疗方案。对照组方案的选择主要考虑临床是否使用、药品适应证以及作用机制是否相似、指南是否推荐等多个方面的因素。最终选择使用药品 D 的治疗方案为对照方案。

干预方案（药品 S）：口服，每日 1 次，从 75mg 起始剂量开始服用，连续服用 21 日；若无严重副作用或不耐受，21 日后剂量调整为 100mg，每日 1 次，直至疾病进展或出现不可耐受的毒性。

对照方案（药品 D）：口服，每日 80mg，直至疾病进展或出现无法耐受的毒性。

二、研究设计

（一）评价类型

由于研究资源限制，本研究无法开展基于个体数据的研究。研究将基于药品 D 与 S 的临床数据以及文献研究报告数据开展基于模型的研究。研究将通过 Microsoft Excel 2019 构建分区生存模型进行队列模拟。模型结构包括三种状态：无进展生存（progression-free survival，PFS）、进展生存（progressive disease，PD）和死亡（death），模型结构如图 17-1 所示。

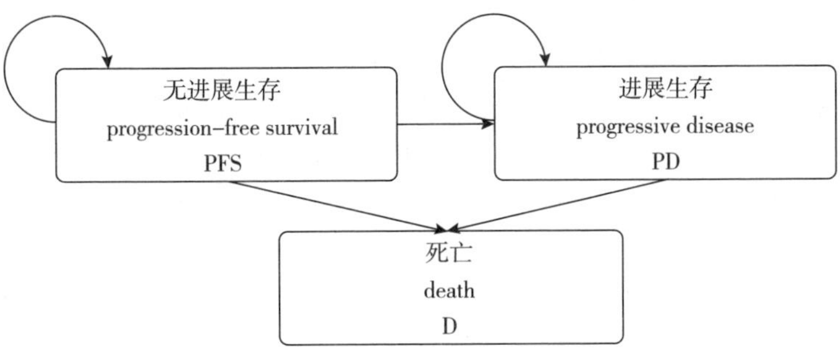

图 17-1　分区生存模型结构

（二）研究时限

鉴于干预与对照方案在实际临床用药过程中不停药，本研究将模型的循环周期长度设定为 30 天，研究模型起点为患者接受治疗方案时点，当生存率阈值小于 5% 时，模型停止模拟。

（三）研究样本

由于本研究并非基于个体数据的研究，研究的样本为参考的临床资料、文献研究或模型假设的样本，因此无须计算样本大小。

（四）研究设定

模型假设所有患者入组时均处于 PFS 状态；处于 PFS 状态的患者可以停留在本状态、转移至 PD 或死亡状态；处于 PD 状态的患者只能停留在本状态或转移至死亡状态；死亡是吸收状态；在每个循环周期当中，患者只能处于一种状态。

在成本效用方面，考虑到直接非医疗费用和间接费用因患者的个体差异较大，难以准确计算，本研究只计算直接医疗费用，即患者实际承担的直接医疗成本。结合临床实际，本研究的直接医疗成本分为 PFS 期成本和 PD 期成本，其中 PFS 期成本包括药品成本和不良反应处置成本。研究中的效果数据通过拟合文献报告数据获取，并通过文献获取各健康状态效用值。此外，研究参考《中国药物经济学评价指南（2020 版）》，采用 5% 的年贴现率对成本与效用进行贴现，同时采用 2022 年我国 1 倍人均 GDP（85698 元）作为成本 – 效用阈值。

对于可能浮动的参数，本研究假设成本参数服从 Gamma 分布，百分比、概率和健康效用值参数服从 Beta 分布。对于浮动参数，研究优先采用原始数据的实际数据或离散趋势信息推算其分布函数 95% 置信区间上下限值作为最小值和最大值进行单因素敏感性分析，并根据该分布函数进行概率敏感性分析。若实际分布信息无法获取，研究假设最小值和最大值分别为均值的 0.9 倍和 1.1 倍（上下浮动 10%）。

（五）评价方法与指标

本研究采用成本 – 效用分析方法（CUA），将 QALY 作为产出单位衡量各方案的效果，计算干预方案同对照方案之间分别作比的增量成本 – 效用比（ICUR），并将其与支付意愿（WTP）进行比较，以评价干预方案相较于对照方案在 NSCLC 二线治疗中的经济性。在基础分析后，研究将通过单因素敏感性分析和 1000 次蒙特卡洛模拟的概率敏感性分析对研究结果的稳定性进行验证。

三、数据获取与分析

（一）基础分析

结合临床实际，本研究的直接医疗成本分为 PFS 期成本和 PD 期成本，其中 PFS 期成本包括药品成本和不良反应成本。

1. PFS 期成本

（1）药品成本：研究通过米内网获取相关药品价格。

药品 S 价格为 85.75 元 /25mg，根据其用药特点以及该药临床研究中“75mg”和“75mg+100mg”实际用药患者比例，加权计算干预方案第一周期和后续周期的药品成本。

药品 D 为国家医保药品目录内药品，成本优先考虑医保谈判价格。鉴于其医保谈判价格保密，研究使用米内网药品 D 的平均中标价 186 元 /80mg 计算成本。

（2）不良事件处理成本：发生率低的不良事件处理成本较低，对研究结果影响较小，且三级以下不良反应的患者一般可以自愈，无须接受治疗，故研究不良反应事件管理成本仅考虑各干预方案发生率大于等于 1% 的三级及以上不良反应，并结合各干预方案的生存数据计算其总发生率，参考文献中的单次处理费用计算单次不良反应处理成本，具体数值如表 17–1 所示。

表 17–1　不良反应发生率及处理成本

干预措施	不良反应	发生率	单次处理成本（元）
药品 S	血小板减少症	14.5%	888.00
	有症状肺栓塞	2.8%	2.87
	无症状肺栓塞	2.4%	2.87
	白细胞计数降低	2.8%	628.60
	丙氨酸氨基转移酶升高	1.0%	295.84

续表

干预措施	不良反应	发生率	单次处理成本（元）
药品 S	天冬氨酸氨基转移酶升高	1.0%	161.47
	电解质失调	2.1%	10.35
	纳差	1.0%	—
	脂肪代谢疾病	1.0%	512.39
	其他静脉栓塞和血栓事件	1.0%	12.74
	头痛	1.0%	38.57
	皮疹	1.4%	72.00
药品 D	腹泻	1.0%	200.00
	感染性肺炎	2.2%	2500.00
	静脉血栓栓塞	2.4%	957.60
	血小板计数下降	1.2%	4243.50
	白细胞减少	1.2%	
	中性粒细胞减少	3.4%	

2. PD 期成本 根据系统的文献综述，NSCLC 二线治疗失败后，分别有 24% 和 76% 的患者将接受挽救性化疗和支持性治疗。故研究参考 Wu B. 等人的文献中挽救性化疗和支持性治疗的费用，加权计算 PD 期成本。

3. 生存数据 本研究基于药品 S 的临床数据和药品 D 研究文献报告的 PFS、OS 曲线进行生存分析，使用参数法拟合以获得两种干预方案 PFS 期、PD 期的生存函数。具体步骤如下：

（1）数据整理：清洗药品 S 原始数据并提取患者身份标识、无进展生存期、总生存期、进展标识等关键信息；通过 Get Data Graph Digitizer2.24 软件获取药品 D 临床研究中公开报道的 PFS 和 OS 曲线的原始信息。

（2）数据处理：通过 Stata 15.0 软件使用 Exponential、Weibull、Gompertz、Loglogistic、Lognormal 分布函数重构各干预方案新的 PFS 和 OS 曲线，并获取各分布函数的特征参数值。

（3）根据赤池信息准则（akaike information criterion，AIC）、贝叶斯信息准则（bayesian information criterion，BIC），选择最合适的分布函数，同时比较新拟合曲线与原始曲线的相似度。

在获取两种干预方案 PFS 期、PD 期的生存函数后，研究以质量调整生命年（QALY）作为产出指标衡量药品 S 与药品 D 晚期 NSCLC 二线治疗方案的效果，这一方法可综合多项临床指标，能够更好地综合反映疾病治疗在临床、患者心理、患者生活状态等多个方面的结果，因此在卫生政策的制定中应用广泛。

由于临床试验并未收集效用数据，因此本研究各健康状态的效用值来自效用值相关研究文献。Nafees 等学者针对中国 NSCLC 人群，使用时间权衡法测得 PFS 状态效用值为 0.804、PD 状态效用值为 0.321，且多篇药物经济学研究基于该组效用值开展研究，因此研究选用该组效用值进行基础分析。由于临床试验所提及的不良反应暂未有相关研究对其进行效用分析，因此本研究假设所提及的不良反应对效用值不产生影响。

（二）变异性及不确定性

本研究对治疗方案的成本、效用值等不确定性因素进行单因素敏感性分析和 1000 次蒙特卡洛模拟的概率敏感性分析，并使用成本 – 效果可接受曲线展示概率敏感性分析的结果。根据研究设定及相关数据可获得敏感性分析参数的均值、标准误、上下限和分布如表 17–2 所示。

表 17–2　敏感性分析参数表

参数	模型输入值	分布	基线值	最小值	最大值
药品 S 药品价格（元 /mg）	2.027	fixed	2.027	2.027	2.027
药品 S 不良反应成本（元）	136.820	gamma	136.820	123.137	150.500
药品 S PFS 期效用	0.804	beta	0.804	0.757	0.847
药品 S PD 期效用	0.321	beta	0.321	0.277	0.367
药品 D 药品价格（元 /mg）	2.330	fixed	2.330	2.330	2.330
药品 D 不良反应成本（元）	226.990	gamma	226.990	204.291	249.689
药品 D PFS 期效用	0.804	beta	0.804	0.757	0.847

续表

参数	模型输入值	分布	基线值	最小值	最大值
药品 D PD 期效用	0.321	beta	0.321	0.277	0.367
PD 期成本（元）	4579.100	gamma	4579.100	4121.208	5037.032
成本贴现率（%）	5	beta	5	5	6
效用贴现率（%）	5	beta	5	3	8
不良反应医保体系承担比例(%)	100	fixed	100	100	100
药品门诊报销比例（%）	100	fixed	100	100	100

四、研究结果与讨论

（一）研究结果

1. 成本分析 各周期药品 S 和药品 D 的治疗成本如表 17-3 所示。

表 17-3 各周期干预方案成本

项目	每周期成本（元）	每单位成本（元）	每周期用单位数	每次使用单位数	每周期使用次数	使用概率
药品 S						
PFS 期成本						
药品 S 使用成本						
第一周期	4894.16	2.027	1575.00	75	21	100%
		2.027	675.00	75	9	27%
		2.027	900.00	100	9	73%
后续周期	5672.11	2.027	2250.00	75	30	27%
		2.027	3000.00	100	30	73%
药品 S 不良反应处理成本	136.82	136.82	1.00	1	1	100%
PD 期成本	4579.12	4579.12	1.00	1	1	100%

续表

项目	每周期成本（元）	每单位成本（元）	每周期用单位数	每次使用单位数	每周期使用次数	使用概率
药品 D						
PFS 期成本	5831.44					
药品 D 使用成本	5592.00	2.33	2400.00	80	30	100%
药品 D 不良反应处理成本	239.44	226.99	1.00	1	1	100%
PD 期成本	4579.12	4579.12	1.00	1	1	100%

2. 效果分析 使用 Exponential、Weibull、Gompertz、Loglogistic 和 Lognormal 分布分别对药品 S 和药品 D 的生存数据重新进行拟合，各分布拟合结果见表 17–4 所示。

表 17–4　各分布拟合结果

生存数据	Exponential	Weibull	Gompertz	Loglogistic	Lognormal
药品 S-PFS					
cons	–3.33	–4.58	–3.88	2.83	2.88
coef.		1.50	0.08	0.58	1.09
AIC	500.29	483.12	488.63	483.18	485.77
BIC	503.96	490.46	495.97	490.52	493.11
mean_s	27.89	19.18		32.32	32.32
median_s	19.33	16.63	16.67	17.01	17.85
药品 S-OS					
cons	–4.17	–6.33	–5.22	3.44	3.66
coef.		1.78	0.11	0.53	1.13
AIC	394.73	375.97	374.99	377.15	384.61
BIC	398.40	383.31	382.33	384.48	391.95
mean_s	64.65	31.30		52.05	73.58
median_s	44.81	28.63	24.73	31.33	38.70

续表

生存数据	Exponential	Weibull	Gompertz	Loglogistic	Lognormal
药品 D-PFS					
cons	–2.72	–3.32	–3.06	2.36	2.29
coef.		1.19	0.02	0.62	1.03
AIC	445.89	441.00	437.78	463.38	453.46
BIC	448.93	447.09	443.87	469.46	459.55
mean_s	15.23	15.20		21.84	16.91
median_s	10.56	11.87	12.60	10.57	9.92
药品 D-OS					
cons	–3.51	–3.85	–3.74	3.12	3.07
coef.		1.10	0.01	0.74	1.31
AIC	451.61	452.36	450.92	459.69	461.35
BIC	454.65	458.44	457.01	465.78	467.43
mean_s	33.36	31.98		72.41	50.56
median_s	23.12	23.74	24.68	22.73	21.55

其中，Weibull 分布的拟合结果如图 17–2 和图 17–3 所示。

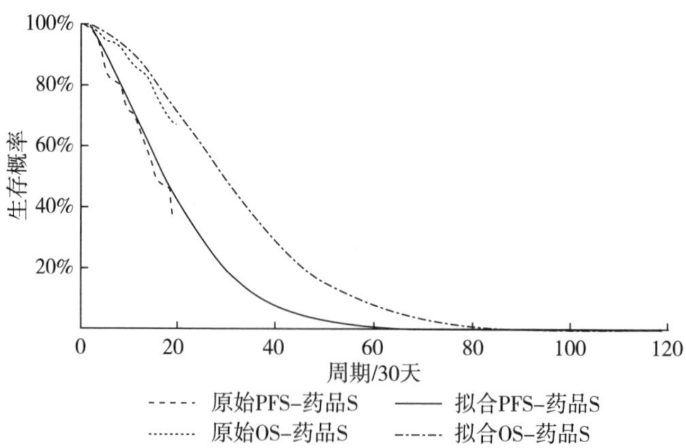

图 17–2　药品 S Weibull 分布拟合结果

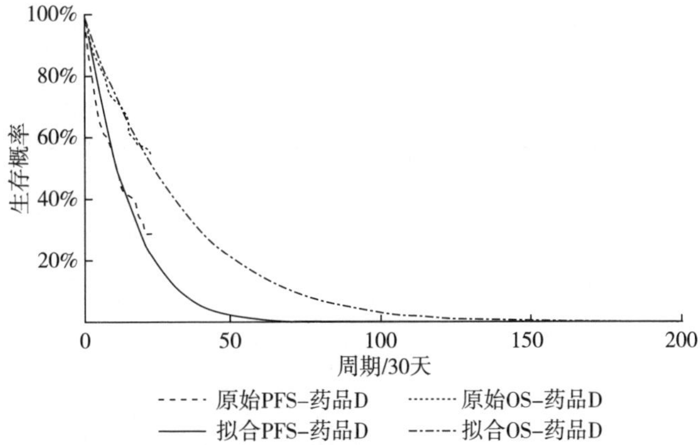

图 17-3　药品 D Weibull 分布拟合结果

3. 增量分析　成本 - 效用分析结果如表 17-5 所示。

表 17-5　成本 - 效用分析结果

干预措施	药品 S	药品 D
	QALY	
PFS	1.25	1.01
PD	0.28	0.36
总计	1.53	1.36
	成本	
PFS 期第一周期成本	5030.98	5831.44
PFS 期后续周期成本	5808.92	5831.44
PD 期成本	4579.12	4579.12
基因检测成本	2999.80	2999.80
总计	160759.19	153970.32
	成本 - 效用	
Δ qaly	0.17	
Δ cost	6788.86	
ICUR	40343.17	

4. 敏感性分析

（1）单因素敏感性分析：药品 S 治疗方案对比药品 D 治疗方案的单因素敏感性分析结果见图 17–4。本研究仅绘制了对研究结果影响较大的前十参数，其中对研究结果影响最大的参数是药品 S 的 PFS 期效用值。

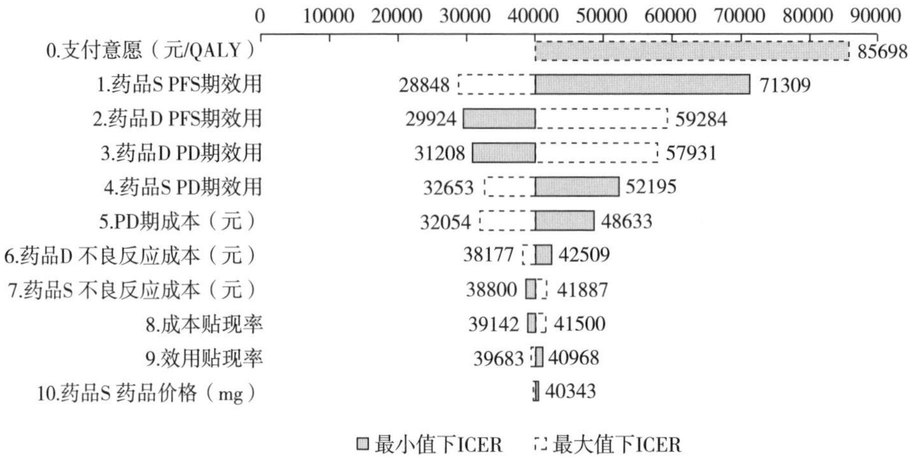

图 17–4　药品 S 对药品 D 敏感性分析飓风图

（2）概率敏感性分析：本研究进行 1000 次蒙特卡洛模拟，最终得到药品 S 治疗方案相对于药品 D 治疗方案增量成本 – 增量效用的散点图（图 17–5），当 ICER 小于阈值 85698 元（即 WTP，也即 1 倍人均 GDP）时，药品 S 相对于药品 D 具有成本 – 效用的概率为 94.10%。

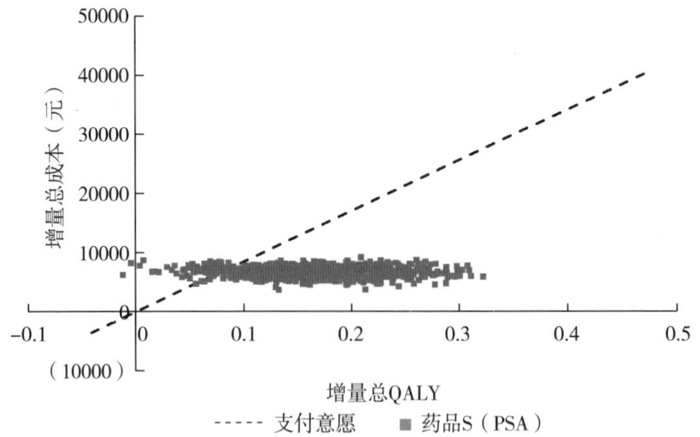

图 17–5　蒙特卡洛散点图

（3）增量成本－效用可接受度分析：本研究进一步计算在不同意愿支付值下药品 S 治疗方案相对于药品 D 治疗方案具有成本－效用的概率，绘制的成本－效用可接受曲线（cost-effectiveness acceptability curve，CEAC）如图 17–6 所示。当支付意愿大于 40278 元时，药品 S 治疗方案为优势治疗方案。

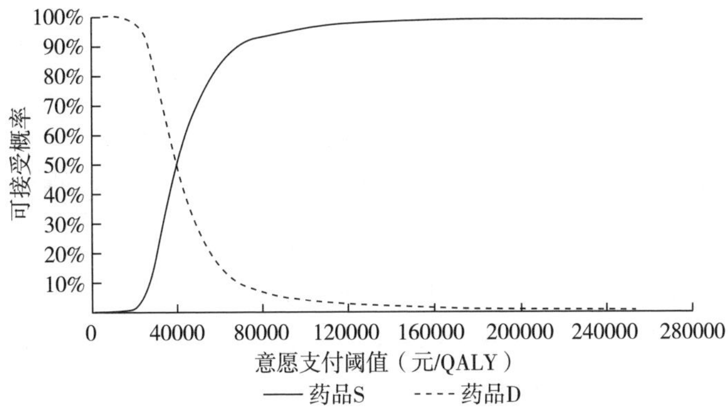

图 17–6　成本－效用可接受曲线

5. 结果小结

（1）主要模型和结果：本研究构建分区生存模型并使用成本－效用分析方法，评价药品 S 治疗方案相比于药品 D 治疗方案用于 NSCLC 二线治疗的经济性。从国家医保基金角度分析，药品 S 治疗方案相较于药品 D 治疗方案 ICER 值为 40343.17 元 /QALY，接受药品 S 治疗方案的患者获得了更高的 PFS 期生命质量和总生命质量。

（2）不确定性和关键的影响因素：单因素敏感性分析显示，药品 S 的 PFS 期效用是影响 ICER 的首要因素。概率敏感性分析结果显示，当支付意愿 85698 元时（即 1 倍 GDP），药品 S 治疗方案具有成本－效用的概率为 94.10%。增量成本－效用可接受度分析结果表明，当支付意愿高于 40278 元时，药品 S 具有成本－效用的概率高于药品 D。情境分析结果表明，当 PFS 期效用值为 0.768、PD 期效用值为 0.825 时，ICER 为 219329.66 元 /QALY；当不考虑 PD 期时，ICER 为 83959.76 元 /QALY。

（3）成本、收益及危害之间的权衡：药品 S 方案更能延长患者的无进展生存期，且治疗成本略低于药品 D，不良反应可控，因此药品 S 在提高患者生命质量、使患者健康获益方面具有优势。可见，药品 S 方案可作为临床二线治疗 NSCLC 的可行性选择。

（二）局限与讨论

研究采取了模型研究法，简化模型过程和量化过程中晚期 NSCLC 二线治疗手段发展现状和研究所需数据及资料的可获得性的限制，使得研究存在一定的局限性，具体如下。

第一，研究效果相关数据来源于不同临床研究，这可能导致研究结果与实际存在偏差。但鉴于受试患者的年龄、性别比等基线特征能大致反映 NSCLC 的流行病学特征，临床试验样本的纳入与排除标准大致一致，且两项临床试验研究均为多中心随机双盲临床试验，临床试验条件下获得的疗效数据能较好反映干预措施在更广泛的“真实世界”中的治疗效果。因此研究认为相关数据具有可比性和外推性，本研究结论在一定程度上能反映药品 S 相比于药品 D 在 NSCLC 二线治疗中的健康产出。

第二，研究仅考虑文献或临床试验报告发生率大于等于 1% 的三级及以上不良反应。研究使用的不良反应数据来源于相关临床文献或临床试验报告，可能未包含全部的不良反应，由于缺乏全可靠的数据来源，存在考虑不全面的可能。

第三，患者疾病进展后接受后续治疗的成本可能与实际治疗成本存在差异。NSCLC 进展后的后续治疗和各不良反应的应对治疗方案无统一标准，相关成本难以具体识别和测算，因此本研究参考文献设置相关治疗成本，可能与实际治疗情况存在差别。尽管不同地区成本结构和费用水平可能存在一定的差异，但研究成本数据主要来源于全国市场平均中标价，成本参数是基于当前全国平均水平同时符合临床费用水平实际情况计算得到。整体而言，研究认为结果能够在一定程度上作为可靠证据为相关决策提供参考。

第四，研究忽略国家政策影响导致药品价格的大幅变动，仅考虑当前治疗药物价格水平及常规变动范围。药品价格受政策影响较大，药品价格的变动可能会引起相关治疗方案的投入变动较大从而影响研究的评价结果，评价结果具有时限性。

考虑到本研究所使用的证据与理想证据的差距以及未来晚期 NSCLC

二线治疗方案的变化趋势，本研究认为本研究关注的干预方案为二线干预方案，未来可以在模型的 PD 状态中考虑三线、四线等线程的干预方案，将 PD 状态拆分为多个状态，而非直接进入姑息治疗，以使研究结果更能真实反映干预措施的疗效和经济性。

我国肺癌发病率高，晚期 NSCLC 存量患者人数多，患者用药需求大，且化疗药物和生物制剂的可用性不断提高、毒性得到有效控制和临床诊疗的逐渐规范，因此在晚期 NSCLC 二线治疗干预措施的选择上，如何选择具有成本 – 效用优势的治疗方案对临床合理用药具有重要意义。本研究对药品 S 相比于药品 D 用于 NSCLC 二线治疗进行药物经济学评价，评价结果表明，药品 S 治疗方案相比于药品 D 治疗方案二线治疗晚期 NSCLC，虽然平均每位患者医保支出更多，但平均每位患者获得的健康产出也会增加，在我国目前意愿支付水平下，药品 S 治疗方案对比药品 D 治疗方案的增量成本 – 效用比可接受，由此可见药品 S 治疗方案具有成本 – 效用优势。

研究证明药品 S 应用于晚期 NSCLC 二线的治疗具有经济性，在临床干预措施的选择上，研究结果可为医疗卫生服务人员合理选择优势方案进行临床用药提供参考证据，以便提高卫生资源的利用效率。

该案例结合临床与文献数据，基于模型进行评价设计，采用成本 – 效用分析方法，并严格遵循上述评价流程（明确研究问题，进行研究设计，获取数据并进行分析，报告研究结果），从成本与产出两方面综合评价了药品的经济性。

（席晓宇）

第十八章

中成药卫生技术评估案例

第一节　中成药开展卫生技术评估的概况

中成药行业属于中药行业的重要支柱产业之一，是中医药事业发展的重要领域。中成药是中医药卫生技术评估的重要评价内容。中成药卫生技术评估对中成药的安全性、有效性、经济性、社会适应性（社会、法律、伦理、政治）等进行系统全面的评价，其综合了中医学、循证医学、卫生经济学、卫生管理学等多学科知识和研究方法，围绕中成药在其生命周期中不同阶段的价值，为各层次的决策者提供合理选择中成药的科学信息和决策依据，从而合理配置中医药卫生资源，促进更加公平、高效和高质量的中医药卫生系统发展。

一、中成药开展卫生技术评估的意义

国家对中医药行业的发展从“中西医结合”到“中西医并重”的转变，说明中医药已经成为我国医疗卫生健康行业不可或缺的重要部分。中成药行业属于中药行业的重要支柱产业之一，是中医药事业发展中的重要组成，其功能较全、剂型多样，跟中药汤剂相比成分相对明确，被我国临床医生广泛应用，在防病治病、保障人民健康方面发挥了重要作用。最新数据显示，我国中成药产业正处于结构调整期。在产量方面，根据国家统计局数据，2024 年全年产量约为 195.3 万吨，而 2025 年 1—7 月累计产量为 102.6 万吨，同比呈现下降趋势。与此同时，市场规模保持稳定增长，2024 年市场规模达 5129.1 亿元，并预计在 2025 年突破 5300 亿元。截至 2024 年，全国通过 GMP 认证的中成药生产企业约为 2457 家。这一趋势表明，在集采等医药政策深化背景下，中成药产业正从高速增长转向高质量发展，更加注重内涵式增长。中国获批国产中药批文共 59474 个，包括制剂批文 59270 个、原料药批

文204个；共涉及中成药品种9629个，原料药品种79个。2025年版《中国药典》对中成药品种的调整，坚持以中医临床需求为导向，并加强了中药安全性质量控制水平。例如，新版药典建立了52种中药材和饮片的重金属及有害元素的统一限量要求，并将禁用农药检测种类由33种增加到47种。这些措施旨在提升中药安全性保障水平。2024年国家医保药品目录调整后，中成药占比保持稳定。本次调整新增了91种药品，其中包括11个中成药，显著提升了对肿瘤、慢性病、罕见病等领域的用药保障水平。这体现了医保政策对中成药临床价值的认可和支持。这都表明中成药制造业在产量与产值发展上处于相对平稳的状态，国家在研发、医保报销、定价等方面对中成药给予了相当优越的政策待遇。

然而，中成药种类繁多、每种药品规格不一，遴选机制和评价体系亟待进一步健全，大多存在科学基础薄弱、临床价值评估不清等问题，使得中成药进入基本药物目录、医保药品目录等重要的卫生资源调配工具缺乏充分证据，对中医药行业的发展形成不利影响。一方面应尽快建立科学规范的药物遴选评价机制，力争建立以满足不同目录决策需求的客观数据为依据的遴选原则，切实做到采用规范方法，从多个维度对拟纳入品种进行系统综合评价，尽量减少"人评"中的主观因素和对药物了解不全面导致的疏漏；另一方面，应尽快组织力量对纳入目录的我国上市药品进行科学的综合评价，剔除不适宜品种，优化基本药物品种、类别与结构比例。遴选过程中卫生技术评估（HTA）的引入对保证入选各种目录中成药的效益、提高成本－效用、引导临床合理使用，对中成药资源的科学、公平配置都将起到积极的推动作用。开展中成药HTA有助于实现中成药评价工作的科学化、规范化，最终为国家中成药供应保障和政策制定与调整实施提供决策依据。

二、中成药开展卫生技术评估的实施步骤

结合国内外HTA开展的步骤和方法，对中成药开展HTA的基本步骤进行简述，主要包括确定评估主题、确定评估方和利益相关方、确定

具体的评估问题、收集证据、评价证据、综合证据、形成结论或推荐意见、传播结论或推荐意见、监测评估结果的影响。

（一）确定评估主题

按照公正、公开、透明和多方参与的原则开展主题遴选，充分考虑主题的科学性、迫切性和可评估性。主题遴选的筛选标准包括：①是否为卫生决策、医保支付所急需；②疾病负担高、疾病严重程度高、临床需求程度高；③使用该药品的个人花费及卫生资源占用较高；④药品存在潜在的伦理、法律、社会问题；⑤社会及公众的关注度较高；⑥评估所需证据的可获得性和充分性高等。

（二）确定评估方和利益相关方

明确评估主题后，应结合评估目的、时间限制、经费预算等要求，选择合适的评估机构。国内外评估机构包括高校、政府部门、医疗机构、第三方企业、科研机构等。卫生决策者既可以自己开展全部的HTA活动，也可以全部委托给其他评估机构，或者是把证据的收集和综合工作委托给专业评估机构，而其他的步骤则由卫生决策者自己完成。

决策者除了考虑评估机构外，还要对评估过程中潜在的利益冲突问题有充分的估计。评估出发点的不同，导致不同利益相关方（制药公司、学术机构、政府部门等）对同一种中成药的评估可能会得出不同的结论。因此，为保证评估的公正客观，评估报告应该进行公布，包括资助者、执行者、评估机构的隶属关系、评估方法、资料来源等信息，以供判断该评估报告的可靠性。

（三）确定具体的评估问题

确定具体的评估问题是评估过程中一个重要的内容，将会影响所有的后续步骤。当一个团体或组织要开展一项技术评估活动时，应参考HTA研究框架和评价维度，分别提出具体的评估问题，一般是由多学科专家组完成，问题可包括：①所涉及的卫生决策问题；②所涉及的患者数量和特征；③所涉及的中成药特性；④干预的使用者；⑤所涉及的医疗卫生机构情况；⑥所涉及的社会伦理问题等。

（四）收集证据

收集充分、可信的证据是开展中成药HTA的难点和主要任务之一，对资料收集的范围、时间、费用、质量等，都应在事先进行详细计划。证据的收集可包括两部分，即现有证据资料和新的一手数据资料。

系统检索收集现有证据。中成药HTA主要证据类型包括HTA报告、临床指南、系统评价/Meta分析、随机对照研究（RCT）、观察性队列研究、药物经济学研究等。数据来源包括中英文文献数据库、HTA数据库、药品数据库、临床试验注册网站、医院信息系统（hospital information system，HIS）数据、药监部门和企业的官方网站等。根据评估问题设定检索词，并注意对灰色文献的检索。

收集新的一手数据资料。有些评估项目需要获取新的第一手资料。各种研究方法所获得的资料其可靠性不完全一样。一般来说，前瞻性研究比回顾性研究可靠；有对照的研究比无对照的研究可靠；随机化研究比非随机化研究可靠；大规模研究比小样本研究可靠；盲法研究比非盲法研究可靠；当前对照比历史对照可靠。

在研究设计上要充分考虑研究的内部有效性和外部有效性。此外，评估者在进行新的试验时必须考虑到成本和时间限制，应该权衡试验的边际投入和边际收益。

（五）评价证据

根据研究类型，对纳入证据的质量进行评价。对于HTA报告，采用国际卫生技术评估机构网络（INAHTA）制定的HTA报告条目评价其质量；对于临床治疗指南，采用AGREE Ⅱ（appraisal of guidelines for research and evaluation Ⅱ）进行质量评价；对于系统评价/Meta分析，采用AMSTAR 2进行质量评价；对于随机对照试验，采用Cochrane提供的ROB 2工具进行评价；对于药物经济学研究，采用CHEERS量表评价其质量。

（六）综合证据

对收集的定性和定量研究证据进行综合分析。常用的证据综合方法包括：系统评价再评价、系统评价 /Meta 分析、经济学分析、专家共识等。如果研究证据之间异质性及偏倚风险较小，则证据级别最高、基于 RCT 的系统评价是优先的选择。采用 Meta 分析定量合并的目的，是得到对于结局指标偏倚最小的估计值。如果结果存在显著的异质性，则需通过亚组分析、敏感性分析等手段进行充分的解释。当评估的对象是多个药品且缺乏直接比较证据时，可采用网络 Meta 分析方式，但要注意可能存在的不一致性。

（七）形成结论或推荐意见

根据分析结果，对评估药品的有效性、安全性、经济性等情况进行总结，形成评估结论或推荐意见。专家委员会可根据所收集的证据、专家咨询结果以及社会属性等情况提出专家推荐意见。评估者需要使用证据级别评价体系对每条结论的证据质量和级别进行评价，并据此给出带有推荐强度的建议或意见，如 GRADE 系统。在形成推荐意见时，还需考虑患者及其家庭和监护人的意愿与偏好，可采用调查或访谈法，收集患者代表的意见。由专家委员会对患者意见进行分析，在形成建议时予以考量。

（八）传播结论或推荐意见

在形成评估结论结果或推荐意见后，需要根据不同的传播目的，对结论进行传播。传播评估结论有诸多途径，如形成评估报告或公文递交卫生行政部门、发表学术期刊、出版论著、进行学术交流等。同时，还应向社会公众传播 HTA 结论。可根据公众特点，采用平实、易懂的语言编写，便于公众和非医学人士知晓被评估药品的信息。

（九）监测评估结果的影响

考察评估结果的影响主要看它能否影响政策法规的制定、能否对中成药的传播和使用产生实质性影响、能否改变医生的行为、能否改变患者的认知等。监测评估结果的影响是一项有意义的工作，研究者应跟踪 HTA 结果的应用情况，及时收集各方面反馈信息，并作出分析和处理，必要时对评估建议作出修订。此外，还需关注国内外对被评估中成药的最新研究进展、监管部门发布的相关安全性及价格信息，对 HTA 评估报告进行更新和补充。

第二节　中成药开展卫生技术评估的应用范围

一、中成药快速卫生技术评估

快速卫生技术评估（RHTA）是根据用户需求，针对某一具体问题，简化传统系统综述的流程，从而在短时间内获取当前最佳证据并快速整合证据，以满足决策者需求的方法。RHTA 也被国内研究者称为快速证据评价，特点是能在较短的时间里汇总分析证据，从而为各层次卫生决策者及时提供关于卫生技术合理应用和卫生资源合理配置的科学方案或决策。主要应用于某些需要卫生决策者做出快速决策的情境，如突发公共卫生事件，亟须引入某项卫生技术，或涉及国家、地区的重大卫生问题，如指南制定、医疗保险准入、医疗资源优化、医疗机构统筹管理等。

近年来，RHTA 不断用于评价各种卫生技术的安全性、有效性、经济性，不少研究者将其用于中成药评价。有研究者采用 RHTA 对四种口服中成药（便通胶囊 / 片、麻仁润肠丸、芪蓉润肠口服液、芪黄通秘软胶囊）治疗便秘的安全性、有效性、经济性进行评价，与西药开塞露、乳果糖口服液的临床研究特征进行对比分析。有研究团队分别针对疏肝和胃类（达立通颗粒、枳术宽中胶囊、荜铃胃痛颗粒、气滞胃痛颗粒 / 片 / 胶囊）和消导类（四磨汤口服液、六味安消胶囊、保和丸、健胃消食口服液）口服中成药治疗功能性消化不良开展 RHTA。另有研究者采用 RHTA 对四种健脾益气类中成药（人参健脾片、人参健脾丸、参苓白术颗粒、补中益气颗粒）治疗功能性胃肠病进行评价。还有研究者采用 RHTA 对四种中成药（四神丸、痛泻宁颗粒、补脾益肠丸、参苓白术颗粒）治疗腹泻型肠易激综合征进行评价。研究者系统检索中英文数据库，纳入系统评价 /Meta 分析、RCT、临床对照试验（CCT）、卫生经济学研究、HTA 报告等类型研究，对有效性、安全性、经济性开展快速评价，以期为临床用药选择提供循证依据，为中成药的 RHTA 提供方法借鉴，为快速证据的产生提供实例参考。

二、中成药临床综合评价

药品临床综合评价以人民健康为中心，以药品临床价值为导向，利用真实世界数据和药品供应保障各环节信息开展药品实际应用综合分析，探索建立并逐步完善基于政策协同、信息共享，满足多主体参与、多维度分析需求的国家药品临床综合评价机制，为完善国家药物政策、保障临床基本用药供应与合理使用提供循证证据和专业性 HTA 支撑。近年来，国家卫生健康委员会相继发布了《国家卫生健康委关于开展药品使用监测和临床综合评价工作的通知》和《国家卫生健康委办公厅关于规范开展药品临床综合评价工作的通知》，制定了《药品临床综合评价管理指南（2021 年版　试行）》（以下简称《管理指南》），并在抗肿瘤药品、心血管药品和儿童药品领域开展示范研究，制定了相应的技术指南（《儿童药品临床综合评价技术指南》《心血管病药品临床综合评价技术指南》《抗肿瘤药品临床综合评价技术指南》），意味着我国药品临床应用管理进入新阶段，规范化药品临床综合评价走上新台阶。

近两年，中成药临床综合评价日渐兴起，研究机构根据不同研究视角、应用范围、评分体系等对中成药临床综合价值进行评价。参考国内外药品评价框架，同时考虑中医药特殊的评价内容，中成药评价各具特色，见表 18–1。比如，中华中医药学会发布的《中成药临床综合评价指南（2022 年版　试行）》，江苏省中医药学会发布的《医疗机构中成药品种遴选与临床应用评价指标体系构建江苏专家共识》，中国中医科学院中医临床基础医学研究所发布的《多维度多准则中成药综合评价技术指导原则（第一版）》《中成药临床综合评价技术规范》和《中成药价值评估指标体系研究》，南京医科大学附属儿童医院发布的《基于德尔菲法构建中药注射剂上市后再评价指标体系》，以及河北省中医院等发布的《医疗机构中成药遴选专家共识（第一版）》。表 18–1 对其发布机构、评价原则、框架、评价内容、特点等进行总结。评价对象方面，6 个适用于所有中成药，1 个仅针对中药注射剂；应用范围方面，

表 18–1　中成药临床综合评价现状概括

序号	名称	发布机构	基本原则	基本框架	评价内容（维度和指标）	特点	有无实例
1	中成药临床综合评价指南（2022 年版　试行）	中华中医药学会	聚焦中成药临床使用实践中的重大技术问题和政策问题，围绕技术评价与政策评价两条主线	包括适用范围、相关术语与定义、评价流程、主题遴选、评价方案设计、评价内容、评价方法与资料来源、结果报告、评价结果评审、结果应用与实施效果评价、质量控制等内容	指标体系：6 个一级指标、13 个二级指标、28 个三级指标 一级指标：安全性、有效性、经济性、创新性、适宜性、可及性	将中成药特色评价融合到指标体系中，符合国家卫生健康委员会管理指南要求；指标体系基于 MCDA 模型，且有规范研制流程；评价要求有同类对照药的选择；开发指标评价软件	有示范品种的评价报告
2	多维度多准则中成药综合评价技术指导原则（第一版）	中国中医科学院中医临床基础医学研究所等	以人为本、重视患者获益；综合全面，彰显中医特色；分类分级，证据精准关联；过程公开透明，结果动态更新	包括适用范围、基本原则、主要内容（评价指标技术体系、数据来源和证据选择、结果报告规范）、补充说明等内容	指标体系：6 个一级指标、20 个二级指标、48 个三级指标 一级指标：安全、有效、经济、应用、科学、标准	设置应用、科学、标准 3 个维度，关注药物生产流程溯源标准、质量标准级别等；设计指标评价测量工具	完成 170 多个品种评价，未见实例发表
3	中成药临床综合评价技术规范	中国中医科学院中医临床基础医学研究所	明确临床定位：应重视既往人用经验、优势病种及未被满足的临床需求和适合介入的病情阶段	包括明确临床定位、资料获取、质量控制、确定评价内容与方式、综合评价等内容	指标体系：6+1 个维度，未见详细指标体系 维度：安全性、有效性、经济性、创新性、适宜性、可及性、中医药特色	设置中医药特色维度，从中医药理论、人用经验和临床试验 3 个方面评价	有实例发表

续表

序号	名称	发布机构	基本原则	基本框架	评价内容（维度和指标）	特点	有无实例
4	医疗机构中成药品种遴选与临床应用评价指标体系构建江苏专家共识	江苏省中医药学会、南京药学会中药专业委员会	建立行之有效、符合中医药特色的医疗机构中成药品种遴选与临床应用评价指标体系	包括编制依据、编制过程、技术方法、主要内容、结语等内容	指标体系：7个一级指标、24个二级指标、102个三级指标 一级指标：安全性、有效性、经济性、创新性、适宜性、可及性、临床应用	适用于医疗机构进行中成药品种遴选或临床应用评价；根据医疗机构实际情况设立了“一票否决”的指标项	暂无
5	医疗机构中成药遴选专家共识（第一版）	河北省中医院、北京中医药大学东直门医院等	规范开展医疗机构药品遴选，优化药品结构，满足临床诊疗需求，保障合理用药	包括编制依据、适用范围、共识形成过程、指标与细则、评价体系的应用、结语等内容	指标体系：7个一级指标、26个二级指标、94条评价细则 一级指标：安全性、有效性、经济性、创新性、适宜性、可及性、传承性	适用于各级医疗机构中成药遴选；提出评价工作应由中药临床药师与信息药师承担；二级指标下设置评价细则，每一条均存在对应分值，依据评分进行推荐	暂无

续表

序号	名称	发布机构	基本原则	基本框架	评价内容（维度和指标）	特点	有无实例
6	中成药价值评估指标体系研究	中国中医科学院中医临床基础医学研究所、东南大学等	以中成药的临床价值为核心，以临床证据为基础，注重突出中医药特色与优势	以研究的形式呈现，主要包括评估阶段、不同阶段评估内容、分级表等	指标体系：根据不同评估阶段，有4~5个维度不等 维度：临床定位合理性、处方相似度、组方合理性、风险效益评估、工艺质量可行性、临床有效性、临床安全性等	评价涵盖研发立项、临床前、上市前、上市后全生命周期；针对上述不同评价阶段，设定不同的指标；对各项指标进行分级	暂无
7	基于德尔菲法构建中药注射剂上市后再评价指标体系	南京医科大学附属儿童医院	规范开展中药注射剂上市后再评价工作	以研究的形式呈现，主要包括指标体系及其权重	指标体系：8个一级指标、35个二级指标 一级指标：上市后临床研究、医院信息系统临床评价、自发呈报系统数据研究、经济性评价、质量再评价等	适用于中药注射剂上市后再评价；采用德尔菲法制定指标体系，确定了指标权重；将文献计量、质量再评价等作为评价维度	暂无

2个仅适用于医疗机构中成药遴选；评分体系方面，有的研究者对其指标设定具体分值，有的采用5分制的评分方法，有的采用分级的方法；评价指标方面，不同研究者关注的维度各有不同，针对中医药评价内容方面，有的将中医药特色评价内容作为特定的维度，如专门设置传承性维度，有的则将其融合进行普适性的维度中。各个评价框架虽各有侧重，适用范围也有所不同，均对中成药临床综合评价工作的科学化、规范化具有重要意义，有助于促进中成药评价工作的规范、透明、科学。

三、临床实践指南中成药遴选

临床实践指南（clinical practice guideline，CPG）是基于系统评价证据、为特定临床问题提供最佳诊疗建议的规范性文件，是传递循证医学证据、指导临床决策的关键工具。在CPG制定过程中，中成药的遴选常面临挑战：一方面，需要在有限时间内系统评估其安全性、有效性、经济性等多维度证据；另一方面，中医药理论体系与现代评价标准间的差异，使得证据整合与推荐意见形成更为复杂。中成药HTA作为一种系统、透明的多维度评价方法，能够为CPG中的中成药遴选提供结构化支持。HTA通过系统检索、综合评估中成药在临床、经济、社会等方面的证据，形成全面、可比的分析结果，有助于CPG制定者在众多选项中科学识别具备综合优势的品种。其评价过程的公开性与方法学的规范性，也增强了推荐意见的可信度与可接受度，为应对可能来自医疗机构、企业或第三方机构的质疑提供了基础。

尽管目前尚未见直接基于HTA的中成药CPG遴选实践，但HTA在药物政策与医院药事管理中的应用已展现出其潜力。例如，泰国通过HTA进行国家药物目录遴选和价格谈判，显著提升了卫生资源配置效率；国内亦有研究将HTA应用于新型抗菌药、降糖药等品种的医院准入评估，为临床合理用药提供了循证依据。这些实践为中成药HTA嵌入CPG制定流程提供了方法学借鉴与可行性验证。

未来，将中成药HTA系统引入CPG开发环节，不仅可提升指南推荐意见的科学性与透明度，也有助于推动中成药循证评价与临床规范用药的良性互动，是实现中成药精准遴选、合理使用的重要发展方向。

第三节　中成药卫生技术评估案例介绍

本节以便通胶囊/片治疗便秘的临床综合评价为例，介绍中成药卫生技术评估的应用实例。

一、研究背景

便秘（constipation）主要表现为排便困难和（或）排便次数减少、粪便干硬。它既是一种常见的消化系统疾病，也可以作为其他疾病的主症或伴随症状。便秘在我国普通人群中患病率为3.6%~12.9%，随着年龄的增长，患病率逐渐增加，高危人群包括小儿、妊娠期妇女及老年人群，调查显示，我国老年人便秘患病率为18.1%，儿童的患病率为18.8%，均显著高于普通人群。《中国慢性便秘专家共识意见》指出，便秘严重影响患者的日常生活和生活质量，部分患者反复就医或滥用泻药，增加了医疗费用，造成了明显的经济与社会负担。便秘的治疗以缓解症状，恢复正常的肠道动力和排便功能为目的。中医药对便秘从病因、病机，到治疗原则、治疗方法以及预防与康复等方面都有较为系统全面的认识。便通胶囊/片以东汉医圣张仲景撰写的《金匮要略》枳术汤、清代医家沈金鳌的《沈氏尊生书》润肠丸以及明代医家张介宾的济川煎为基础，结合国医大师李今庸的临床使用经验而来，药物包括麸炒白术、肉苁蓉、当归、桑椹、枳实、芦荟，组方精炼，具有健脾益肾、润肠通便的功效，可以有效缓解排便费力、腹胀，减少腹泻，且耐受性好。经过多年的临床应用，已经积累了较多研究证据。中成药临床综合评价的开展，有助于在证据和价值基础上对同类别不同组成成分的中成药、不同剂型和规格的中成药，以及不同生产厂家中成药的“临床综合价值”进行综合评估。研究从便通胶囊/片治疗便秘的有效性、安全性、经济性、创新性、适宜性、可及性六个维度进行临床综合评价，并与另外三种同类中成药进行比较，以期为药品合理定价、合理用药以及药品目录遴选提供参考。

二、研究方法

（一）评价指标体系

研究基于《药品临床综合评价管理指南（2021年版　试行）》以及中华中医药学会《中成药临床综合评价技术指南（2022年版试行）》，确立了由6个一级指标、13个二级指标、28个三级指标构成的指标体系，从有效性、安全性、经济性、创新性、适宜性、可及性进行评价。

（二）对照药选择

对照药筛选原则：①治疗疾病、适应证相同或相似；②功效相同或相似；③药物组成相同或相似；④给药途径相同，剂型相同或相似。

对《中华人民共和国药典》（2020年版）、《国家基本药物目录》（2018年版）、《国家基本医疗保险、工伤保险和生育保险药品目录》（2021年版）中治疗便秘的中成药进行整理和分析，一共有34种，包括虚证便秘药物10种，实证便秘药物24种。最终选择三种中成药作为对照药与便通胶囊/片进行比较，分别为对照药A、对照药B、对照药C。其中，对照药A具有润肠通便的作用，对照药B具有益气养阴、健脾滋肾、润肠通便的作用，对照药C具有益气养血、润肠通便的作用。

（三）评价数据来源

评价数据来源于已发表的文献数据、未发表的药厂提供的研究信息和数据、公开可获得的信息和数据以及一份来自全国范围的医生、患者和药师的调研数据。有效性维度主要基于文献证据开展系统评价和网状Meta分析，同时结合了临床用药调研问卷结果；安全性维度主要基于文献证据开展系统评价以及药厂提供的数据进行分析；经济性维度主要基于药物经济学研究和公开可获得的数据信息；创新性维度主要基于药厂提供的相关信息、公开可获得的数据以及调研数据；适宜性维度主要基于临床用药调研问卷结果开展评价；可及性维度主要基于药厂提供的相关信息和公开可获得的信息进行评价。

（四）临床综合价值的评估和计算

使用自主研发的软件“中成药临床综合评价量化评估软件 V1.0”进行临床综合价值计算。该评估工具依据本书主编团队制定的中成药临床综合评价方法所确定的内容，在系统文献分析的基础之上，通过专家深度访谈、德尔菲法、层次分析法，确定了由 6 个一级指标、13 个二级指标、28 个三级指标构成的指标体系及权重。使用 5 分制 Likert 量表，根据便通胶囊 / 片综合评价报告相关药品信息及主观判断，对指标进行 1~5 分的赋分。将各个中成药分数进行标准化，根据各级指标的标准化分数及权重，基于可加多属性价值模型计算各个中成药的临床综合价值，见式 18-1，对综合价值分数进行排序，最终组织专家评审，形成推荐意见。

$$V=\sum_{x=1}^{n}V_x=\sum_{x=1}^{n}(W_x\times S_x) \qquad \text{式 18-1}$$

式中，V：目标中成药的价值；W_x：每个指标的权重；S_x：每个指标的评分。

三、研究结果

（一）临床综合评价各维度结果

1. 有效性

（1）临床疗效：①临床有效性：系统检索中国知网、万方、维普、Sinomed、PubMed、Embase 和 Cochrane Library，纳入四种药物治疗便秘的 RCT 和 CCT，以总有效率为结局指标进行网状 Meta 分析。最终纳入 31 篇文献，包含 3514 例便秘患者。根据累积排序概率曲线下面积（surface under the cumulative ranking，SUCRA）对有效率进行排序，结果显示 4 种中成药单独治疗的有效率从高到低分别为：对照药 B（65.2%）＞便通胶囊 / 片（52.6%）＞对照药 C（38.8%）＞对照药 A（15.2%）。因为对照药 C 没有联合治疗的研究，故另外 3 种中成药联合西医常规治疗的有效率从高到低分别为：对照药 B+ 西医常规（96.5%）＞对照药 A+ 西医常规（78.4%）＞便通胶囊 / 片 + 西医常规（66.8%），见

图 18-1。使用 GRADE 对有效率结局指标证据进行评价。便通胶囊 / 片、对照药 A、对照药 B 与西医常规比较质量级别均为极低，三种药物联合西医常规与西医常规比较质量级别分别为中、低、极低。②推荐情况：便通胶囊 / 片出现在 2 个共识中，被列为常用中成药。对照药 A 出现在 2 个指南、8 个共识中；对照药 B 出现在 5 个共识中；对照药 C 目前尚无推荐情况记录。

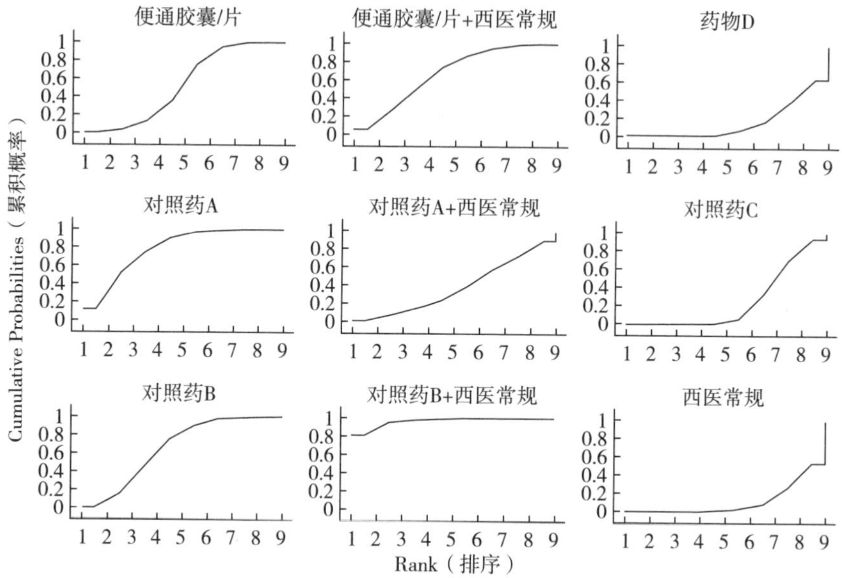

图 18-1　有效率的累积概率排序图

（2）药理特性：便通胶囊能促进燥结便秘和实热便秘小鼠排便，增加小肠推进速度，抑制大肠水分吸收，提高豚鼠离体和在体回肠的收缩频率和强度，增强小鼠免疫功能，提高小鼠游泳疲劳耐受力。

2. 安全性

（1）药物毒理学：便通胶囊急性毒性和长期毒性研究显示其未见毒性反应，可供临床应用，无特殊毒性研究。其他三种药物均无法获得药理毒理学研究结果。

（2）人用安全性：①上市前不良事件 / 不良反应发生情况：便通胶囊上市前临床研究显示，100 例患者中，发生不良反应 7 例，包括腹痛 1 例、腹泻 5 例、皮疹 1 例。②上市后不良事件 / 不良反应发生情况：系统检索中国知网、万方、维普、Sinomed、PubMed、Embase 和 Cochrane Library，最终纳入提及四种药物的不良事件 / 不良反应的文献共计 45 篇，涉及 4926 例便秘患者，症状均较轻微，患者均预后良好。其中，共有 16 个临床研究提及便通胶囊 / 片的不良事件 / 不良反应，涉及 1039 例便秘患者，不良事件 / 不良反应发生例次为 44 例，包括腹泻、腹痛、皮疹、排气增多、恶心，停药后症状缓解 / 消失，或可自行缓解。共有 15 个临床研究提及对照药 A 的不良事件 / 不良反应，涉及 737 例便秘患者，不良事件 / 不良反应发生例次为 78 例。共有 10 个临床研究提及对照药 B 的不良事件 / 不良反应，涉及 461 例便秘患者，不良事件 / 不良反应发生例次为 15 例。共有 4 个临床研究提及对照药 C 的不良事件 / 不良反应，涉及 2689 例便秘患者，不良事件 / 不良反应发生例次为 66 例。国家药品不良反应监测系统数据显示 2017 年至 2021 年，便通胶囊服用人数约 40 万人，共计收集不良反应记录 303 例，发生率为 0.076%，属于罕见。对医生和患者的调查问卷均显示，便通胶囊 / 片可能发生的不良反应、用药禁忌或注意事项对用药意愿影响均较小。

3. 经济性

（1）费用分析：通过检索药智网，得到便通胶囊 / 片、对照药 A、对照药 B、对照药 C 四种中成药的平均最小单位中标价格区间为 0.27~3.84 元。日均治疗费用区间为 5.85~42.76 元。对四种药物的日均费用进行排序，由低到高依次为便通胶囊 / 片（6.38 元）、对照药 B（11.52 元）、对照药 C（16.02 元）、对照药 A（28.38 元）。

（2）增量分析：采用卫生体系视角下的成本 – 效果分析（CEA）开展药物经济学评价。效果数据来源于有效性部分网状 Meta 分析所获得的临床总有效率，成本包括所有的直接医疗成本。由于文献研究中报道的不良反应多为腹泻、腹胀等，且多为轻至中度，停药后即可恢复，故该项研究不考虑不良反应的处置成本，只考虑药物成本。药品价格来自药智网与戊戌数据库 2022 年药品中标价格的平均值。

受研究数据所限，该研究在综合考虑纳入文献的成本及临床总有效率的基础上获取支付意愿（WTP），计算公式见式 18-2（此计算方式为研究针对特定情况所设定），WTP 为 2756.7385。ICER 计算公式见式 18-3。若 WTP ＞ ICER，代表试验方案相比对照方案具有成本 – 效果优势。

$$WTP=\frac{\text{试验组用药方案平均成本}-\text{对照组用药方案平均成本}}{\text{试验组用药方案平均有效率}-\text{对照组用药方案平均有效率}} \quad \text{式 18-2}$$

$$ICER=\frac{\text{试验组成本}-\text{对照组成本}}{\text{试验组健康产出}-\text{对照组健康产出}} \quad \text{式 18-3}$$

通过药物经济学分析，可以获取待评价药物之间的 ICER 值。对照药 A 对比便通胶囊 / 片 ICER 值为 –4995.21，对照药 B 对比便通胶囊 / 片为 1575.68，对照药 C 对比便通胶囊 / 片为 –1981.76，对照药 A 对比对照药 B 为 –3181.21，对照药 A 对比对照药 C 为 –6933.29，对照药 C 对比对照药 B 为 –257.15。最终可知，四种中成药的 ICER 值排序为：对照药 B ＞便通胶囊 / 片＞对照药 C ＞对照药 A。由于单个方案纳入的文献数量较少、每篇文献差异较大、考虑的成本指标较为简单，故将每篇文献的每个指标均视为单独的影响因素，开展敏感性分析，体现了结果的稳健性。

4. 创新性

（1）临床创新性：通过覆盖全国东、南、西、北、中各个地区，至少来自 20 家不同级别的医院的 228 位医生调查显示，便通胶囊 / 片、对照药 A、对照药 B、对照药 C 分别有 2.23%、2.41%、0.00%、0.00% 的医生认为该药解决了目前便秘治疗中尚未满足的临床需求，包括改善体质、快速通便、不反弹、无肝脏影响、久用不虚等。

（2）产业创新性：①国内外专利获取情况：便通胶囊 / 片获得国内专利 3 项，对照药 A 获得国内专利 1 项，对照药 B 获得国内专利 1 项，对照药 C 获得国内专利 2 项。②先进制造技术使用情况：便通胶囊 / 片未使用先进制造技术。③海外医药市场准入情况：四种药物均未在美国、日本、欧盟等海外国家和地区注册和上市。④《中药注册分类及申报资料要求》类别：便通胶囊为三类中药新药，为新的中药复方制剂，便通片为中药 9 类新药，为改变国内已上市销售中药、天然药物剂型的制剂。

5. 适宜性 以调查问卷的方式进行信息的收集和分析，辅以对药品说明书的信息梳理。问卷分为医生版、患者版、药师版三个问卷，研究对象为开过待评价药物的临床医生、审核过待评价药品的药师以及使用过待评价药物的患者。采用问卷星开展调查，受访者通过扫描问卷二维码或者问卷链接进行填写。最终调查总人数 580 人，覆盖全国 7 大地区、

18 个省 / 自治区 / 直辖市以及各级医院。其中医生版共收集问卷 252 份，有效问卷 228 份，患者版共收集问卷 270 份，有效问卷 270 份，药师版共收集问卷 74 份，有效问卷 47 份。

（1）技术适宜性：①药品标签标注完整性：医生、药师和患者调查显示，便通胶囊 / 片的药品说明书内容相对完整，且表述清楚、易于理解，在完整性方面相对优于另外三种对照药。②特殊装置使用情况：四种药物的使用均不需要特殊装置。患者调查显示，便通胶囊 / 片较之另外三种对照药更方便携带。③特殊存储条件情况：四种药物储存条件基本为密封或至阴凉处等，医生、药师和患者调查显示便通胶囊 / 片储存条件更为方便。

（2）使用适宜性：①说明书使用范围符合情况：四种药物的临床应用基本均符合说明书使用范围，药物使用时间和频率也与说明书相符，大多数人使用疗程≤ 1 周，大多数患者认为其使用便通胶囊 / 片的次数和疗程都较为合适。②药品使用时间、频率、疗程的影响：医生和药师调查显示，便通胶囊 / 片的单次剂量、给药频次、使用疗程都更加方便、合适，患者调查也显示便通胶囊 / 片的服用次数和疗程都更加方便、合适。③药品剂型、外观、口味的影响：医生、药师和患者调查均显示便通胶囊 / 片的剂型、规格、外观性状都更加合理、方便服用。

6. 可及性

（1）可获得性：①药品配备情况：便通胶囊当前在销三级医院 429 家，覆盖率 79%；二级医院 660 家，覆盖率 74%；一级 / 未定级医院 779 家，覆盖率 67%；基层医疗机构 1945 家，覆盖率 26%。问卷调查显示便通胶囊 / 片在全国各级医院供应较为充足，使用普遍。②生产企业情况：便通胶囊产能为 10 亿粒 / 年，便通片产能为 7.2 亿片 / 年。③药品目录收录情况：便通胶囊 / 片收录于药典，在医保目录中为乙类药物。

（2）可负担性：①年费用负担：根据国家统计局 2022 年 2 月 28 日发布的《中华人民共和国 2021 年国民经济和社会发展统计公报》计算，四种药物年费用负担从低到高依次排名为便通胶囊 / 片（6.63%）、对照药 C（11.97%）、对照药 B（16.65%）、对照药 A（29.49%）。②医保报销及患者负担：便通胶囊 / 片为医保乙类药物，医保报销比例为 70%~80%，其余部分个人承担。调查也显示患者可负担性较好。

（3）可持续性：①濒危动植物药材：便通胶囊所含成分均可精准溯源并有稳定供应，其成分中均含有肉苁蓉，为国家二级保护植物。②环境可承载性：便通胶囊 / 片药材成分均为常用中药材且有稳定溯源供应，长期应用无较大环境风险。

（二）临床综合评价量化评分

通过使用“中成药临床综合评价量化评估软件 V1.0”，根据各个指标的情况，对四种药物进行综合价值评估和排序。经过计算，便通胶囊 / 片、对照药 A、对照药 B、对照药 C 的临床综合评价分数分别为 82.47 分、70.47 分、84.27 分、59.46 分。评价结果的排序为对照药 B ＞便通胶囊 / 片＞对照药 A ＞对照药 C，具体对比分析见图 18–2。

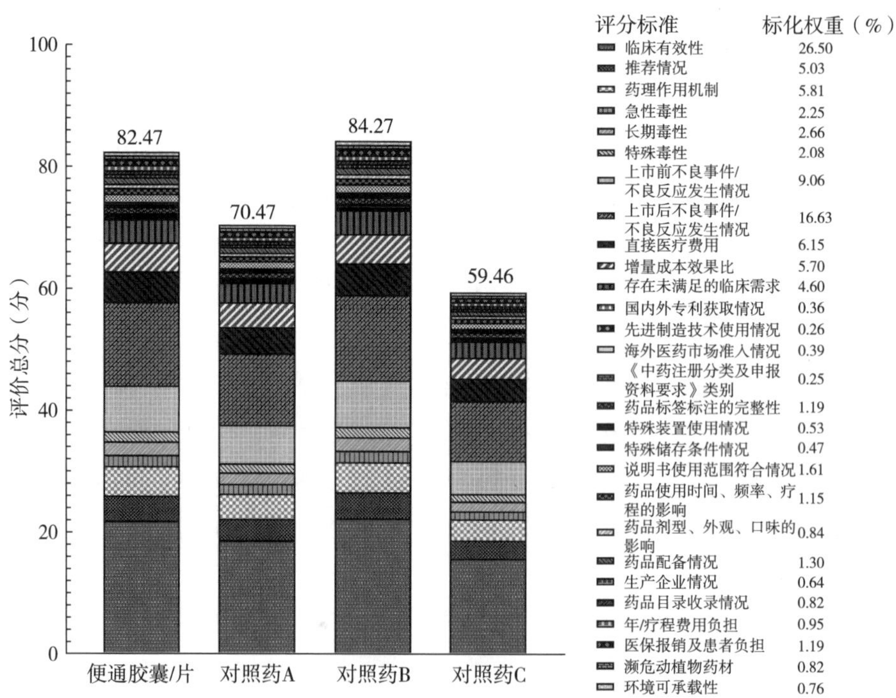

图 18–2　四种中成药临床综合评价分值比较

由于证据质量是影响有效性系统评价结果的重要内容，故将 GRADE 证据质量评级结合到药物综合价值的计算过程中。根据有效性文献证据，我们分别对待评价药物对比西医常规、待评价药物联合西医常规对比西医常规进行 GRADE 评级。由于对照药 C 没有上述分组，故暂不纳入结合证据质量的综合评价评分中。结合权重进行计算，若有效性为待评价药物对比西医常规，则便通胶囊 / 片、对照药 A、对照药 B 的综合价值分数分别为 75.02 分、68.00 分、70.18 分；若为待评价药物联合西医常规对比西医常规，则综合价值分数分别为 81.17 分、70.31 分、74.03 分。

（三）专家评审和推荐

共邀请临床医学、临床药学、循证医学等多学科专家 18 位，根据上述中成药临床综合评价产生的结果和证据强弱，判断四种中成药的综合价值。专家平均年龄为 57.78 ± 7.11 岁，17 人职称为正高级，12 人为博士研究生学历，平均工作年限为 35.11 ± 8.43 年。专家均同意便通胶囊 / 片临床综合评价报告的评价结果，并认为评审结果证据充分、结果确定，建议可直接按程序转化为基本临床用药管理相关政策结果，为 A 类推荐。

四、讨论

便秘是常见的临床症状，调查显示，便秘患者在生理机能、生理职能、社会功能、躯体疼痛、精神健康等方面均有明显下降，因反复就医或滥用泻药等造成的直接经济损失和因工作生产效率降低等导致的间接经济损失给患者造成明显的经济负担。便通胶囊和便通片均以东汉医圣张仲景撰写的《金匮要略》枳术汤、清代医家沈金鳌的《沈氏尊生书》润肠丸以及明代医家张介宾的济川煎为基础，结合国医大师李今庸的临床使用经验而来。两种剂型药物组成相同，均包括麸炒白术、肉苁蓉、当归、桑椹、枳实、芦荟，具体制备方法：以上六味，芦荟粉碎成细粉，过筛，备用；其余麸炒白术等五味加水煎煮二次，每次 2 小时，合并煎液，滤过，滤液静置，取上清液浓缩至清膏状，备用；取上述细粉及淀粉适量，混匀，用上述清膏制粒，颗粒包衣，干燥，装入胶囊，制成 1000 粒，即得。含量测定参照《中华人民共和国药典》（2020 年版），可用于脾肾不足，肠腑气滞所致的便秘。

近年来，国家相继发布了《国家卫生健康委关于开展药品使用监测和临床综合评价工作的通知》（国卫药政函〔2019〕80 号）和《国家卫生健康委办公厅关于规范开展药品临床综合评价工作的通知》(国卫办药政发〔2021〕16号),制定了《药品临床综合评价管理指南(2021年版　试行)》,率先在抗肿瘤药品、心血管药品和儿童药品领域开展了相关示范研究,并制定了相应的技术指南。与此同时,中医药行业中成药临床综合评价也日渐兴起,并成为当前中医药评价领域内的一个重要方向,对中医药行业的发展有着积极的推动作用。研究使用前期研制的中成药临床综合评价指标体系,从安全性、有效性、经济性、适宜性、创新性、可及性6个维度对便通胶囊/片治疗便秘进行临床综合评价,并与三种同类对照药进行比较。

研究结果显示,便通胶囊/片治疗便秘的临床综合价值分数为82.47分,对照药A、对照药B、对照药C的临床综合价值分数分别为70.47分、84.27分、59.46分。在有效性方面,便通胶囊/片与对照组相比,可以提高便秘治疗的总有效率,网状Meta结果显示,单独使用该药,有效率排名第2,联合西医常规使用,有效率排名第3;在共识中得到推荐,并具有较优的药理作用机制。安全性方面,便通胶囊/片未显示出急性毒性和长期毒性,不良反应主要表现为腹泻、腹痛、皮疹、排气增多、恶心等,症状较轻,或停药后缓解,患者预后良好。经济性方面,便通胶囊/片的日均费用在对照药中最低,药物经济学分析显示便通胶囊/片具有较优的成本效果。创新性方面。便通胶囊/片的调查显示,认为该药解决了目前便秘治疗中尚未满足的临床需求的医生比例较高。已获得国内专利3项,并作为三类中药新药/中药9新药上市。适宜性方面,便通胶囊/片与三种对照药相比,被调查的医生、药师、患者均认为其药品说明书表述清楚、易于理解,该药无须使用特殊装置,且便于储存。在临床中可用于便秘以外的疾病治疗,临床用药中给药频次、疗程均较为合适,药品的剂型、规格、外观、口味更为合理或方便。可及性方面,便通胶囊/片覆盖较广、供应充足、产能充足,患者费用负担较低,纳入医保乙类目录,含有肉苁蓉,为国家二级保护植物,方中药材成分均为常用中药材且有稳定溯源供应,长期应用无较大环境风险。

该研究存在一定的局限性。首先,该研究缺乏真实世界研究数据的支持,以关注便通胶囊/片及其对照药在真实临床实践中的临床价值,未来需要指导临床综合评价实施主体基于可得、可靠、适用的真实世界数据进行科学合理的评价，以补充和辅助评价。其次，由于该研究是以科研机构为主开展临床综合评价，对照药的部分指标数据无法获得。为避免此类影响，该研究在评分时将存在无法获得数据的指标评分一致的问题。未来建议以国家药监部门、学会等为主体开展评价，使评价结果更加客观、准确。

五、研究结论

这项研究从多个维度对便通胶囊 / 片治疗便秘开展临床综合评价，采用定性与定量相结合的研究方法，将证据和价值相结合，探索中成药临床综合价值，符合《药品临床综合评价管理指南（2021 年版　试行）》和《中成药临床综合评价技术指南（2022 年版试行）》的基本要求，研究结果较为可靠，可为药品合理定价、合理用药以及药品目录遴选提供参考依据。

（廖　星　胡　晶　戴泽琦）

第十九章

中医非药物疗法卫生技术评估案例

第一节 中医非药物疗法卫生技术评估的概况

卫生技术评估（HTA）是一种卫生决策支持工具，为国家基本药物目录调整、医保药品目录调整等工作提供了循证支持，有效提高了决策的科学性。目前国内中成药药品临床综合评价工作稳步推进，而HTA在中医非药物疗法中的应用比较匮乏。但是，随着中医适宜技术遴选、中医医疗服务项目医保准入等工作的推进，中医非药物疗法领域对HTA的需求更加强烈。当前，英国、新加坡、美国等国家和地区已经开展了传统非药物疗法的HTA，如针灸治疗腰背痛等，辅助传统医药进入医保报销目录，在中医非药物疗法评估及评估结果转化应用中积累了一定经验，为推进HTA在中医非药物领域的发展提供了有益探索。

一、中医非药物疗法开展卫生技术评估的需求

高质量临床证据是中医药守正创新的基础，也是实现中医药高质量发展的关键要素。HTA通过整合多维度证据、评估证据质量，综合评价技术价值，为指导临床实践、制定精细化管理政策提供循证依据。为推动中医药高质量发展，国家层面更加重视HTA在中医药循证决策中的作用。2019年，《中共中央　国务院关于促进中医药传承创新发展的意见》中明确提出加快中医药循证医学中心建设，用3年左右时间，筛选50个中医治疗优势病种和100项适宜技术、100个疗效独特的中药品种，及时向社会发布。基于HTA及多准则决策分析（MCDA）构建科学合理的遴选体系，可以为适宜技术遴选提供客观、统一、操作性强的流程、方法及标准，在安全性、有效性、经济性等不同维度对同类技术的价值进行比较，分析结果供决策者参考。2022年，《国务院办公厅关于印发“十四五”中医药发展规划的通知》（国办发〔2022〕5号）提出完善中

医药价格和医保政策，建立以临床价值和技术劳务价值为主要依据、体现中医药特点的中医医疗服务 HTA 体系，优化中医医疗服务价格政策。2021 年，《国务院办公厅印发关于加快中医药特色发展若干政策措施的通知》（国办发〔2021〕3 号）提出建立以临床价值和技术劳务价值为主要依据的中医医疗服务 HTA 体系，优化中医医疗服务价格政策，大力支持将疗效和成本有优势的中医医疗服务项目纳入基本医疗保险支付范围。以上举措进一步在国家层面明确了 HTA 在辅助中医非药物疗法医保准入及价格形成中的重要价值。

二、中医非药物疗法开展卫生技术评估的现状与挑战

原则上，HTA 的一般步骤和方法基本适用于传统非药物技术。目前国际上尚未形成专门针对传统非药物疗法开展 HTA 的组织框架或经济学评价方法。国内研究聚焦于中成药的 HTA；在英国、新加坡和瑞士等 HTA 发展应用比较成熟的国家，官方评估机构开展了传统非药物疗法的评估，辅助支持该类技术进入医保报销范围。但是，评估过程中发现临床证据质量低、现有临床诊疗数据难以转为高质量证据等问题，对当前的疗效评价方法、数据收集系统等提出了严峻挑战。

（一）现状

目前国内正在聚焦中成药药品临床综合评价研究。自 2021 年 7 月，国家卫生健康委发布《关于规范开展药品临床综合评价工作的通知》及《药品临床综合评价管理指南（2021 年版　试行）》以来，各学术团体着力研发中成药药品临床综合评价指南，或中成药药物经济学评价指南，如中国中医科学院中医临床基础医学研究所研发的《中成药临床综合评价技术规范》《中成药临床综合评价报告规范》《多维度多准则中成药综合评价技术指导原则》《中成药临床综合评价指南（2022 年版　试行）》。当前围绕临床综合评价开展的研究中，评价维度主要涉及安全性、有效性、经济性、创新性、适宜性、可及性 6 个维度，与国家版管理指南保持一致。但是，中国中医科学院团队探索在评价中加入体现中医药特色的指标，如中医药理论、人用经验等。

国际上已经开展了传统非药物疗法的 HTA，如韩国、瑞士、新加坡、英国等地，利用传统药物及传统非药物疗法的评估结果支持该技术的医保准入。在韩国，为促进传统医药的发展，将医保报销范围扩展到覆盖率较低的草药和传统技术，国立韩药开发研究院（National Development Institute of Korean Medicine，NIKOM）制订了一项战略计划，在现行的 HTA 体系下，为韩方服务制定具体的经济评估指南。在瑞士，2017 年起传统疗法进入医保均需按程序提交 HTA 报告。2020 年，新加坡卫生技术有效性中心（Agency for Care Effectiveness，ACE）公布了推荐针灸治疗成人腰背痛和颈部疼痛的指南，指南中同时明确技术的功能主治、穴位、单次针灸持续时间、疗程、疗效评估时点及评估工具。2021 年，英国国家卫生和临床优化研究所（NICE）公布慢性疼痛评估和管理指南，纳入针灸治疗慢性疼痛的成本效用分析结果，推荐针灸治疗 16 岁及以上原发性和继发性慢性疼痛患者。2021 年，Lydia 等人针对传统医药的技术评估开展了系统综述，研究汇集了同行评审文章、灰色文献及区域或国际指南，研究发现目前评估聚焦在围绕上市监管颁布的质量、安全性、有效性评估指南，缺乏特异性的经济学评估指南，缺乏传统医药的成本数据及健康相关生活质量数据，呼吁更新指南，开发更好的评估框架，辅助传统医学的上市及医保准入，支持循证决策。

（二）问题与挑战

传统医学更重视“人用经验”，强调辨证论治。HTA 以循证医学为基础，整合现有证据资源，开展证据质量评估。因此开展传统医学的 HTA 时可能在明确 PICOS 内涵、成本测算、高质量证据等方面遇到问题。基础数据匮乏及数据质量问题使中医非药物疗法的成本效用分析面临严峻挑战。

1. PICOS 的内涵　在“辨证论治”理念指导下，大多数中医非药物疗法的施术穴位、施术方式及疗程信息会根据患者特征和医生经验进行调整，所以很难确定明确的“干预措施”。而且，传统医学的功能主治通常是根据传统医学理论定义的症候，很难与西医领域的适应证匹配，从而导致很难将中医非药物疗法与化药或生物药对比。此外，中医领域缺乏统一公认的临床疗效评价指标，生化检测指标难以体现中医非药物疗法的整体疗效优势及长期获益。因此，如何科学合理地选择与开发疗效评价指标，充分反映干预措施的有效性，是中医非药物疗法的 HTA 研究中需要重点探讨的问题。

2. 成本测算 中医非药物疗法的成本很难精确收集，剂量频次等会基于患者每次就诊时的症状和体征进行调整，治疗过程中不同患者的成本变化比较大，对微成本测算方法造成挑战。

3. 缺乏高质量临床证据 临床证据是开展 HTA 和经济学评价的基础。目前，中医非药物疗法领域高质量的临床疗效或有效性证据比较匮乏，特别是缺乏长期产出结果，健康效用值数据不足。此外，中医非药物疗法的疗效或效果不仅取决于技术本身，还取决于技术操作者，中西医技术联合使用使疗效很难归因，也严重阻碍了 HTA 在该领域的开发和应用。

三、中医非药物疗法开展卫生技术评估的展望

为更好地利用 HTA 方法综合评价中医非药物疗法的价值，支持中医适宜技术遴选，辅助中医非药物疗法纳入基本医疗保险报销范围，使决策更科学，未来可以从以下几个方面持续优化。

1. 优化临床试验设计，根据技术特性在不同研究阶段采用适当的研究设计类 有专家团队提出了 eRCT-pRCT-RCDOS-REGOS 逐步递进式中医药临床效果评价综合方法学。eRCT 用于早期确定中医药的疗效，虽然研究设计严谨，偏倚风险相对较低，但可能包含较少的中医特色。疗效确定后在真实诊疗实践中开展临床研究，可以更全面地考量对多种因素结局指标的影响，如从业者的熟练程度、设备质量等。虽然真实世界诊疗数据对中医药疗效评价具有显著优势，但容易受混杂因素影响，需要继续探索用高维倾向评分匹配等统计方法来处理研究中的偏倚问题。

2. 完善疗效评价体系，明确测量工具测量时点分析方法 基于量表的疗效评价结果既要考虑疗效差异的统计学意义，也要考虑临床意义，推进最小临床重要差异（minimal clinical important difference，MCID）阈值研究。

3. 基于证据质量和专家共识作出推荐意见强度分级 在中医非药物疗法领域，在高质量RCT不充足、不直接、不适合等情况下，研究者可能需要纳入非随机干预试验扩充证据数量、增强证据信度。当证据很弱或无证据时，根据讨论达成的共识或一致性意见提出推荐意见是合理的。特别是当不能开展RCT的情况下，专家高度一致的共识也可作为Ⅰ级推荐。

第二节 针灸治疗慢性原发性疼痛的卫生技术评估案例介绍

本节以NICE公布的16岁以上慢性疼痛患者的评估和管理指南（NG 193），针灸治疗慢性原发性疼痛的证据评估为例。本研究旨在确定针灸治疗慢性原发性疼痛的临床风险获益及成本效果，并基于现有证据提供推荐意见。

一、背景与目的

针灸是许多疼痛患者的治疗方式之一，在公立和私人机构中都有提供针灸服务的医疗保健专业人员。因此NICE专家组在开发慢性疼痛治疗指南时，回顾了针灸和电针治疗慢性疼痛患者的临床风险获益及经济性，从而确定推荐意见，该建议不是强制性的。

二、评估维度与研究方法

本研究中涉及的评估维度和方法完全遵循《NICE指南开发手册》的指导。该手册明确了NICE指南的开发流程和方法学，核心原则是由卫生和社会护理领域的专家委员会基于现有最佳疗效证据和经济学证据提出推荐意见。委员会参考文献研究、从业人员和服务使用者意见等不同类型的证据，使用清晰、一致、适当的方法对证据进行质量评估和选择，基于现有最佳证据提出建议。

（一）评估维度

依据《NICE 指南开发手册》，干预措施的评估主要包括安全性、有效性、经济性三大维度，也参考相同疾病领域内其他 NICE 指南的证据和建议，对公平性的考虑嵌入到三大维度中。例如，文献检索时注意收集与指南主题相关的卫生不平等或影响平等的证据。若目标人群是“老年人”，检索时应注意纳入“失能老年人”或“少数族裔老年人”等亚组人群。若场景是“社区和宗教场所”，搜索词应该涵盖相关的信仰，如“教堂”“寺庙”和“清真寺”等。NICE 对医疗保健和公共卫生干预措施的经济性评估不包括公平权重，即所有人群的质量调整生命年具有相同的权重，但是与特定主题有关的公平性考虑必须单独列出，并说明在经济性评价中如何处理这些问题。

（二）研究方法

系统综述是开发指南的基础。经济学评价部分通常包括两部分，首先是对已发表的经济学证据进行系统综述，明确研究问题是否已经有经济学评价。如果现有的经济性证据不充分或不确定，则开展原始的经济学评价研究，如调整现有的经济模型或基于现有数据建立新模型。

1. 系统综述 为确定针灸或干针治疗慢性原发性疼痛的临床获益和成本效果。依据 PICOS 原则制定检索词和检索策略，详细内容如表 19-1 所示。其中经济学评价综述中的目标人群、干预措施、对照措施与临床综述中的内容相同。临床综述检索的数据库为 Cochrane Central Register of Controlled Trials（CENTRAL）、Cochrane Database of Systematic Reviews（CDSR）、Embase、MEDLINE、CINAHL, Current Nursing and Allied Health Literature；经济学评价综述检索的数据库为 MEDLINE、Embase、Centre for Research and Dissemination（CRD）[含 NHS Economic Evaluation Database（NHS EED）和 HTA 数据库]。针对文献质量评估，临床研究采用 Cochrane 偏倚风险评估工具（ROB 2.0）进行偏倚风险评估，使用 GRADEpro（https://www.gradepro.org/）评估证据质量；经济学评价研究使用 NICE 经济评估清单对纳入的每项研究进行适用性和方法学局限性评估，适用性评级为直接适用、部分适用、不适用，局限性评级为较小的限制、非常严重的限制、潜在严重的限制。

表 19-1 临床研究和经济学评价研究的 PICOS

维度	内容
目标人群	16 岁及以上的慢性原发性疼痛患者，包括慢性广泛性疼痛、复杂区域疼痛综合征、慢性内脏疼痛、慢性口面部疼痛、除口面部外的慢性原发性肌肉骨骼疼痛
干预措施	针灸或干针或电针
对照措施	安慰剂或假针或常规治疗
产出指标	关键临床指标： ● 疼痛缓解 ● 健康相关生活质量 ● 身体功能 ● 心理困扰 ● 疼痛自我效能 ● 疼痛干扰 重要临床指标： ● 医疗服务使用情况 ● 睡眠 ● 停止治疗 经济学评价产出指标： 增量成本、增量质量调整生命年（quality-adjusted life year，QALY）、增量成本效果比（ICER）
研究设计	临床研究设计：RCT、基于 RCT 的系统综述、如果没有非交叉 RCT 证据，将考虑交叉 RCT 经济学研究设计：成本效用分析、成本效果分析、成本效益分析、成本结果分析、比较成本分析

2. 成本效用分析 由于现有经济学评价研究中针灸的干预成本可能被低估，成本效果仍存在不确定性。而且英国有大量的慢性原发性疼痛患者，提出针灸治疗慢性疼痛的建议可能对英国国家医疗服务体系（NHS）产生资源影响。因此优先开发了该措施治疗慢性疼痛的成本效用分析模型。

从当前英国 NHS 和个人社会服务的角度比较针灸联合常规治疗与单用常规治疗相比治疗 16 岁及以上慢性原发性疼痛患者的经济性。根据 NICE 方法学指南，成本和 QALY 的年贴现率为 3.5%。使用曲线下面积模型，根据随时间变化的生活质量线性曲线计算不同研究时限下的QALY。

模型参数来自系统综述，必要时采用外部来源，由指南委员会的临床专家审阅模型参数。其中，在成本参数方面，由于临床综述中没有研究报告医疗服务资源使用情况，而且专家委员会认为针灸在减少看病次数等方面的证据有限，因此研究中只纳入了实施针灸项目相关的成本，未纳入其他医疗资源使用成本。实施针灸项目的成本包括针灸项目服务成本和耗材（即针）的成本。针灸服务项目的成本由服务时长和单位时长的成本计算得到，其中针灸服务时长和疗程信息来自临床研究综述，最后使用基于研究样本量计算加权平均用药时长；单位时长成本来自当年的卫生和社会护理单位成本数据库（64.41 英镑 / 小时）；针的成本来自 NHS 采购系统的平均价格，Meta 分析结果显示每次针灸服务用针数量在 10~14 个之间，研究假设每次用针数量为 14 个。详细成本核算过程见下表 19–2。

表 19–2　针灸服务成本核算表

临床研究	样本量[a]	每周频次（次）	干预时长（周）	总次数（次）	每次时长（分钟）	总时长（小时）	服务成本（英镑）	其他耗材（针）成本（英镑）
Witt 2006	1753	NR	12	10.2[b]	30[c]	5.1	328	9
Casanueva 2014	60	1	6	6	60	6.0	386	5
Essex 2017	104	第一周，每周一次，之后每 2 周一次	20	10[b]	50	8.3	537	8
Birch 1998	15	第一周，每周一次，之后每 2 周一次，再者每 3 周一次	10	14	30	7.0	451	12
Cho 2014	30	3	3	9	30[c]	4.5	290	8
Coan 1981	15	3~4	NR	10.9[b]	30[c]	5.5	351	9

续表

临床研究	样本量[a]	每周频次（次）	干预时长（周）	总次数（次）	每次时长（分钟）	总时长（小时）	服务成本（英镑）	其他耗材（针）成本（英镑）
Schlaeger 2015	18	2	5	10	30	5.0	322	8
加权平均成本							350	

注：a，仅纳入干预组受试者人数；b，研究报告的实际使用平均次数；c，没有报告时长的研究，假定为 30 分钟；NR，not report，未报告。

临床证据表明针灸可减轻疼痛，提高生活质量，不影响死亡率，因此成本效用分析模型中，针灸组和非针灸组之间的 QALY 差异仅由健康效用值的差异引起。健康效用值来自文献综述，纳入使用欧洲五维健康量表（EuroQol five-dimension，EQ-5D）测量的健康效用值研究或可以映射到欧洲五维健康量表 3 水平版本（the 3-level version of EQ-5D，EQ-5D-3L）的生活质量研究，如使用疼痛量表或健康状况调查表（36-item short form health survey，SF-36）测量的生活质量研究。当同一个时间点有来自多个研究报告的 EQ-5D 值时使用 Meta 分析整合。基于观察期内两种干预措施之间的健康效用值差异外推随访期的差异，从而计算针灸组的平均增量 QALY 获益。基础分析中使用的效用值差异曲线如下图 19–1、图 19–2 所示。

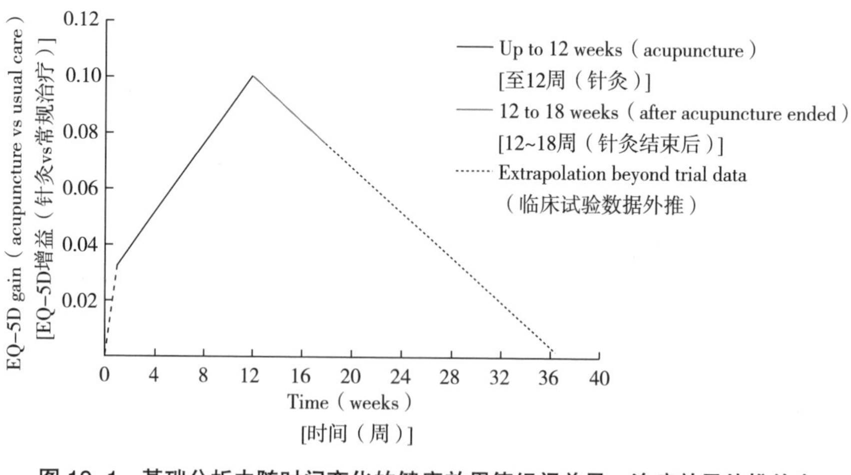

图 19–1　基础分析中随时间变化的健康效用值组间差异：治疗效果外推终身

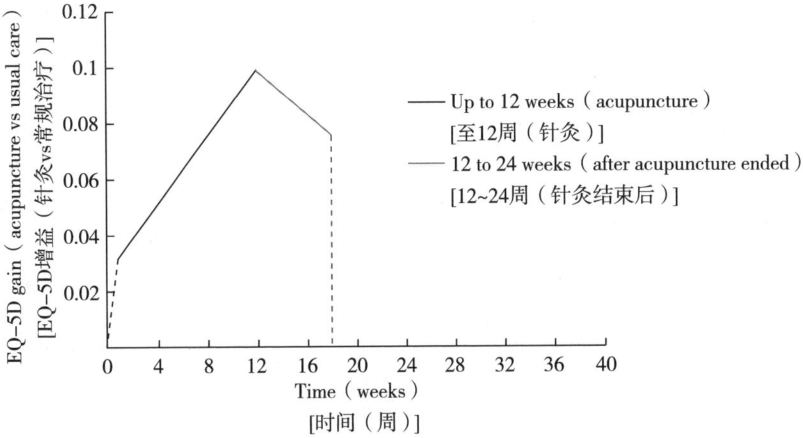

图 19–2　基础分析中随时间变化的健康效用值组间差异：未外推治疗效果

针对参数的不确定性，开展了概率敏感性分析和情境分析。为每个模型参数确定一个概率分布，如成本数据服从 Gamma 分布，健康效用值差异服从正态分布。模型运行时，每个参数同时从其概率分布中随机选取一个值，重复抽取 10000 次后基于模拟结果计算平均成本、平均 QALY，以及在意愿支付阈值 20000 英镑下，针灸具有成本效果优势的概率。

三、研究结果

（一）临床证据

1. 文献基本情况　本综述纳入了 32 项临床研究，确定了 3 组干预措施比较的证据。其中，证据较多的是针灸与假针灸比较组，以及针灸与常规治疗比较组，而电针与假电针比较的证据量较少。研究特征总结表、证据汇总表、证据整合森林图及质量评估 GRADE 表详见原文。

2. 证据质量分级结果　根据 GRADE 评估标准，本研究发现的证据多数为低至极低质量，仅有少量中等质量证据。证据质量的降级主要是由于偏倚风险和不精确，损耗偏倚和选择偏倚使偏倚风险通常很高。由于干预措施的性质，研究中未采用盲法，而且，大多数临床产出结局为主观结果，导致研究存在较高的实施偏倚。

此外，不同研究间的干预措施类型和强度存在很大差异，限制了证据的转化应用。比如，本研究整合了没有完全插入针头、针头只接触皮肤、针头插入错误的穴位等不同类型假操作的疗效。

3. 临床疗效结果

（1）针灸与假针灸：针灸与假针灸相比，治疗慢性疼痛患者的临床结局指标的汇总分析结果详见表 19–3，主要的结局指标包括疼痛缓解、生活质量、身体功能、心理压力、睡眠、停药等。

表 19–3　针灸与假针灸相比不同健康结局指标的 Meta 分析汇总结果

健康结局（观察时长）	测量工具，评分范围	纳入分析的研究或亚组数量	针灸组总人数	假针灸组总人数	加权均值差，95% CI	MID
疼痛（≤3个月）	VAS/NRS，0~10 分，分数越高代表健康状态越差	13	603	627	−1.41 [−2.11，−0.72]	1.02
疼痛（≤3个月）	NIH-CPSI，0~21 分，分数越高代表健康状态越差	2	79	80	−2.04 [−2.83，−1.26]	1.45
疼痛（＞3个月）	VAS，0~10 分，分数越高代表健康状态越差	4	169	207	−0.81 [−1.33，−0.30]	1.29
疼痛（＞3个月）	NIH-CPSI，0~21 分，分数越高代表健康状态越差	2	79	80	−2.88 [−3.74，−2.03]	1.57
生活质量（≤3个月）	SF-12 生理健康总分，0~100 分，分数越高代表健康状态越好	2	104	106	11.76 [6.49，17.02]	11.65
生活质量（≤3个月）	SF-12 心理健康总分，0~100 分，分数越高代表健康状态越好	1	78	80	16.10 [−0.54，32.74]	26.29[a]
		1	26	26	−15.17 [−21.45，−8.89]	5.47[b]
生活质量（≤3个月）	SF-36 生理健康总分，0~100 分，分数越高代表健康状态越好	3	106	138	−0.27 [−4.59，4.05]	—

续表

健康结局（观察时长）	测量工具，评分范围	纳入分析的研究或亚组数量	针灸组总人数	假针灸组总人数	加权均值差，95% CI	MID
生活质量（≤3个月）	SF-36心理健康总分，0~100分，分数越高代表健康状态越好	2	84	84	4.76 [−0.54，10.06]	—
生活质量（≤3个月）	SF-36生理功能子表，0~100分，分数越高代表健康状态越好	1	88	90	−1.62 [−5.92，2.68]	—
生活质量（≤3个月）	SF-36生理职能子表，0~100分，分数越高代表健康状态越好	1	88	90	−6.09 [−15.13，2.95]	—
生活质量（≤3个月）	SF-36躯体疼痛子表，0~100分，分数越高代表健康状态越好	1	88	90	3.16 [−0.81，7.13]	—
生活质量（≤3个月）	SF-36总体健康子表，0~100分，分数越高代表健康状态越好	1	88	90	0.86 [−4.12，5.84]	—
生活质量（≤3个月）	SF-36情感职能子表，0~100分，分数越高代表健康状态越好	1	88	90	2.37 [−7.49，12.23]	—
生活质量（≤3个月）	SF-36活力子表，0~100分，分数越高代表健康状态越好	1	88	90	3.93 [0.64，7.22]	—
生活质量（≤3个月）	SF-36社会功能子表，0~100分，分数越高代表健康状态越好	1	88	90	3.25 [−0.61，7.11]	—
生活质量（≤3个月）	SF-36精神健康子表，0~100分，分数越高代表健康状态越好	1	88	90	5.49 [2.44，8.54]	—
生活质量（≤3个月）	NIH-CPSI，0~12分，分数越高代表健康状态越差	2	79	80	−1.59 [−2.11，−1.06]	1.04

续表

健康结局（观察时长）	测量工具，评分范围	纳入分析的研究或亚组数量	针灸组总人数	假针灸组总人数	加权均值差，95% CI	MID
生活质量（≤3个月）	纤维肌痛影响量表，0~100分，分数越高代表健康状态越差	1	24	48	−13.41 [−22.84，−3.98]	10.6
生活质量（＞3个月）	SF-36 生理健康总分，0~100分，分数越高代表健康状态越好	1	22	54	−5.06 [−9.55，−0.57]	—
生活质量（＞3个月）	SF-12 生理健康总分，0~100分，分数越高代表健康状态越好	1	73	80	25.80 [12.46，39.14]	19.55
生活质量（＞3个月）	SF-12 心理健康总分，0~100分，分数越高代表健康状态越好	1	73	80	13.60 [1.26，25.94]	17.30
生活质量（＞3个月）	NIH-CPSI，0~12 分，分数越高代表健康状态越差	2	79	80	−2.22 [−2.84，−1.61]	1.22
身体功能（≤3个月）	颈痛量表 / 颈椎功能障碍指数，0~100 分，分数越高代表健康状态越差	1	59	59	−1.70 [−4.25，0.85]	3.9
身体功能（＞3个月）	颈椎功能障碍指数，0~100分，分数越高代表健康状态越差	1	53	53	−1.83 [−4.85，1.19]	4.56
心理抑郁（≤3个月）	贝克抑郁量表，0~63 分，分数越高代表健康状态越差	1	25	25	−9.28 [−13.72，−4.84]	4.16
心理抑郁（≤3个月）	汉密尔顿抑郁量表，0~52分，分数越高代表健康状态越差	2	102	104	−20.17 [−27.10，−13.24]	16.15
心理抑郁（＞3个月）	汉密尔顿抑郁量表，0~52分，分数越高代表健康状态越差	1	75	80	−15.00 [−34.13，4.13]	24.49

续表

健康结局（观察时长）	测量工具，评分范围	纳入分析的研究或亚组数量	针灸组总人数	假针灸组总人数	加权均值差，95% CI	MID
睡眠（≤3个月）	VAS睡眠质量量表，0~10分，分数越高代表健康状态越好	1	26	26	1.48 [0.78，2.18]	0.74
睡眠（≤3个月）	诺丁汉健康量表 - 睡眠子表，0~100分，分数越高代表健康状态越差	1	24	48	–45.59 [–59.25，–31.93]	19.6
睡眠（>3个月）	VAS睡眠质量量表，0~10分，分数越高代表健康状态越差	1	25	71	–0.50 [–1.20，0.20]	0.79
停止治疗（≤3个月）	不适用	17	718	759	–0.03 [–0.08，0.03]*	—
停止治疗（>3个月）	不适用	3	157	203	1.67 [0.78，3.56]#	—

注：MID，minimally important differences，最小重要差异；VAS，visual analogue scale，视觉模拟评分；NRS，numerical rating scale，疼痛数字评价量表；NIH-CPSI，national institute of health chronic prostatitis symptom index，美国国立卫生研究院 - 慢性前列腺炎症状指数表；SF-36，36-item short form health survey，36 条目健康状况调查表；SF-12，12-item short form health survey，12 条目健康状况调查表。“*”代表风险差值（risk difference）；“#”代表风险比（risk ratio）；“a”代表纤维性肌痛人群；“b”代表肌筋膜痛综合征人群；“—”代表文中未报告。

在疼痛减轻方面：在≤ 3 个月时，13 项包含 1230 名受试者的极低质量研究证据表明，根据视觉模拟量表（visual analogue scale，VAS）或疼痛数字评价量表（numerical rating scale，NRS）评分，针灸组与假针灸组相比具有统计学显著的临床重要获益（均值差，–1.41 [–2.11，–0.72]）；来自 2 项包含 159 名受试者的低质量证据表明，在美国国立卫生研究院 – 慢性前列腺炎症状指数表（National Institute of Health Chronic Prostatitis Symptom Index，NIH-CPSI）评分方面，针灸组与假针灸组相比具有统计学显著的临床重要获益（均值差，–2.04 [–2.83，

−1.26]）。在＞ 3 个月时，来自 4 项包含 376 名受试者的低质量证据表明，针灸和假针灸之间的 VAS 评分有统计学显著的临床差异（均值差，−0.81 [−1.33，−0.30]）；来自 2 项包含 159 名受试者的中等质量证据表明，针灸与假针灸相比 NIH-CPSI 评分具有统计学显著的临床差异（均值差，−2.88 [−3.74，−2.03]）。

在生活质量方面：在≤ 3 个月时，来自 2 项包含 159 名受试者的中等质量证据表明，针灸组与假针灸组相比 NIH-CPSI 生活质量评分具有统计学显著的临床获益（均值差，−1.59 [−2.11，−1.06]）；来自 2 项包含 210 名受试者的低至中等质量证据表明，针灸组与假针灸组相比 SF-12 生理健康总分具有统计学显著的改善（均值差，11.76 [6.49，17.02]）；来自一项包含 72 名受试者研究的低质量证据表明，在纤维肌痛影响量表（Fibromyalgia Impact Questionnaire，FIQ）评分方面，针灸组与假针灸组相比具有统计学显著的临床差异（均值差，−13.41 [−22.84，−3.98]）；来自 2 项包含 168 名受试者的研究的极低质量证据表明，针灸组与假针灸组相比 SF-36 心理健康评分不具有统计学显著差异（均值差，4.76 [−0.54，10.06]）；来自 3 项包含 244 名受试者的研究的极低质量证据表明，针灸组和假针灸组之间没有统计学显著的临床重要差异（均值差，−0.27 [−4.59，4.05]）；来自一项包含 178 名受试者研究的极低至低质量证据表明，根据 SF-36 量表的多个子量表测量结果，针灸组与假针灸组相比一部分功能状态显示出统计学临床获益、一部分没有统计学临床差异；一项包含 52 名受试者的中等质量证据表明，在 SF-12 量表的心理健康总分方面，假针灸组与针灸组相比有统计学显著的临床改善（均值差，15.17 [8.89，21.45]）。在＞ 3 个月时，来自 2 项包含 159 名受试者的中等质量证据表明，针灸组与假针灸组相比 NIH-CPSI 生活质量评分具有统计学显著的临床获益（均值差，−2.22 [−2.84，−1.61]）；一项包含 153 名受试者的低质量证据表明，针灸组与假针灸组相比 SF-12 量表的生理健康和心理健康评分具有统计学显著的临床获益（均值差分别为，25.80 [12.46，39.14] 和 13.60 [1.26，25.94]）；来自一项包含 76 名受试者的极低质量证据表明，假针灸组与针灸组相比在 SF–36 量表的生理健康总分方面有显著更高的获益（均值差，5.06 [0.57，9.55]）。

在身体功能方面：在≤3个月时，一项包含118名受试者的极低质量证据表明，针灸组和假针灸组之间的颈痛量表或颈椎功能障碍指数没有统计学显著的临床差异（均值差，–1.70 [–4.25，0.85]）。在＞3个月时，一项包含106名受试者的极低质量证据表明，针灸组和假针灸组之间的颈椎功能障碍指数没有统计学显著的临床重要差异（均值差，–1.83 [–4.85，1.19]）。

在心理压力方面：在≤3个月时，一项包含50名受试者的低质量证据表明，贝克抑郁量表评分结果显示，针灸组与假针灸组相比具有临床重要获益（均值差，–9.28 [–13.72，–4.84]）；来自2项包含206名受试者的低质量证据表明，在汉密尔顿抑郁量表评分方面，针灸组与假针灸组相比具有临床重要获益（均值差，–20.17 [–27.10，–13.24]）。在＞3个月时，一项包含155名受试者的低质量证据表明，针灸组与假针灸组相比的汉密尔顿抑郁量表评分不具有统计学显著的差异（均值差，–15.00 [–34.13，4.13]）。

在睡眠方面：在≤3个月时，一项包含52名受试者的低质量证据表明，针灸组与假针灸组相比VAS睡眠质量评分具有统计学显著的临床获益（均值差，1.48 [0.78，2.18]）；一项包含72名受试者的中等质量证据表明，针灸组与假针灸组相比的诺丁汉健康量表睡眠子表评分具有统计学显著的临床获益（均值差，–45.59 [–59.25，–31.93]）。在＞3个月时，一项包含96名受试者的中等质量证据表明，针灸组和假针灸组之间的VAS睡眠质量评分没有统计学显著的临床差异（均值差，–0.50 [–1.20，0.20]）。

在停药方面：在≤3个月时，来自17项研究1477名受试者的极低质量证据表明，针灸和假针灸之间无统计学显著的临床重要差异（风险差值，–0.03 [–0.08，0.03]）。在＞3个月时，来自3项包含360名受试者的低质量证据表明，与假针灸相比，更多的人停止针灸（风险比，1.67 [0.78，3.56]）。

总体来看，19项研究显示了针灸和假针灸相比在疼痛缓解和生活质量方面的获益。除了疼痛干扰和疼痛自我效能外，所有关键和重要结局指标都有证据。证据显示，在3个月内，针灸对疼痛、生活质量、心理困扰和睡眠都有益处。虽然证据总体上支持针灸，但是，生活质量的证据更不确定，一些结果的置信区间越过了无效或最小重要差异（minimally important differences，MIDs）阈值的界限。基于 13 项汇总 1000 多名受试者的研究，针灸治疗疼痛减轻显示出重要的临床获益，该结果中存在一些不确定性，置信区间跨越 MID。在 3 个月以内，一项小样本且证据质量很低的研究显示针灸治疗在生理功能方面没有任何获益。有证据表明针灸对疼痛、生活质量和心理困扰有好处，但是混杂着一些相反的证据。因此，专家委员会认为基于大样本量针灸的短期证据显示对疼痛有好处，但是没有足够的证据确定针灸与假针灸相比的长期获益。

（2）针灸与常规治疗：针灸与常规护理相比治疗慢性疼痛患者的临床结局指标汇总分析结果详见表 19–4，主要的结局指标包括疼痛缓解、生活质量、身体功能、心理压力、疼痛干扰、疼痛自我效能、睡眠、停药等。

表 19–4　针灸与常规治疗相比不同健康结局指标的 Meta 分析汇总结果

健康结局（观察时长）	测量工具，评分范围	纳入分析的研究数量	针灸组总人数	常规治疗组总人数	加权均值差，95% CI	MID
疼痛（≤ 3 个月）	VAS，0~10 分，分数越高代表健康状态越差	5	124	110	−1.46 [−1.98，−0.94]	1.1
疼痛（≤ 3 个月）	简版麦吉尔疼痛问卷和 Northwick 疼痛问卷，分数越高代表健康状态越差	2	187	197	−0.16 [−0.37，0.04]	0.5
疼痛（≤ 3 个月）	颈部疼痛和残疾量表，0~100 分，分数越高代表健康状态越差	1	1618	1544	−12.30 [−13.41，−11.19]	7.86
疼痛（＞ 3 个月）	Northwick 疼痛问卷，0~100 分，分数越高代表健康状态越差	1	173	171	−3.92 [−14.28，6.44]	26.43
生活质量（≤ 3 个月）	SF-36 生理健康总分，0~100 分，分数越高代表健康状态越好	1	1647	1566	4.60 [4.10，5.10]	—

续表

健康结局（观察时长）	测量工具，评分范围	纳入分析的研究数量	针灸组总人数	常规治疗组总人数	加权均值差，95% CI	MID
生活质量（≤3 个月）	SF-36 心理健康总分，0~100 分，分数越高代表健康状态越好	1	1647	1566	3.20 [2.49，3.91]	—
生活质量（≤3 个月）	SF-36 生理功能子表，0~100 分，分数越高代表健康状态越好	1	50	50	2.50 [−4.58，9.58]	—
生活质量（≤3 个月）	SF-36 生理职能子表，0~100 分，分数越高代表健康状态越好	1	50	50	13.80 [2.68，24.92]	—
生活质量（≤3 个月）	SF-36 疼痛子表，0~100 分，分数越高代表健康状态越好	1	50	50	12.00 [4.44，19.56]	—
生活质量（≤3 个月）	SF-36 总体健康子表，0~100 分，分数越高代表健康状态越好	1	50	50	2.90 [−2.82，8.62]	—
生活质量（≤3 个月）	SF-36 活力子表，0~100 分，分数越高代表健康状态越好	1	50	50	7.40 [1.49，13.31]	—
生活质量（≤3 个月）	SF-36 社会功能子表，0~100 分，分数越高代表健康状态越好	1	50	50	10.70 [0.18，21.22]	—
生活质量（≤3 个月）	SF-36 情感职能子表，0~100 分，分数越高代表健康状态越好	1	50	50	20.90 [4.82，36.98]	—
生活质量（≤3 个月）	SF-36 精神健康子表，0~100 分，分数越高代表健康状态越好	1	50	50	4.70 [−3.69，13.09]	—
生活质量（＞3 个月）	EQ-5D，-0.594~1 分，分数越高代表健康状态越好	1	104	100	0.04 [−0.01，0.09]	—

续表

健康结局（观察时长）	测量工具，评分范围	纳入分析的研究数量	针灸组总人数	常规治疗组总人数	加权均值差，95% CI	MID
身体功能（≤ 3 个月）	颈椎功能障碍指数，0~100 分，分数越高代表健康状态越差	1	30	15	0.30 [−3.12，3.72]	2.85
身体功能（≤ 3 个月）	6 分钟步行试验，单位（米）	1	50	50	39.70 [7.29，72.11]	37.2
心理抑郁（≤ 3 个月）	贝克抑郁量表，0~62 分，分数越高代表健康状态越差	2	80	65	−2.86 [−5.85，0.13]	4.18
心理抑郁（≤ 3 个月）	贝克焦虑量表，0~62 分，分数越高代表健康状态越差	1	50	50	−5.30 [−10.50，−0.10]	6.4
疼痛自我效能（＞ 3 个月）	慢性疼痛自我效能量表，0~8 分，分数越高代表健康状态越好	1	—	—	2.28 [−0.72，5.28]	0.5
疼痛干扰（≤ 3 个月）	简明疼痛评估量表，0~10 分，分数越高代表健康状态越差	1	50	50	−1.20 [−1.91，−0.49]	0.80
睡眠（≤ 3 个月）	匹兹堡睡眠质量指数，0~21 分，分数越高代表健康状态越差	1	50	50	−1.93 [−3.53，−0.33]	2.09
停止治疗（≤ 3 个月）	不适用	8	2206	2206	−0.01 [−0.02，0.01]*	—

注：MID，minimally important differences，最小重要差异；VAS，visual analogue scale，视觉模拟评分；SF-36，36-item short form health survey，36 条目健康状况调查表；EQ-5D，EuroQol five-dimension，欧洲五维健康量表。“*”代表风险差值（risk difference）；“—”代表文中未提供。

在疼痛减轻方面：在≤ 3 个月时，来自 1 项包含 3162 名受试者的中等质量证据表明，针灸组与常规护理组相比的颈部疼痛和残疾量表评分具有统计学显著的临床重要获益（均值差，−12.30 [−13.41，

–11.19]）；来自包含 234 名受试者的 5 项低质量研究证据表明，针灸组与常规治疗组相比的 VAS 评分具有统计学显著的临床重要获益（均值差，–1.46 [–1.98，–0.94]）；来自 2 项包含 384 名受试者的低质量证据表明，在简版麦吉尔疼痛问卷和 Northwick 疼痛问卷评分方面，针灸组和常规护理组之间没有统计学显著的临床重要差异（均值差，–0.16 [–0.37，0.04]）。在＞ 3 个月时，来自一项包含 344 名受试者的中等质量证据表明，针灸组和常规护理组之间的 Northwick 疼痛问卷评分没有统计学显著的临床重要差异（均值差，–3.92 [–14.28，6.44]）。

在生活质量方面：在≤ 3 个月时，来自 1 项包含 3213 名受试者的中等质量证据表明，针灸组与常规治疗组相比在 SF-36 生理健康总分和心理健康总分方面均具有统计学显著的临床重要获益（均值差分别为，4.60 [4.10，5.10] 和 3.20 [2.49，3.91]）；来自一项包含 100 名受试者的极低质量研究证据表明，基于 SF-36 的多个子量表评分，针灸组和常规治疗组相比有些具有统计学显著的临床重要获益，有些无统计学显著的临床差异。在＞ 3 个月时，一项包含 204 名受试者的低质量证据表明，针灸组与常规治疗组相比 EQ-5D 评分不具有统计学显著的临床重要获益（均值差，0.04 [–0.01，0.09]）。

在身体功能方面：在≤ 3 个月时，来自一项包含 100 名受试者的极低质量证据表明，针灸组与常规护理组相比在 6 分钟步行试验中具有统计学显著的临床重要获益（均值差，39.70[7.29，72.11]）；一项包含 45 名受试者的极低质量证据表明，针灸组和常规护理组之间的颈椎功能障碍指数评分没有统计学显著的临床重要差异（均值差，0.30 [–3.12，3.72]）。

在心理压力方面：在≤ 3 个月时，来自 2 项包含 145 名受试者的低质量证据表明，针灸组和常规护理组之间的贝克抑郁量表评分没有统计学显著的差异（均值差，–2.86 [–5.85，0.13]）；一项包含 100 名受试者的极低质量研究证据表明，针灸组和常规护理组之间的贝克焦虑量表评分有统计学显著的差异（均值差，–5.30 [–10.50，–0.10]）。

在疼痛自我效能方面：在＞ 3 个月时，一项包含 294 名受试者的极低质量研究证据表明，根据慢性疼痛自我效能量表的评分结果，针灸组与常规护理组相比不具有统计学显著的临床获益（均值差，2.28 [–0.72，5.28]）。

在疼痛干扰方面：在≤3个月时，一项包含100名受试者的极低质量研究证据表明，针灸组与常规治疗组相比的简明疼痛评估量表评分具有统计学显著的临床获益（均值差，–1.20 [–1.91，–0.49]）。

在睡眠方面：在≤3个月时，一项包含100名受试者的极低质量研究证据表明，针灸组和常规护理组之间的匹兹堡睡眠质量指数评分具有统计学显著的差异（均值差，–1.93 [–3.53，–0.33]）。

在停药方面：在≤3个月时，8项包含4412名受试者的低质量证据表明，针灸组和常规护理组之间的停止治疗风险没有统计学显著差异（风险差，–0.01[–0.02，0.01]）。

总体来看，基于9项研究结果，针灸与常规治疗相比在疼痛减轻和生活质量方面有益，这与针灸与假针灸的比较结果一致。所有关键和重要结局指标均有证据，主要由偏倚风险和不精确导致证据质量从极低到中等。在不到3个月时，证据表明针灸对改善疼痛结局有益，但效应量有少量不确定性，一项结局指标的95%置信区间越过MID阈值。证据表明针灸对生活质量改善有益，主要是基于一项有3000多名受试者的研究。SF-36量表身体功能部分的证据具有最小的不确定性，置信区间未跨越MID阈值；对于SF-36心理部分的结果，虽然置信区间仅跨越MID 0.5，但存在一定的不确定性。其他生活质量结局是基于较小的样本量，一些结局指标显示出对某些生活质量有益，而另一些结局指标显示无差异，决策时对这些结果的重视程度较低。此外，少量证据提示针灸对疼痛干扰和疼痛自我效能有益。在身体功能方面，一些证据表明针灸有益，其他证据表明无益。在心理困扰或睡眠方面未观察到治疗获益，但证据的质量包括了从低至非常低，并且基于较小的样本量。3个月以上的证据有限，目前证据显示针灸对生活质量和疼痛干扰有益，但未观察到疼痛减轻方面的差异。综上，大样本量证据显示了针灸与常规治疗相比的短期生活质量获益，但是没有足够的证据确定针灸的长期获益。

（3）电针与假电针：电针与假电针相比治疗慢性疼痛患者的临床结局指标汇总分析结果详见表19–5，主要的结局指标包括疼痛缓解、生活质量、疼痛干扰、睡眠、停药等。

表 19–5　电针与假电针相比不同健康结局指标的 Meta 分析汇总结果

健康结局（观察时长）	测量工具，评分范围	纳入分析的研究数量	电针组总人数	假电针组总人数	加权均值差，95% CI	MID
疼痛（≤3个月）	VAS，MPI，0~10 分，分数越高代表健康状态越差	5	167	153	−0.83 [−1.84，0.17]	1.01
疼痛（>3个月）	VAS，MPI，0~10 分，分数越高代表健康状态越差	3	123	110	−0.85 [−2.41，0.70]	0.55
生活质量（≤3个月）	SF-36 生理健康总分，0~100 分，分数越高代表健康状态越好	1	87	76	−0.50 [−1.75，0.75]	—
生活质量（≤3个月）	SF-36 心理健康总分，0~100 分，分数越高代表健康状态越好	1	87	76	0.60 [−0.80，2.00]	—
生活质量（≤3个月）	FIQ，0~100 分，分数越高代表健康状态越差	1	25	24	−7.40 [−13.66，−1.14]	5.1
生活质量（>3个月）	SF-36 生理健康总分，0~100 分，分数越高代表健康状态越好	1	84	76	−0.20 [−1.52，1.12]	—
生活质量（>3个月）	SF-36 心理健康总分，0~100 分，分数越高代表健康状态越好	1	84	76	1.00 [−0.32，2.32]	—
生活质量（>3个月）	FIQ，0~100 分，分数越高代表健康状态越差	1	25	24	−4.60 [−10.70，1.50]	4.80
疼痛干扰（≤3个月）	MPI，0~100 分，分数越高代表健康状态越差	1	25	24	−7.40 [−13.16，−1.64]	4.55
疼痛干扰（>3个月）	MPI，0~100 分，分数越高代表健康状态越差	1	25	24	2.20 [−3.94，8.34]	4.20

续表

健康结局（观察时长）	测量工具，评分范围	纳入分析的研究数量	电针组总人数	假电针组总人数	加权均值差，95% CI	MID
睡眠（≤3个月）	VAS 睡眠质量量表，0~10 分，分数越高代表健康状态越好	1	28	27	1.11 [−0.14，2.36]	1.12
停止治疗（≤3个月）	不适用	6	223	221	0.62 [0.38，1.02]*	—

注：MID，minimally important differences，最小重要差异；VAS，visual analogue scale，视觉模拟评分；MPI，multidimensional pain inventory，多维疼痛量表；SF-36，36-item short form health survey，36 条目健康状况调查表；FIQ，fibromyalgia impact questionnaire，纤维肌痛影响量表。* 代表比值比（odds ratio）；“—”代表文中未提供。

在疼痛减轻方面：在≤3 个月时，5 项包含 320 名受试者的极低质量研究证据表明，电针和假电针的 VAS 评分或多维疼痛量表（multidimensional pain inventory，MPI）评分之间没有统计学显著的临床重要差异（均值差，−0.83 [−1.84，0.17]）；在＞3 个月时，来自 233 名受试者的 3 项极低质量研究证据表明，电针组和假电针组的 VAS 或 MPI 评分没有统计学显著的临床重要差异（均值差，−0.85 [−2.41，0.70]）。

在生活质量方面：在≤3 个月时，一项包含 163 名受试者的中等质量证据表明，在 SF-36 量表的生理健康总分和心理健康总分方面，电针和假电针相比没有统计学显著的临床重要差异（均值差分别为，−0.50 [−1.75，0.75] 和 0.60 [−0.80，2.00]）；一项包含 49 名受试者的低质量证据表明，电针与假电针相比 FIQ 评分具有统计学显著的临床重要获益（均值差，−7.40 [−13.66，−1.14]）。在＞3 个月时，一项包含 160 例受试者的中低质量证据显示电针组与假电针组之间 SF-36 的生理健康总分与心理健康总分均无统计学显著的临床重要差异（均值差分别为，−0.20 [−1.52，1.12] 和 1.00 [−0.32，2.32]）；一项包含 49 名受试者的低质量证据表明，电针和假电针的 FIQ 评分没有统计学显著的临床重要差异（均值差，−4.60 [−10.70，1.50]）。

在疼痛干扰方面：一项包含 49 名受试者的低质量证据表明，根据 MPI 评分结果，电针与假电针相比在 3 个月以内显著改善了患者的疼痛评分（均值差，−7.40 [−13.16，−1.64]），在超出 3 个月时，差异不具有统计学意义（均值差，2.20 [–3.94，8.34]）。

在睡眠方面：在≤ 3 个月时，一项包含 55 名受试者的极低质量研究证据表明，电针和假电针相比在 VAS 睡眠质量评分方面没有统计学显著的临床差异（均值差，1.11 [–0.14，2.36]）。

在停药方面：在≤ 3 个月时，来自 6 项 444 名受试者的低质量证据表明，电针与假电针相比似乎能降低停止治疗的风险，但是差异不具有统计学意义（比值比，0.62 [0.38，1.02]）。

总体来看，电针的证据较少。证据质量从非常低到低，证据质量的降低主要是由于存在偏倚风险和不精确。对于 3 个月以内的结果，电针与假电针相比在疼痛、生活质量和睡眠方面没有统计学显著的临床重要差异，但是其中一个生活质量指标存在统计学显著的差异。在超过 3 个月的随访中，疼痛或生活质量方面没有统计学显著的临床重要差异。在身体功能、心理困扰、疼痛干扰或疼痛自我效能方面目前没有证据。

4. 证据小结 针灸总体上对患者有益，特别是在减轻疼痛和提高生活质量方面，尽管在一些结局指标上有一些不确定性，如少部分结果越过了无效界限。除停止治疗外无其他风险。综述中纳入的不同干预措施在针灸类型、疗程长度和治疗方案的持续时间等方面存在差异，虽然证据整合时没有比较不同类型针灸的有效性，但研究中未观察到不同类型针灸导致的疗效差异。综上，评审委员会认为证据基础足以证明建议的合理性，建议在临床实践中对慢性原发性疼痛患者使用针灸。

（二）卫生经济学证据

1. 文献综述结果 本综述确定了两项比较针灸和常规治疗的经济学评价。Essex 等开展了一项基于试验的经济学分析，比较了常规治疗联合针灸与常规治疗方案在英国治疗慢性颈痛患者的经济性，干预时长大约 5 个月（12 次，50 分钟 / 次），并进行了 1 年随访，消耗的卫生服务资源包括所有门诊和处方，生活质量采用 EQ-5D-3L 量表进行评估。研究发现，针灸组具有成本效果优势 ICER 为 18767 英镑 /QALY（使用完整数据的分析），但是置信区间非常大（95% CI[4426 英镑 /QALY，74562 英镑 /QALY]）；填补缺失数据（针灸组 40% 的数据缺失）的敏感性分析显示，ICER 为 43838 英镑 /QALY，同样具有非常大的置信区间（95% CI

[–216427 英镑 /QALY，395047 英镑 /QALY]）。尽管这是基于英国卫生服务体系的研究，但是置信区间过大导致成本效用分析结果的不确定性很大。

该研究被评估为直接适用，但可能存在严重局限性。由于该研究是从英国卫生服务体系角度出发的研究，且使用 EQ-5D 衡量健康相关生活质量，因此具有直接适用性。但是置信区间导致增量成本效用分析的结果不确定性很大；此外由于有大量缺失数据，并且卫生资源利用情况是自我报告的，因此可能存在严重局限性；本研究是对单一研究进行的试验内部分析，而没有纳入来自更广泛证据基础的临床研究，这可能会限制结论的普遍适用性。

Willich 等开展了一项基于试验的成本效用分析，比较了在德国卫生服务体系下针灸和等待治疗相比对慢性颈痛患者的经济性，研究进行了 3 个月的随访，针灸组患者在 3 个月内接受了 10~15 次针灸治疗。该研究考虑了两组患者的针灸费用、就诊费用、药物费用和住院费用。研究结果显示，与原位对照相比，针灸具有成本效果优势（ICER 11430 英镑 /QALY）。

该研究被评估为部分适用，但可能存在严重局限性。局限性包括不是英国卫生服务体系视角；使用 SF-6D 推导健康效用值，而不是 EQ-5D；随访期较短的基于单个研究的试验内分析；敏感性分析发现，基础分析结果对针灸治疗的成本高度敏感，这可能是决定该干预措施在当前英国 NHS 环境下是否具有成本效果优势的一个重要因素。

综上，两项研究在干预成本可能被低估方面均有局限性，且成本效果仍存在较大不确定性。

2. 原始成本效用分析结果

（1）基础分析与概率敏感性分析结果：总体而言，针灸组有更高的成本和 QALY，终身分析结果显示，针灸组与非针灸组相比的 ICER 在概率敏感性分析中的均值为 5710 英镑 /QALY，在确定性分析中为 9113 英镑 /QALY。当不进行试验数据外推时，概率敏感性分析均值和确定性分析结果显示 ICER 分别为 14552 英镑 /QALY 和 14310 英镑 /QALY。两种基础分析结果均显示 ICER 低于 NICE 阈值 20000 英镑，因此针灸被认为具有成本效果优势。概率敏感性分析和确定性分析的基本结果如表 19–6 所示。

表 19-6　原始成本效用分析模型结果（贴现后）

基础分析	分析类型	增量成本（英镑）	增量QALYs	ICER（英镑/QALY）	针灸具有成本效果优势的概率
终生	概率敏感性分析均值	350	0.058	5710	90%
	确定性分析	350	0.038	9113	—
无外推（12 周治疗+6 周随访）	概率敏感性分析均值	350	0.024	14552	88%
	确定性分析	350	0.024	14310	—

基于 10000 次模拟的概率敏感性分析结果显示，针灸具有成本效果优势的可能性很高。两种模拟时长下概率敏感性分析结果如图 19-3、图 19-4 所示。值得注意的是，研究时限未外推时，增量 QALY 的变化要小得多，因为在短时间的试验观察期内，可以直接使用观察到的数据。而在治疗效果外推的终身时限内，增量 QALY 的离散度大得多（图 19-5），主要是因为外推假设导致健康获益可以持续很长时间，所以在终身分析中，偏态的 QALY 导致确定性分析中的增量 QALY（0.038）和概率敏感性分析的增量 QALY 均值（0.058）差异很大。

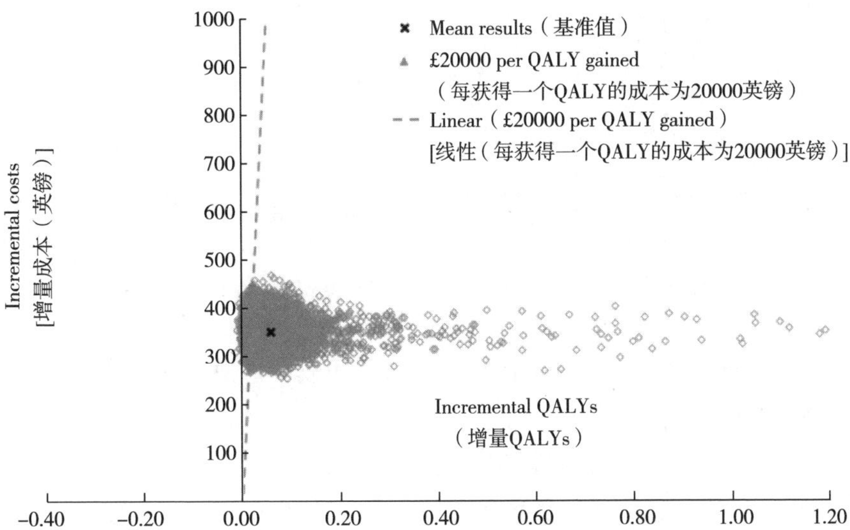

图 19-3　终身模拟时增量成本效果散点图

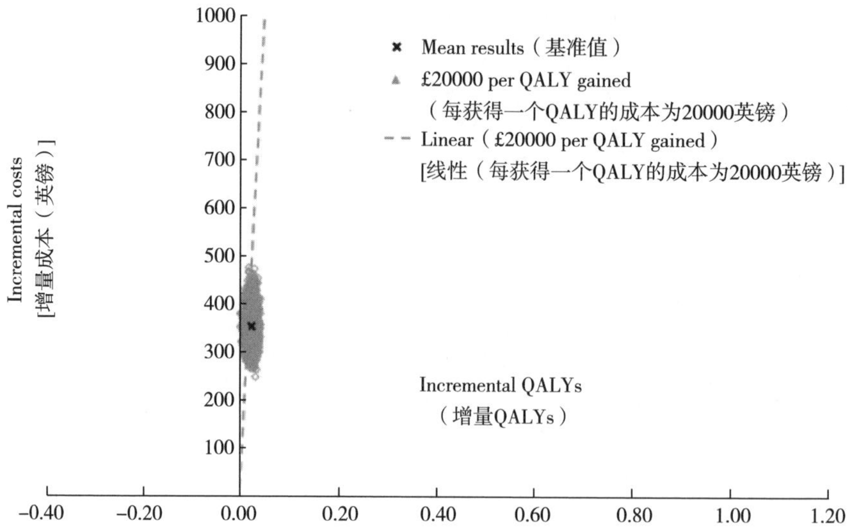

图 19-4　未外推时增量成本效果散点图

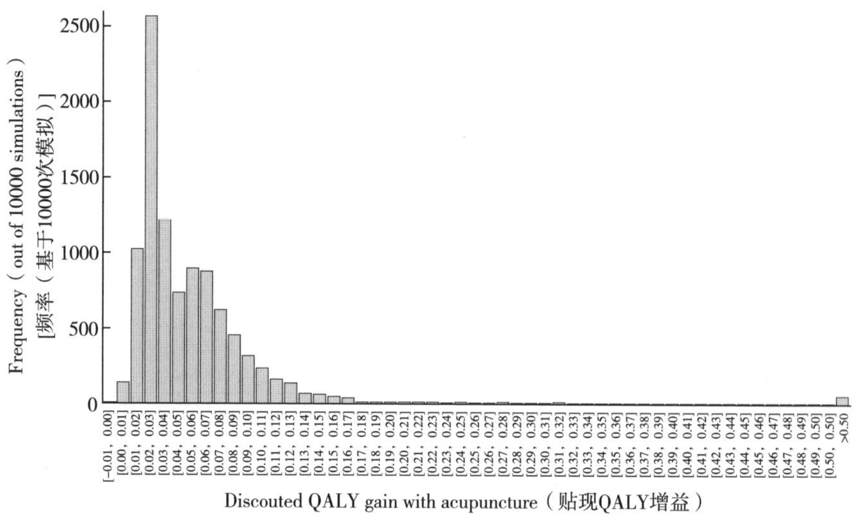

图 19-5　终身模拟时概率敏感性分析中针灸组的 QALY 分布

总体来看，两种研究时限下基础分析和概率敏感性分析的结果仍远低于 NICE 的意愿支付阈值。

（2）情境分析结果：情境分析中分析了干预后治疗效应延续、卫生服务资源使用、工作人员级别等因素对分析结果的影响，研究显示所有情境分析结果均未改变基础分析的结论。结果详见表 19-7、表 19-8。

表 19-7　不同情境下确定性分析的结果

情境	外推终身			未外推		
	增量成本（英镑）	增量 QALY	ICER（英镑）	增量成本（英镑）	增量 QALY	ICER（英镑）
基础分析	350	0.038	9113	350	0.024	14310
干预后的治疗效应						
情境 1：使用 Essex 2017 研究数据，直到 52 周	350	0.118	2958	350	0.093	3764
情境 2：使用 Essex 2017 研究数据，直到 44 周	350	0.102	3419	350	0.077	4546
卫生资源使用情况						
情境 3：5 级工作人员	280	0.038	7288	280	0.024	11444
情境 4：7 级工作人员	420	0.038	10925	420	0.024	17154
情境 5：典型的服务频次：6 次，30 分钟 / 次	198	0.038	5162	198	0.024	8106
贴现率						
情境 6：贴现率为 1.5%	350	0.038	9113	—	—	—
阈值分析						
ICER 为阈值时，增量成本	768	—	—	489	—	—
ICER 为阈值时，增量 QALY	—	0.018	—	—	0.018	—
针灸具有成本效果优势时的次数（假设 30 分钟 / 次，工作人员为 6 级）	23.2			14.8		

表 19–8　不同情境下概率敏感性分析的平均结果

情境	外推至终身				未外推			
	增量成本（英镑）	增量 QALY	ICER（英镑）	针灸具有成本效果优势的概率	增量成本（英镑）	增量 QALY	ICER（英镑）	针灸具有成本效果优势的概率
基础分析	350	0.058	5710	90%	350	0.024	14552	88%
干预后的治疗效应								
情境 1：使用 Essex 2017 研究数据，直到 52 周	350	0.218	1410	100%	350	0.093	3766	100%
情境 2：使用 Essex 2017 研究数据，直到 44 周	350	0.211	1424	100%	350	0.077	4566	100%
卫生资源使用情况								
情境 3：5 级工作人员	280	0.059	4555	95%	280	0.024	11675	96%
情境 4：7 级工作人员	420	0.059	6659	82%	420	0.024	17469	71%
情境 5：典型的服务频次：6 次，30 分钟 / 次	198	0.059	3173	98%	198	0.024	8233	99%
贴现率								
情境 6：贴现率为 1.5%	350	0.059	5761	89%	—	—	—	—
阈值分析								
ICER 为阈值时，增量成本	1164	—	—	—	481	—	—	—
ICER 为阈值时，增量 QALY	—	0.017	—	—	—	0.018	—	—
针灸具有成本效果优势时的次数（假设 30 分钟 / 次，工作人员为 6 级）	35.2				14.6			

（3）小结：两种基础分析（外推终身和未外推）结果均表明，在常规治疗基础上加用针灸具有成本效果优势，概率敏感性的 ICER 均值分别为 5710 英镑 /QALY 和 14552 英镑 /QALY，确定性分析 ICER 分别为 9113 英镑 /QALY 和 14310 英镑 /QALY。这一结论在情境分析中是稳健的。

本研究存在以下局限性：一是将具有不同针灸强度（治疗频率和总治疗次数）、不同针灸类型和不同针灸点数量的临床研究数据合并，可能会影响成本和治疗效果。因为针灸的频率或次数、针灸的类型、针灸穴位的数量或施术者的经验等对治疗效果的影响尚不清楚。二是代表治疗效果随时间推移的线性趋势线简化了真实世界中健康相关生活质量的波动。三是从研究中获得的生活质量获益也可能被高估，因为对后续问卷有应答的人或未退出试验的人可能对干预的参与度更高。四是模型没有捕捉到的不确定性还包括干预后的健康结局和卫生资源使用情况，例如，一些人是否接受了进一步的针灸治疗。五是除干预费用外，分析中未考虑其他费用。

3. 阈值分析结果 由于本综述中纳入的经济学评价研究有局限性，例如针灸的成本低于英国的针灸服务价格，因此基于两篇经济学评价的数据进行了阈值计算，根据英国的人工成本粗略确定在意愿支付阈值（20000 英镑 /QALY）下可能提供的针灸时长。

假设常规治疗组和针灸组之间除了针灸治疗之外的卫生资源使用没有差异，表 19-9 展示了在意愿支付阈值下针灸具有成本效果优势的最大增量成本及基于英国的人工成本可以提供的针灸时长。

表 19-9 针灸具有成本效果优势时不同等级工作人员提供针灸的时长

研究	人群	干预时长和随访	对照组	增量 QALYs	最大的增量成本（英镑）	具有经济性的卫生服务时长（6 级社区工作人员）（小时）	具有经济性的卫生服务时长（7 级社区工作人员）（小时）
Willich 2006	慢性颈部疼痛	针灸（12 周，10~15次，3 个月时随访）	原位对照	0.024	20000 × 0.024 = 480	7.5	6.2

续表

<table>
<tr><th>研究</th><th>人群</th><th>干预时长和随访</th><th>对照组</th><th>增量QALYs</th><th>最大的增量成本（英镑）</th><th>具有经济性的卫生服务时长（6级社区工作人员）(小时)</th><th>具有经济性的卫生服务时长（7级社区工作人员）(小时)</th></tr>
<tr><td rowspan="2">Essex 2017</td><td rowspan="2">慢性颈部疼痛</td><td rowspan="2">针灸（1次/周，12次*50分钟/次，之后1次/2周）5个月干预，1年时随访）</td><td rowspan="2">常规治疗</td><td>0.032（基于完整数据的分析）</td><td>20000 × 0.032 = 640</td><td>9.9</td><td>8.3</td></tr>
<tr><td>0.019（基于缺失数据插补后的分析）</td><td>20000 × 0.019 = 380</td><td>5.9</td><td>4.9</td></tr>
</table>

委员会专家认为在英国每次针灸通常不到一小时，有时只需 10 分钟，尽管针灸的实施方式可能存在差异，但常用疗程是大约 6 次，每次约 30 分钟。根据表 19-8 中最小的增量 QALY 计算，常用疗程具有成本效果优势。

4. 证据小结 一项基于德国卫生服务体系的成本效用分析发现，与不治疗相比，针灸治疗慢性颈部疼痛具有成本效果优势（ICER 11430 英镑 /QALY）。经评估，该研究被认为部分适用，存在潜在的严重局限性。

另一项基于英国卫生服务体系的成本效用分析发现，治疗慢性颈部疼痛，在完整案例分析中，与常规护理相比，针灸具有成本效果优势（ICER 18767 英镑 /QALY）。在填补缺失数据后的分析结果显示，针灸与常规护理相比不具有成本效果优势（ICER 43838 英镑 /QALY）。经评估，该研究被认为直接适用，但存在潜在的严重局限性。

一项原始成本效用分析发现，与不针灸治疗慢性原发性疼痛相比，针灸具有成本效果优势（当采用终身分析时：9113 英镑 /QALY ；当不进行外推分析时：14310 英镑 /QALY）。该分析被评估为直接适用，但有轻微的局限性。

（三）其他考量

NICE 腰痛指南（NG59）不推荐常规使用针灸。委员会讨论并比较了本指南和腰痛指南中的证据，认为两份指南之间的现有证据基础存在差异，NG59 显示不同研究间临床疗效结果不太一致，而本综述显示针灸与假针灸相比更有益。最重要的是腰痛指南包括急性疼痛，而该人群在本指南中没有涵盖，目标人群的差异可能导致了不同证据中观察到的健康结局差异。此外，NICE 头痛指南（CG150）推荐针灸用于慢性紧张性头痛的预防性治疗。

四、研究结论

基于上述情况，由于该措施长期持续效果的不确定性、成本效果方面存在的不确定性，以及在当前临床实践中实施该措施会产生很大的资源影响，委员会提出有条件的推荐，而不是直接推荐。此外，目前审查的证据只能为单一疗程的针灸提供建议。委员会指出无法假设多疗程的针灸有同样的效果，而且在 NHS 内提供多疗程的针灸会对成本效果产生影响。因此，可以进行一项研究探索多疗程针灸的临床效果和成本效果。

（赵　琨　隋宾艳　艾丹丹）

主要参考文献

[1] HUSEREAU D, DRUMMOND M, AUGUSTOVSKI F, et al. Consolidated health economic evaluation reporting standards 2022 (CHEERS 2022) statement: updated reporting guidance for health economic evaluations[J]. Eur J Health Econ, 2022, 23(8): 1309-1317.

[2] ANGELIS A, KANAVOS P, PHILLIPS L D. ICER value framework 2020 update: recommendations on the aggregation of benefits and contextual considerations[J]. Value Health, 2020, 23(8): 1040-1048.

[3] ANGELIS A, LINCH M, MONTIBELLER G, et al. Multiple criteria decision analysis for HTA across four EU member states: piloting the advance value framework[J]. Soc Sci Med, 2020, 246: 112595.

[4] 国家药物和卫生技术综合评估中心 . 心血管病药品临床综合评价技术指南（2022 年版　试行）[S]. 北京：国家卫生健康委卫生发展研究中心，2022.

[5] O’ROURKE B, OORTWIJN W, SCHULLER T. The new definition of health technology assessment: a milestone in international collaboration[J]. Int J Technol Assess Health Care, 2020,36(3): 187-190.

[6] 戴泽琦，徐思敏，吴雪，等 .EVIDEM 框架介绍及其在卫生决策中的应用 [J]. 中国实验方剂学杂志 ,2022,28(4):212-218.

[7] Almeida N D, MINES L, NICOLAU I, et al. A framework for aiding the translation of scientific evidence into policy: the experience of a hospital-based technology assessment unit[J]. Int J Technol Assess Health Care, 2019, 35(3): 204-211.

[8] 房良，王海银 . 国外卫生技术评估现状及筹资模式对我国的启示 [J]. 卫生软科学 ,2021,35(8):55-58.

[9] DAI Z Q, LIAO X. Hospital-based health technology assessment: the next frontier for traditional Chinese medicine hospitals[J]. Journal of Traditional Chinese Medical Sciences, 2021,8(2):110-114.

[10] BRIDGES J F, JONES C. Patient-based health technology assessment: a vision of the future[J]. Int J Technol Assess Health Care, 2007, 23(1): 30-35.
[11] 吴雪, 景城阳, 施兰君, 等. 国内外卫生技术评估方法指南的系统评价[J]. 中国循证医学杂志, 2024, 24(9): 1021-1029.
[12] 李苗苗, 吴雪, 徐思敏, 等. 快速卫生技术评估的概况性综述 [J]. 中国中药杂志, 2022, 47(12): 3125-3135.
[13] 徐思敏, 赵晖, 胡晶, 等. 中医医院开展卫生技术评估的现况调研 [J]. 中国实验方剂学杂志, 2024, 30(4): 190-197.
[14] 吴雪, 王文雅, 廖星, 等. 中医药卫生技术评估实施规范的构建与内容介绍 [J]. 中国中药杂志, 2024, 49(20): 5643-5651.
[15] MUNDY L, FORREST B, HUANG L Y, et al. Health technology assessment and innovation: here to help or hinder?[J]. Int J Technol Assess Health Care, 2024,40(1): e37.
[16] CASSANDRA N, FRANCIS R, KALIPSO C, et al. Adaptive health technology assessment to facilitate priority setting in low- and middle-income countries[J]. BMJ Global Health, 2021,6(4): e4549.
[17] NEMZOFF C, SHAH H A, HEUPINK L F, et al. Adaptive health technology assessment: a scoping review of methods[J]. Value Health, 2023,26(10): 1549-1557.
[18] KAR S S, SIVANANTHAM P, RAVEL V,et al.Cost-effectiveness of emicizumab prophylaxis for haemophilia A with inhibitors: an adaptive health technology assessment for the Indian setting[J]. BMJ Evid Based Med, 2024 May 6:bmjebm-2023-112492.
[19] 鲍海妮, 余小兰, 耿劲松, 等. 医药卫生领域多准则决策分析的方法学[J]. 中国卫生资源, 2020, 23(4): 337-341.
[20] GOETGHEBEUR M M, CELLIER M S. Can reflective multicriteria be the new paradigm for healthcare decision-making? The EVIDEM journey.[J] Cost Eff Resour Alloc, 2018, 16(Suppl 1): 54.
[21] 戴泽琦, 徐思敏, 吴雪, 等. EVIDEM 框架介绍及其在卫生决策中的应用 [J]. 中国实验方剂学杂志, 2022, 28(4): 212-218.
[22] 戴泽琦, 徐思敏, 吴雪, 等. 中医药卫生技术评估应用 EVIDEM 框架的

可行性分析 [J]. 中国实验方剂学杂志 , 2022, 28(6): 175-181.

[23] GOETGHEBEUR M M, WAGNER M, KHOURY H, et al. Bridging health technology assessment (HTA) and efficient health care decision making with multicriteria decision analysis (MCDA): applying the EVIDEM framework to medicines appraisal[J]. Med Decis Making, 2012, 32(2): 376-388.

[24] GOETGHEBEUR M M, WAGNER M, KHOURY H, et al. Combining multicriteria decision analysis, ethics and health technology assessment: applying the EVIDEM decision-making framework to growth hormone for Turner syndrome patients[J]. Cost Eff Resour Alloc, 2010, 8(1): 4.

[25] 耿劲松 , 陈晓炜 , 余小兰 , 等 . 基于 EVIDEM 的新技术医保报销循证决策框架探析 [J]. 中国卫生政策研究 , 2018, 11(4): 50-54.

[26] 宋子扬 , 尉耘翠 , 聂晓璐 , 等 . 基于卫生技术评估联合多准则决策分析建立我国儿童用药临床综合评价方法 [J]. 药物流行病学杂志 , 2019, 28(10): 681-686.

[27] GOETGHEBEUR M M, WAGNER M, NIKODEM M, et al. Pragmatic multicriteria decision analysis (MCDA) combined with advanced pharmacoepidemiology for benefit-risk assessments of medicines adapted to the real-life constraints of regulators: development and case study[J]. Ther Innov Regul Sci, 2016, 50(5): 620-631.

[28] 田金徽 , 李伦 . 网状 Meta 分析方法与实践 [M]. 北京 : 中国医药科技出版社 ,2017.

[29] 陈耀龙 .GRADE 在系统评价和实践指南中的应用 [M].2 版 . 北京 : 中国协和医科大学出版社 ,2021.

[30] BOND K, STIFFELL R, OLLENDORF D A. Principles for deliberative processes in health technology assessment[J]. Int J Technol Assess Health Care, 2020,36(4):445-452.

[31] OORTWIJN W, HUSEREAU D, ABELSON J, et al. Designing and implementing deliberative processes for health technology assessment: a good practices report of a joint HTAI/ISPOR task force[J].Value Health, 2022,25(6):869-886.

[32] PINILLA-DOMINGUEZ P, PINILLA-DOMINGUEZ J. Deliberative

processes in health technology assessment of medicines: the case of Spain[J]. Int J Technol Assess Health Care, 2023,39(1):e50.

[33] 戴泽琦，吴雪，徐思敏，等.WHO 指导手册对中医药卫生技术评估机制制度化建设的启示 [J]. 中国中药杂志，2022,47(12):3161-3165.

[34] DAI Z Q，LIAO X.Hospital-based health technology assessment：the next frontier for traditional Chinese medicine hospitals[J].J Tradit Chin Med Sci，2021，8(2)：110-114.

[35] 郭武栋，吴晶，王海银，等. HTA 在我国医保决策中的应用思考 [J]. 中国医疗保险，2022(4):12-17.

[36] 廖星，郭武栋，曹庄，等. 应用卫生技术评估开展中成药临床综合评价 [J]. 中国中药杂志，2020,45(16):3749-3758.

[37] 戴泽琦，景城阳，吴雪，等. 基于 EVIDEM 框架的中成药临床综合评价指标体系构建及解读 [J]. 中国实验方剂学杂志，2024, 30(6):134-143.

[38] 戴泽琦，景城阳，吴雪，等. 国内外药品临床综合评价指标体系研究的系统评价 [J]. 中国循证医学杂志，2023,23(7):776-782.

[39] 徐思敏，戴泽琦，吴雪，等. 国内外医院卫生技术评估的概况性综述 [J]. 中国中药杂志，2022,47(12):3136-3143.

[40] 卫茂玲，李为民. 替代动物研究与卫生技术评估前沿 [M]. 成都：四川大学出版社，2022.

[41] 赵琨，隋宾艳，郭武栋，等. 卫生技术评估的国际经验及启示 [J]. 中国卫生经济，2012,31(2):87-89.

[42] 肖月，倪鑫，王天有，等. 儿童药品临床综合评价技术指南的研究与应用 [J]. 中国药物评价，2021,38(6):479-483.

[43] 肖月，孙潭霖，赵琨，等. 儿童药品临床使用评价现状研究 [J]. 中国药物评价 .2021,38(6)：484-487.

[44] 国家药品监督管理局药品审评中心. 真实世界研究支持儿童药物研发与审评的技术指导原则（试行）[EB/OL]. (2020-08-27)[2022-10-12].

[45] 刘国恩. 中国药物经济学评价指南（2020 中英双语版）[M]. 北京：中国市场出版社，2020.

[46] DRUMMOND M F, SCULPHER M J, CLAXTON K,et al. Methods for the Economic Evaluation of Health Care Programmes[M]. 4th ed. Oxford:

Oxford University Press, 2015.

[47] 元唯安，张俊华，刘建平，等．中成药临床综合评价指南(2022年版试行)[J]. 中国中药杂志，2023,48(1):256-264.

[48] CHEN Y. Health technology assessment and economic evaluation: is it applicable for the traditional medicine?[J]. Integrative Medicine Research, 2022, 11(1): 100756.

[49] LI H, JIN X, HERMAN P M, et al. Using economic evaluations to support acupuncture reimbursement decisions: current evidence and gaps[J]. BMJ, 2022: e067477.

[50] EDDY D. 卫生技术评估与循证医学：我们研究的是什么?[J]. 郑亚明，吴晶，译．中国药物经济学,2010(1):66-69.

[51] 吴雪，张乐，景城阳，等．卫生技术评估的审慎评议：HTAi/ISPOR联合工作组的指南解读[J]. 中国循证医学杂志,2024,24(2):211-219.

附录 常用术语及名称中英文对照

中文	英文全称	英文简称
卫生技术评估	health technology assessment	HTA
医院卫生技术评估	hospital-based health technology assessment	HB-HTA
快速卫生技术评估	rapid health technology assessment	RHTA
适应性卫生技术评估	adaptive health technology assessment	AHTA
证据与价值对决策的影响	evidence and value impact on decision making	EVIEDM
多准则决策分析	multi-criteria decision analysis	MCDA
欧洲卫生技术评估网络核心模型	European network for HTA Core Model	EUnetHTA Core Model
卫生经济学	health economics	—
药物经济学	pharmacoeconomics	—
增量质量调整生命年	quality-adjusted life year	QALY
最小成本分析	cost minimization analysis	CMA
成本 - 效益分析	cost-effectiveness analysis	CEA
成本 - 效果分析	cost-benefit analysis	CBA
成本 - 效用分析	cost-utility analysis	CUA
预算影响分析	budget impact analysis	BIA
增量成本效果比	incremental cost effectiveness ratio	ICER
增量成本效用比	incremental cost utility ratio	ICUR
最小临床重要差异	minimal clinical important difference	MCID
循证医学	evidence based medicine	EBM

续表

中文	英文全称	英文简称
PICOS 原则	population，intervention，comparison，outcome and study	PICOS
随机对照试验	randomized controlled trial	RCT
系统评价 / 系统综述	systematic review	SR
网络荟萃分析 / 网状 Meta 分析	network meta analysis	NMA
证据质量评价、分级与推荐	grades of recommendation，assessment，development and evaluation	GRADE
世界卫生组织	World Health Organization	WHO
国际药物经济学及结果研究协会	International Society for Pharacoeconomics and Outcomes Research	ISPOR